U0265507

中医经典方妙用

柳吉忱方剂学讲稿

柳吉忱　著　柳少逸　校点　汉敬德　整理

中国健康传媒集团
中国医药科技出版社

内 容 提 要

本书著者柳吉忱先生有着深厚的理论基础和丰富的临床经验，倡导"理必本《黄帝内经》、法必本仲景、药必本《本经》"，所以本书看似讲的是方剂学，实是以"方"为举例，以"理"来贯穿，以药性为基础，深究药物配伍的精髓，并结合吉忱公临床验案，突出讲解中医经典方在临床上的妙用。全书内容丰富，资料翔实，具有较高的临床实用价值，适合中医临床工作者、中医药院校师生及中医药爱好者阅读参考。

图书在版编目（CIP）数据

中医经典方妙用：柳吉忱方剂学讲稿 / 柳吉忱著；柳少逸校点 . — 北京：中国医药科技出版社，2022.10

ISBN 978-7-5214-3365-4

Ⅰ . ①中… Ⅱ . ①柳… ②柳… Ⅲ . ①方剂学 Ⅳ . ① R289

中国版本图书馆 CIP 数据核字（2022）第 156535 号

美术编辑 陈君杞
版式设计 也 在

出版 **中国健康传媒集团** | 中国医药科技出版社

地址 北京市海淀区文慧园北路甲 22 号

邮编 100082

电话 发行：010-62227427 邮购：010-62236938

网址 www.cmstp.com

规格 710 × 1000 mm $\frac{1}{16}$

印张 19 $\frac{3}{4}$

字数 375 千字

版次 2022 年 10 月第 1 版

印次 2022 年 10 月第 1 次印刷

印刷 三河市万龙印装有限公司

经销 全国各地新华书店

书号 ISBN 978-7-5214-3365-4

定价 **55.00 元**

获取新书信息、投稿、为图书纠错，请扫码联系我们。

张 序

——柳氏医派的形成是沿续了一条世医的传承轨迹

  胶东柳氏医学流派是由柳吉忱、柳少逸、蔡锡英等及其门生几代人，经过近百年的辛勤耕耘，深究博采，传庚接续，不断总结完善发展起来的。以"三观""四论""一法则"为指导思想。以天人相应、崇尚经典、内外并治、针药兼施为学术特点。以取法乎上，筑基国学；以道统术，谙熟经典；天人相应，形与神俱；古今贯通，中西兼容；四诊合参，首重色脉；三"辨"合一，治病求本；谨守病机，各司其属；杂合以治，四"方"交融等，八大亮色为流派特征。以其创建的中国象数医学体系、内伤性疾病病机四论体系、太极思维临床辨证论治体系、中医复健医学体系（医经派针术、医经派灸术、医经派推拿术、广意派小儿推拿术、脑瘫病中医治疗康复技术等）、柳氏方证立论法式五大创新性体系为学术架构。理论体系完善，知识结构全面，临证技术丰富，临床方法成熟的一个中医学学术派别，简称"柳氏医学""柳氏学派"或"柳氏医派"。该学派发源于栖霞，形成于莱阳，立足于胶东，传播于山东，辐射至全国，影响及于东瀛。

  医派创始人柳吉忱（1909—1995年），名毓庆，号济生，以字行，山东栖霞人。6岁入本族私塾，民国入高小、中学，后拜儒医李兰逊先生为师，尽得其传。曾先后毕业于天津尉稼谦、上海恽铁樵国医班。1941年参加抗日工作，以教师、医师身份为掩护从事地下革命活动。中华人民共和国成立后历任栖东县立医院、栖霞县人民医院业务院长，烟台市莱阳中心医院中医科主任、主任医师。受山东省莱阳专员公署委派，1954~1958年，负责莱阳专区的中医培训工作，主办了7期中医进修班，并亲自授课，讲授《黄帝内经》《伤寒论》《金匮要略》《神农本草经》《温病条辨》和《中国医学史》，为本地区培养了大批中医骨干，一部分成为筹建山东省中医药学院（现山东中医药大学）的骨干教师，一部分成为组建半岛地县级医院的骨干中医师。21世纪60~70年代，又教子课徒10余人，故山东诸多名医出自其门下。

自 1955 年起，柳吉忱先生历任山东省中医药学会理事、烟台市中医药学会副理事长、莱阳市政协常委。学贯《内经》《难经》《神农本草经》、仲景诸经之旨，及唐宋以后医籍，临证澄心用意，穷幽造微，审证候之深浅，明药性之紧缓，制方有据，每收效于予期。诊务之暇，勤于笔耕，著述颇丰。先后著有《内经讲稿》《伤寒论讲稿》《金匮要略讲稿》《温病学讲稿》《本草经讲稿》《中国医学史讲稿》《中医方剂学讲稿》。尚著有《风火简论》《中医外治法集锦》《济众利乡篇》《热病条释》《柳吉忱医疗经验》《脏腑诊治纲要》《周易卜筮》等书。并撰写了"运气学说之我见""哮与喘的证治""癫狂痫痴的证治""崩漏治验"等百余篇学术论文。以其雄厚的理论基础和丰富的临床经验，创建了"以方证立论"为法式的医学流派。倡"理必《黄帝内经》，法必仲景，药必《本经》"之临床辨证思维方法，和医者当"知方药，知针灸，知推拿"之学科结构，且桃李遍天下，从而成为柳氏医学流派创始人和奠基者。1983 年离休，仍以济世活人为己任。1987 年，受山东中医界的重托，创办山东扁鹊国医学校并出任校长，开创中华人民共和国成立后民办中医教育之先河。

2019 年 10 月 20 日，是柳吉忱先生诞辰 110 周年纪念日，又恰逢《柳吉忱中医四部经典讲稿》一书正式出版，柳氏医派传承工作室筹办了"纪念柳氏医学流派创始人柳吉忱先生诞辰 110 周年座谈会暨学术传承研讨会""中国中医药出版社《柳吉忱四部经典讲稿》（《内经讲稿》《本草经讲稿》《伤寒论讲稿》《温病学讲稿》）首发式"。这次活动的主要精神是践行党中央关于"传承发展中医药事业"的伟大号召，传承柳吉忱先生"恪守医道尊严""全心全意为人民服务"的职业精神，传承和发扬柳吉忱先生赤心爱国、自强不息、奋发有为的优良传统和中医药学术。

柳少逸，乃吉忱公哲嗣、牟永昌之高徒，山东烟台中医药专修学院院长，泰山医学院、济宁医学院兼职教授，莱阳复健医院院长顾问，首届中华中医药学会中医文化分会理事，中国中医药促进研究会小儿推拿外治分会副主任委员，首届山东中医药学会民间疗法专业委员会主任委员、肾病专业委员会委员、心脑病专业委员会委员。他幼承庭训，长有师承，又经院校系统学习，更兼个人砥砺钻研，创建了以天人相应的整体观、形神统一的生命观、太极思维的辩证观三大理论为核心的中国象数医学理论；构建起慢性内伤性疾病的思辨纲领——病机四论体系：老年、退行性疾病的虚损论，功能失调性疾病的枢机论，器质性疾病的气化论，有形痼疾的痰瘀论及中医复健医学体系。著有《经络腧穴原始》、《〈内经〉中的古中医学——中国象数医学概论》、《五运六气三十二讲》、《〈黄帝内经〉针法针方讲记》、《柳少逸医案选》、《柳少逸医论医话选》、《柴胡汤类方及其应用》、《小儿推拿讲稿——广意派传承录》《脑瘫中医治疗康复技术》《柳吉忱诊籍纂论》《牟永昌诊籍纂论》《伤寒方证便览》《中医非药物疗法荟萃》《中医康复疗法荟萃》《中国象数医学研究荟萃》《人癌之战与三十六计》《中医外治法荟萃》《少阳之宗》《杏苑耕耘录》《中国名中医名言辑释》《柳少逸书法集》《柳少逸陶刻文集》《名老中医之路续编》（1~6辑）《〈扁鹊心书〉灸法讲解》《柳吉忱四部经典讲稿》《金匮要略讲稿》《医经学派推拿术讲稿》《五运六气简编》《柳少逸师承纪事》《柳少逸讲习笔录》《柳少逸经络研究文集》《柳少逸肾病研究文集》《方证立论与临床应用》《本草经常用药类编》《柳氏抗癌用药式与常用中药类编》等系列著作30余部，被中国中医药出版社肖培新主任誉为"大医鸿儒"，为柳氏医派的代表人物。

会议期间，我做了"传承名医学术，推进中医发展"的主旨讲话。"柳吉忱先生是中医界不可多得的人才。他一生为中医药教育、医疗、学术研究作出了极大贡献，柳吉忱先生不仅是中华人民共和国成立后中医教育的先行者，更是中华人民共和国成立后民办中医教育的开创者"。柳吉忱先生"师承名医，学贯古今，理论研究坚持'三必'有源（理必《黄帝内经》、法必仲景、药必《本经》），临证坚守'三知'立身（知方药、知针灸、知推拿），学术特点鲜明，临床以方证立论，参西不悖中，师古不泥古，有机运用辨病与辨证思维，以其成熟的医疗经验，完善的理论架构，自成一系，极大地丰富了中医学的内涵，而当之无愧地成为柳氏医学流派的奠基者。""不仅是一位师者，一生勤奋，山东诸多名医多出自其门下，堪为师表；而且又是一位医者，74岁才离职休养，栖身医林几十载，一生救人无数；更是一位学者，躬耕杏林，著述等身，至离世前几天还在著书立说；还是一位贤者，毕生以医德为重，以'济生'为己任，以解除患者痛苦为最大的快慰；作为一个爱党爱国者，虽中庸之道为其一生之立身，仁以为己任为其一生之立品，但当外虏入侵之时，吉忱先生虽一介书生，然仍舍生忘死从事抗日工作，彰显出对国家、对民族之大爱。"

莅临会议的中国中医药信息学会副会长兼秘书长、国家中医药管理局办公室徐皖生副主任，做了题为"不忘先贤，薪火传承"的重要讲话，认为"医学流派在中医药学的传承和发展过程中发挥了重要的作用，而柳吉忱先生创立的柳氏医学流派，是祖国医学众多流派中的一朵奇葩，为山东中医学乃至祖国医学的发展添写了精彩的一页。""胶东柳氏医学流派的传承脉络清晰，理论体系完整，临床效果肯定，学术思想成熟，学术架构合理，学术著作丰富""柳氏医派的传承，不仅仅是'术'的层面的传承，更有'道'的层面的传承。"继而指出："胶东柳氏医派内容丰富，与其创始人柳吉忱先生所倡导的'知方药、知推拿、知针灸'的知识架构是一致的。临床治疗涉猎内、外、妇、儿、五官等诸科，治疗手段不仅有方药，更是涉及针灸、推拿、艾灸、刮痧等诸适宜技术；且以有效而成熟的手段治疗脑瘫、癫痫等疑难病""当前中医药的传承和发展已经上升到了国家层面，国家对中医药事业的重视达到了前所未有的程度，我们中医人要借《中华人民共和国中医药法》的东风，自强不息干实事、干正事，下实功夫，我们的中医事业才能发展好，才能不辜负党中央对我们的信任，不辜负人民群众对我们的热切期盼！相信通过这次会议的召开，柳氏医派一定能够得到更好的传承和发展，一定能够发扬光大，为中医药学术的繁荣和发展做出应有的贡献！为'健康中国'战略的实施做出应有的贡献！"最后徐主任强调，"柳吉忱先生的学术尚需进一步发掘、整理、传承，胶东柳氏医派非常有必要进行传承和发扬。搞好诸如柳氏医派等民间学派的挖掘，是一件非常有意义的事情，需要大家共同努力做好，共同为柳吉忱先生等老一辈中医人未竟的事业而努力！"他说"今天的这个活动意义重大，大家能聚在一起，充分体现了大家传承和发扬中医事业的决心和信心，我相信柳氏医派一定能够发扬光大，一定能够在祖国医学中占有重要地位。"

会议期间，柳氏医派第三代传承人代表刘玉贤，围绕纪念柳氏医派创始人柳吉忱先生这一主题，以"胶东柳氏医学流派发展轨迹、流派特征及学术思想概述"为主题，作了系统的表述。

据悉，"柳氏广意派小儿推拿中医药特色技术"被山东省卫生健康委员会纳入"2020 年齐鲁医派中医学术流派传承项目名单"；烟台市卫生健康委员会将"推动胶东柳氏医学流派创新发展""深入挖掘并整理推广柳氏广意派小儿推拿中医药特色技术"，纳入"2020 年全市卫生健康工作要点及分工方案"。由此可知，当前中医药的传承和发展已经上升到国家及各级政府的层面。于是整理柳吉忱先生遗书，完成柳吉忱医学全书的出版，及"胶东柳氏医派的形成渊源、发展轨迹和学术特征"的研究成为其门人的重要工作。

庚子季夏，少逸邀我为本书作序。缘于我与吉忱先生的相知，及与少逸大夫的师生之谊，及对柳氏医派的熟知，故欣然允之。阅其书稿我发现"柳氏医派的形成是沿续了一条世医的传承轨迹"。故以此为题，媛以代序。

田奇文

蔡　序

——柳氏医派及其学术特征概述

柳氏医派，从 20 世纪 20 年代末发轫，至 50 年代中期，形成了一系列学术思想和临床经验。初步构建起学术框架和学术特色，此为第一浪潮，柳吉忱先生为柳氏医派的创始人。经过 60~70 年代的传承发展，到 80 年代中期至 90 年代，理论体系和临床实践方法体系更加完善，第二代传承人创新了一系列的中医药学新理论、新命题、新范畴，诸如中国象数医学体系、内伤性疾病病机四论体系、太极思维临床辨证论治体系、中医复健医学体系和方证立论法式之临床应用体系等，共同组成完整的胶东柳氏医学流派五大创新性学术体系。使柳氏医派提升到了一个新的高度，学术影响日益扩大，除得到国内中医药学界的普遍认可外，甚至影响到东瀛。这是柳氏医派发展的第二次浪潮，柳少逸为其代表，蔡锡英为其中坚。进入新世纪，柳氏医派第二代传承人更加成熟，反映柳氏医派特点的学术专著大量出版，医派特征日益凸显；第三代传承人亦逐渐成长、成熟，对柳氏医派的传承日趋规范，不断丰富柳氏医派的理论体系；特别是"柳少逸中医传承工作室"的建立，有着二三十年工作经历的第三代传承人，将临证及阅读古医籍所遇难题与柳氏医派相对应思考，经过理论—实践—再理论—再实践的过程的几个反复，对柳氏医派的认识更加深入，对柳氏医派的传承更加踏实，对柳氏医派的实践更加深化，服务患者的方法更加熟练，临床疗效得到进一步提高，总结和发展柳氏医派的论文、专著正逐渐量产化。

柳吉忱（1909—1995 年），名毓庆，号济生，以字行，山东栖霞人。6 岁入本族私塾，民国入高小、中学，后拜儒医李兰逊先生为师，尽得其传。曾先后毕业于天津尉稼谦、上海恽铁樵国医班。1941 年参加抗日工作，以教师、医师身份为掩护从事地下革命活动。中华人民共和国成立后历任栖东县立医院、栖霞县人民医院业务院长，烟台市莱阳中心医院中医科主任、主任医师。受山东省莱阳专员公署委派，1954~1958 年，负责莱阳专区的中医培训工作，主办了 7 期中医进修班，并亲自授课，讲授《黄帝内经》《伤寒论》《金匮要略》《神农本草经》《温病条辨》和《中国医学史》，为本地区培养了大批中医骨干，一部分成为筹建山东省中医药学院（现山东中医药大学）的骨干教师，一部分成为组建半岛地县级医院的骨干中医师。20 世纪 60~70 年代，又教子课徒 10 余人，故山东诸多名医出自其门下。

自 1955 年起，吉忱先生历任山东省中医药学会理事、烟台市中医药学会副理事长、莱阳市政协常委。学贯《内经》《难经》《神农本草经》、仲景诸经之旨，及唐宋以后医籍，临证澄心用意，穷幽造微，审证候之深浅，明药性之紧缓，制方有据，每收效于预期。诊务之暇，勤于笔耕，著述颇丰。先后著有《内经讲稿》《伤寒论讲稿》《金匮要略讲稿》《温病学讲稿》《本草经讲稿》《中国医学史讲稿》《中医方剂学讲稿》。尚著有《风火简论》《中医外治法集锦》《济众利乡篇》《热病条释》《柳吉忱医疗经验》《脏腑诊治纲要》《周易卜筮》等书。并撰写了"运气学说之我见""哮与喘的证治""癫狂痫痴的证治""崩漏治验"等百余篇学术论文。以其雄厚的理论基础和丰富的临床经验，创建了"以方证立论"为法式的医学流派。倡"理必《黄帝内经》，法必仲景，药必《本经》"之临床辨证思维方法，和医者当"知方药，知针灸，知方药"之学科结构，且桃李遍天下，而成为柳氏医学流派创始人和奠基者。1983 年离休，仍以济世活人为己任。1987 年，受山东中医界的重托，创办山东扁鹊国医学校并出任校长，开创中华人民共和国成立后民办中医教育之先河。

2019 年 10 月 20 日，是柳吉忱先生诞辰 110 周年纪念日，又恰逢《柳吉忱中医四部经典讲稿》一书出版，柳氏医派传承工作室筹办了"纪念柳氏医学流派创始人柳吉忱先生诞辰 110 周年座谈会暨学术传承研讨会""中国中医药出版社《柳吉忱四部经典讲稿》（《内经讲稿》《本草经讲稿》《伤寒论讲稿》《温病学讲稿》）首发式"。这次活动的主要精神是践行党中央关于"传承发展中医药事业"的伟大号召，传承柳吉忱先生"恪守医道尊严""全心全意为人民服务"的职业精神，传承和发扬柳吉忱先生赤心爱国、自强不息、奋发有为的优良传统和中医药学术。

原中华中医药学会儿科专员委员会主任委员、山东省卫生厅副厅长张奇文教授做了"传承名医学术，推进中医发展"的主旨讲话；他评价"柳吉忱先生是中医界不可多得的人才。他一生为中医教育、医疗、学术研究作出了极大贡献，柳吉忱先生不仅是中华人民共和国成立后中医教育的先行者，更是中华人民共和国成立后民办中医教育的开创者"。柳吉忱先生"师承名医，学贯古今，理论研究坚持'三必'有源（理必《黄帝内经》、法必仲景、药必《本经》），临证坚守'三知'立身（知方药、知针灸、知推拿），学术特点鲜明，临床以方证立论，参西不悖中，师古不泥古，有机运用辨病与辨证思维，以其成熟的医疗经验，完善的理论架构，自成一系，极大地丰富了中医学的内涵，而当之无愧地成为柳氏医学流派的奠基者。"并评价先生，"不仅是一位师者，一生勤奋，山东诸多名医皆出自其门下，堪为师表；而且是一位医者，74岁才离职休养，栖身医林几十载，一生救人无数；更是一位学者，躬耕杏林，著述等身，至离世前几天还在著书立说；还是一位贤者，毕生以医德为重，以'济生'为己任，以解除患者痛苦为最大的快慰；作为一个爱党爱国者，虽中庸之道为其一生之立身，仁以为己任为其一生之立品，但当外虏入侵之时，吉忱先生虽一介书生，然仍舍生忘死从事抗日工作，彰显出对国家、对民族之大爱。"

莅临会议的中华中医药信息学会副会长兼秘书长、国家中医药管理局办公室徐皖生副主任，做了题为"不忘先贤，薪火传承"的重要讲话，认为"医学流派在中医药学的传承和发展过程中发挥了重要的作用，而柳吉忱先生创立的柳氏医学流派，是祖国医学众多流派中的一朵奇葩，为山东中医学乃至祖国医学的发展添写了精彩的一页。""胶东柳氏医学流派的传承脉络清晰，理论体系完整，临床效果肯定，学术思想成熟，学术架构合理，学术著作丰富""柳氏医派的传承，不仅仅是'术'的层面的传承，更有'道'的层面的传承。"继而指出："胶东柳氏医派内容丰富，与其创始人柳吉忱先生所倡导的'知方药、知推拿、知针灸'的学术架构是一致的。临床治疗涉猎内、外、妇、儿、五官等诸科，治疗手段不仅有方药，更是涉及针灸、推拿、艾灸、刮痧等诸适宜技术；且以有效而成熟的手段治疗脑瘫、癫痫等疑难病""当前中医药的传承和发展已经上升到了国家层面，国家对中医药事业的重视到了前所未有的程度，我们中医人要借《中华人民共和国中医药法》的东风，自强不息干实事、干正事，下实功夫，我们的中医事业才能发展的好，才能不辜负党中央对我们的信任，不辜负人民群众对我们的热切期盼！相信通过这次会议的召开，柳氏医派一定能够得到更好的传承和发展，一定能够发扬光大，为中医药学术的繁荣和发展做出应有的贡献！为'健康中国'战略的实施做出应有的贡献！"最后徐主任强调，"柳吉忱先生的学术尚需进一步发掘、整理、传承，胶东柳氏医派非常有必要进行传承和发扬。搞好诸如柳氏医派等民间学派的挖掘，是一件非常有意义的事情，需要大家共同努力做好，共同为柳吉忱先生等老一辈中医人未竟的事业而努力！"他说"今天的这个活动意义重大，大家能聚在一起，充分体现了大家传承和发扬中医事业的决心和信心，我相信柳氏医派一定能够发扬光大，一定能够在祖国医学中占有重要地位。"

会议期间，我有题为"顾后瞻前，继往开来"的讲话。《柳吉忱中医四部经典讲稿》一书，是柳吉忱先生在莱阳专区中医进修班授课讲稿的部分内容。该讲稿深入浅出，通俗易懂，适应了进修班学员文化层次高低不等，中医知识参差不齐的实际状况。柳吉忱先生先后培养各层次、各专业的学员，桃李满天下，医教誉杏林，形成我省一个重要的学术流派——胶东柳氏医学流派，被尊为学派创始人。传承是中医永恒的主题。虽然我们花了很大的力量，做了很多的工作，但是真正把柳吉忱先生的学术思想和敬业精神传承下来，还是没有完全做到位，尚有许多遗稿未能整理出来，要安排专人进行整理，尽快使柳吉忱先生的其他著作面世，让柳吉忱先生了却心愿。关于柳吉忱先生的学术传承，我们中医行业也要跟进。不仅要学习继承柳吉忱先生为代表的老一辈名老中医的做人、医人、育人的大医精诚、无私奉献精神，而且要传承先贤，引领后学，共同为弘扬柳氏医学流派的学术思想和临床经验，丰富祖国医学瑰宝，发挥中医药优势，造福人类健康，做出我们应有的时代贡献。

据悉，"柳氏广意派小儿推拿中医药特色技术"被山东省卫生健康委员会纳入"2020年齐鲁医派中医学术流派传承项目名单"；烟台市卫生健康委员会将"推动胶东柳氏医学流派创新发展""深入挖掘并整理推广柳氏广意派小儿推拿中医药特色技术"，纳入"2020年全市卫生健康工作要点及分工方案"。由此可知，当前中医药的传承和发展已经上升到国家及各级政府的层面。于是整理柳吉忱先生遗书，完成《柳吉忱医学全书》的出版，成为其门人的重要工作。除《柳吉忱中医四部经典讲稿》《柳吉忱诊籍纂论》外，其余遗书分别由第二代传承人柳少逸、蔡锡英，第三代传承人汉敬德、刘玉贤、王永前、柳朝晴分工整理之。

庚子仲夏，柳少逸先生邀我为本书作序。

柳少逸，乃吉忱公哲嗣、牟永昌之高徒，1969年毕业于山东中医学院。先后在栖霞县人民医院、烟台市莱阳中心医院中医科工作，有深厚的理论基础和丰富的临床经验。后出任山东烟台中医药专修学院院长，泰山医学院、济宁医学院兼职教授，莱阳复健医院院长顾问。作为中医学科带头人，其为首届中华中医药学会中医文化分会理事，中国中医药研究促进会小儿推拿外治分会副主任委员，首届山东中医药学会民间疗法专业委员会主任委员、肾病专业委员会委员、心脑病专业委员会委员，烟台市中医药学会民间传承委员会名誉主任委员，烟台市名老中医，全国知名中医药专家学者。其幼承庭训，长有师承，又经院校系统学习，更兼个人砥砺钻研，创建了以天人相应的整体观、形神统一的生命观、太极思维的辩证观三大理论为核心的中国象数医学体系；构建起慢性内伤性疾病的思辨纲领——病机四论体系：老年、退行性疾病的虚损论，功能失调性疾病的枢机论，器质性疾病的气化论，有形痼疾的痰瘀论及中医复健医学体系和方证立论法式。著有《经络腧穴原始》、《〈内经〉中的古中医学——中国象数医学概论》、《五运六气三十二讲》、《〈黄帝内经〉针法针方讲记》、《柳少逸医案选》、《柳少逸医论医话选》、《柴胡汤类方及其应用》、《小儿推拿讲稿——广意派传承录》、《脑瘫中医治疗康复技术讲记》、《柳吉忱诊籍纂论》、《牟永昌诊籍纂论》、《伤寒方证便览》、《中医非药物疗法荟萃》、《中医康复疗法荟萃》、《中国象数医学研究荟萃》、《人癌之战与三十六计》、《柳氏抗癌用药式及药性讲稿》、《中医外治法荟萃》、《少阳之宗》、《杏苑耕耘录》、《中国名中医名言辑释》、《柳少逸书法集》、《柳少逸陶刻文集》、《名老中医之路续编》(1~6辑)、《〈扁鹊心书〉灸法讲解》、《柳吉忱中医四部经典讲稿》、《金匮要略讲稿》、《医经学派推拿术讲稿》、《五运六气简编》、《柳少逸象数医学研究发微》、《柳少逸师承纪事》、《柳少逸讲习笔录》、《柳少逸经络研究发微》、《柳少逸肾病研究发微》、《方证立论法式与临床讲记》、《柳氏经方实验录》、《柳氏家传方实验录》、《柳氏医派灸方四讲》等系列著作，被中国中医药出版社肖培新主任誉为"大医鸿儒"，为柳氏医派的代表人物。随着时间的推移，柳氏医派在中国医学发展史上，必定会留下厚重的一页。

由此可知，柳氏医学流派的传承，是遵循一条"根往下扎，树朝上长"的发展规律。因对柳吉忱、柳少逸父子及该派学术体系的熟知，故以"柳氏医派及其学术特征概述"为文，代为序。

蔡剑前

2020年仲夏于泉城

柳　序

——寄语师承工作室的同学们

《灵枢·禁服》篇，有一段雷公拜师黄帝之文字，即"割臂歃血之盟"，此乃医道须传于贤者之谓也。对此，《灵枢·终始》篇尚有"传之后世，以血为盟，敬之者昌，慢之者亡，无道行私，必得天殃"之记；《素问·气交变大论》有"得其人不教，是谓失道，传非其人，漫泄天宝"之语。均说明了良师收徒有一个很重要之医学伦理学问题，即收徒标准是有医德之人。当然现今收徒不必有"割臂歃血之盟"，然孙思邈"大医精诚"之盟，《万病回春》"医家十要"之誓，是必须具备之律条。盖因中医学乃"精光之论，大圣之业，宣明之道，通天无穷，究于无极"之学。对此，《素问·气交变大论》尚有"夫道者，上知天文，下知地理，中知人事，可以长久，此之谓也"之论。此即"通于无穷者，可以传于后世"之谓。《灵枢·官能》篇引《针经》曰："得其人乃传，非其人勿言。"何以知其可传？该篇以黄帝之言解之："各得其人，任之其能，故能明其事。"复云："各得其能，方乃可行，其名乃彰；不得其人，其功不成，其师无名。故曰：得其人乃言，非其人勿传，此之谓也。"此段经文表述了弟子能彰其师之术者，方可不侮师名。

20世纪60年代有"名师带高徒"中医政策之实施；80年代又实施了"老中医药专家继承工作指导老师"之带徒模式；近期又在实施"名中医传承工作室"之名师带高徒政策。我认为中医学术之传承，不在形式，重在内容。实际上是要达到《黄帝内经》"以彰经术，后世益明"之传承目的。《灵枢》"师传""官能"，《素问》"疏五过论""征四失论"诸篇，均有明示。如《素问·疏五过论》黄帝与雷公之问对可以借鉴："黄帝曰：呜呼！远哉！闵闵乎若视深渊，若迎浮云，视深渊尚可测，迎浮云莫知其际。圣人之术，为万民式，论裁志意，必有法则，循经守数，按循医事，为万民副，故事有五过四德，汝知之乎？雷公避席再拜曰：臣年幼小，蒙愚以惑，不闻五过与四德，比类形名，虚引其经，心无所对。"由此可见，

1

上古名医雷公尚且如此，而今之名师与高徒又是一种什么境界呢？以往中医传承工作败笔之处，是弟子对其师之术，正如《素问·著至教论》所云："诵而未能解，解而未能别，别而未能明，明而未能彰。"至于在名医侧侍诊半日，或听名师一堂讲座，即称"某公弟子"，更属荒唐之事了！我伴随家父吉忱公行医达半个多世纪。于1963年又拜师牟永昌公，也没举行仪式，更没磕头、鞠躬，因蒙师长家父三岁，我叫了声"大伯"，便开始了从师生涯。朝斯夕斯，念兹在兹，凡六易寒暑，为师唯一弟子。作为二公之传人，学研二公医疗经验，进行临床报道；探讨二公之学术思想，而有"柳吉忱及其学术思想简介""牟永昌及其学术思想简介"二文，于1995年入选《齐鲁名医学术思想荟萃》；有"果行毓德，救世济人"为文，吉忱公入选《名老中医之路续编》第一辑。几十年来，我得暇便研读二公之医案，解读之，彰其术而习用之，并着手编撰《柳吉忱诊籍纂论》《牟永昌诊籍纂论》，其后又整理家父吉忱公之四部中医经典讲稿：《内经讲稿》《伤寒论讲稿》《温病学讲稿》《本草经讲稿》，以期传承家父、蒙师之术，此即《素问·举痛论》"令言而可知，视而可见，扪而可得，令验于己而发蒙解惑"之谓也。

近几年，大家劝我成立中医传承工作室，鉴于师承是件很严肃的事情，我均以年事已高坚辞。

戊戌年季秋，肖培新老师取道青岛，特专程来莱阳探望我，再次建议我建"中医传承工作室"，并赠其甲骨文书法大作"大医鸿儒"予我。当然朋友的盛情我心领了，然"大医鸿儒"这四个字，我可就承受不起了。家父吉忱公的蒙师李兰逊先生乃清末贡生业医，儒医也；我蒙师永昌公之父牟熙光先生，乃清末秀才业医，儒医也。而家父吉忱公，蒙师牟永昌公，均有私塾习国学的经历，习医又从师于儒医，故二老均是学业有成的一代名医，亦儒医也。上两代之医者，不都是"大医鸿儒"吗？而我只不过是这几位"大医鸿儒"的徒子徒孙了！这时我恍然有悟：我秉受的是两支两代的儒医之学啊！家父吉忱公"理必《黄帝内经》，法必仲景，药必《本经》"之训，不正是儒医的传承之路吗？由此说来，"柳氏医学流派"是秉承一条世医的传承轨迹。于是看来，肖老师之书作寓意深远！我也感受到一种任重道远的担当，所以也就同意并让永前筹建"中医传承工作室"事宜。在此期间，我回忆从师的往事，记述之，于是结集成《师承纪事》，以供同学们在师承中借鉴之。

工作室的同学，除了侍诊临床外，尚有写读书笔记、临床心得、病历分析等课目，为了提高同学们的学术水平，我又进行了学术讲座，并将我及与蔡锡英老师的学术论文，由工作室的负责人王永前在"柳少逸中医传承工作室"网上陆续发表之。除入选《柳少逸医论医话选》《蔡锡英医论医话选》的文章外，我还将有关文章分别以专题汇编了《柳少逸象数医学研究发微》《柳少逸经络研究发微》《柳少逸肾病研究发微》等文集。余者随同我历年的国学讲记、名医评说、序及跋语，汇编成《柳少逸讲习笔录》的小册子。若说《讲习笔录》是我"所传"的笔记，那《师承纪事》则是我"所承"的医事实录了。或"医话"，或"文集"，或"纪事"，或"笔录"，这些我名之曰的"小册子"，不算是什么著作，其结集，意在于使同学们学习得法，传承有序，此亦"令验于己而发蒙解惑"之谓也。若你们学有所成，我此番之耕耘，也算有所获了。

今录《尚书·周官》语与同学们共勉："功崇惟志，业广惟勤。"

师字少逸

己亥雨水前一日

前　言

庚子春，在防控新型冠状病毒肺炎（简称"新冠肺炎"）取得阶段性胜利之时，我便迫不及待去探望柳少逸老师。疫情暴发后，老师时刻关注着疫情的发展，他知道我是日照市中医药防治新冠肺炎专家组的成员，时刻指导我中医药干预和治疗新冠肺炎辨证施治的原则和要点，并将自己治疗瘟疫的宝贵经验传授给我，还将他的藏书《温热湿热集论》《温疫论广翼》等七部瘟疫方面的专著赠送给我。并和我说："我七十有八的年纪，毕竟不再年轻了，这几年，或远行，或近游，一方面意在行山涉水，亲眷山川海河，领略其毓秀之美，感悟其溶融之胸怀；另一方面也见证一下同学们的执业能力。甚慰同学们年至壮年，已能造福一方百姓。然中医学术水平的提高，是中医事业发展的生命力所在。何以见得业务水平、执业能力的高低？'文以载道'，即你得说出来个道理，不能像一些人那样'胡聊'，这就须写出来！或医案，或学术论文，能结集成册更好。"并敬重地将其家父吉忱公遗留的十五本手稿给我，说："这是吉忱公一生从医经验的总结和为中医培训班和中西医结合培训班编写的教材，我已整理出版了一批，现在你们学术上渐已成熟，吉忱公宝贵的经验，不能再装在我的脑子和书橱里，是时候传给你们了，你们除了自己学习外，还要把他的知识和经验整理出来，能结集出版更好，惠及更多的读者，柳氏医派薪火续焰靠你们了。"于是我选择了吉忱公在原烟台专区举办的中医培训班和中西医结合培训班手写的《方剂学讲稿》为蓝本，结合其他遗著，编写成本书。

柳吉忱（1909—1995年），名毓庆，号济生，以字行，山东栖霞人。6岁入本族私塾，民国入高小、中学，后拜儒医李兰逊先生为师，尽得其传。曾先后毕业于天津尉稼谦、上海恽铁樵国医班。1941年参加抗日工作，以教师、医师身份为掩护从事地下革命活动。中华人民共和国成立后历任栖东县立医院、栖霞县人民医院院长，烟台市莱阳中心医院中医科主任、主任医师。受山东省莱阳专员公署委派，1954~1958年，负责莱阳专区的中医培训工作，主办了7期中医进修班，并亲自授课，讲授《黄帝内经》《伤寒论》《金匮要略》《神农本草经》《温病条辨》和《中国医学史》，为本地区培养了大批中医骨干，一部分成为筹建山东省中医药学院（现山东中医药大学）的骨干教师，一部分成为组建半岛地县级医院的骨干中医师。20 世纪 60~70 年代，又教子课徒 10 余人，故山东诸名医多出自其门下。

自 1955 年起，吉忱公历任山东省中医药学会理事、烟台市中医药学会副理事长、莱阳市政协常委。学贯《内经》《难经》《神农本草经》、仲景诸经之旨，及唐宋以后医籍，临证澄心用意，穷幽造微，审证候之深浅，明药性之紧缓，制方有据，每收效于预期。诊务之暇，勤于笔耕，著述颇丰。先后著有《内经讲稿》《伤寒论讲稿》《金匮要略讲稿》《温病学讲稿》《本草经讲稿》，尚著有《风火简论》《中医外治法集锦》《济众利乡篇》《热病条释》《柳吉忱医疗经验》《脏腑诊治纲要》《周易卜筮》等书。

方剂学是连接中医基础与临床之间的一门桥梁课。吉忱公有深厚的理论基础和丰富的临床经验，倡导"理必本《黄帝内经》、法必本仲景、药必本《本经》"，其《方剂学讲稿》，看似讲的是方剂学，实是以"方"为举例，以"理"来贯穿，以药性为基础，深究药物配伍的精髓，结合自己医案，突出讲解方剂在临床上应用。如是，吉忱公讲的方剂学就不是"桥梁"了，而是以方剂为中心，将方剂学既讲成了基础课，又讲成了临床课，临床意义重大。

吉忱公学习中医，正是"中西医汇通"萌芽时，尉稼谦、恽铁樵都倡导"中西医汇通"，吉忱公也不免受到两位老师的影响，且长期在西医综合医院中医科工作，并为"中西医结合培训班"授课，中西医学验俱丰，此书中记载的医案、西医诊断和病名等，都保留了原貌，对在综合医院工作的中医师更有借鉴意义。

吉忱公讲方剂学，既注重"理、法、方、药、案"讲解，更注重"执一法，不如守一方"，倡导辨方证的重要性，从而形成了"柳氏方证立论"独特的治病法式。证较之证型更为直接，它具有定性、定量和经得起临床实践检验之特点。可以说，方证是《伤寒论》的精华。方剂的适应证即简称为方证，某方的适应证即称之为某方证，这即《伤寒论》的方证对应理论和经验，如桂枝汤证、麻黄汤证、葛根汤证、大青龙汤证、柴胡汤证、白虎汤证，等等。中医治病有无疗效，关键就在于方证是否对应。

宋代林亿之《金匮要略》序云："尝以对方证对者，施之于人，其效若神。"吉忱公强调方与证的对应性，证以方名，方为证立，方随证转；临床上重视抓主证，有是证则用是药，无是证则去是药，而不受病名的约束。或经方，或时方，或经方头、时方尾，均收效于预期，并独创出很多方剂。

陈修园在《长沙方歌括》中曰："大抵入手功夫，即以伊圣之方为据，有此病，必用此方……论中桂枝证、麻黄证、柴胡证、承气证等以方名证，明明提出大眼目。"临床诊治最后都要落实到方药上，通过方药疗效的反证，方能验证其辨证正确与否。离开了具体的方药，辨证往往空泛而笼统，就如同清代医家徐灵胎在《慎疾刍言》中所言："其医案，则袭几句阴阳虚实、五行生克笼统套语，以为用温补之地，而文人学士又最易欺，见有阴阳、五行等说，即以为有本之学，深信不疑。其人亦自诩为得医学之快捷方式，将千古圣人穷思极想，所制对症之方数千首，皆不必问而已称名医矣！"吉忱公强调既有成方的学习和运用，所有的成方都是经过临床验证过的，认为"以无一味虚设之药，无一分不斟酌之分两也"。方证是实实在在的、看得见、摸得着的证据。在临床诊治时要扣方证、药证。

方证稳定可重复且临床简单易用。清代柯韵伯说："仲景之道，至平至易；仲景之门，人人可入。"《伤寒杂病论》的方证，论述简洁实在，无空泛之谈，只要认真研读，反复对比，反复运用，自然可以达到左右逢源的地步。吉忱公认为，不单"经方"可方证相应，"时方"也同样适用。其曰：何谓"经方"？何谓"时方"？若"以方证立论"施于临床就无界畔了！从方剂学的形成和发展来看，"以方证立论"施于临床，就不存在什么"经方""时方"了。若固守"方派"阵地，则有失仲景"以方证立论"之旨意。若刻意于经方应用，将后世方视为另类，也就大有抱残守缺之虞了。故吉忱公的《方剂学讲稿》是"博采众方"的。凡入药成分涉及国家禁猎和保护动物的（如虎骨、犀角、穿山甲等），为保持方剂和吉忱公医案原貌，原则上不改，但在临床应用时，应使用相关的代用品。

汉敬德

2022 年 8 月

目　录

第一章　概述

方剂中"方"指医方；"剂"，古作齐，指调剂。方剂就是治病的药方。《隋书·经籍志》云："医方者，所以除疾疢，保性命之术者也。"《汉书·艺文志》曰："调百药齐，和之所宜。"方剂是治法的体现，是根据配伍原则，总结临床经验，以若干药物配合组成的药方。

一、方剂的产生是药物学发展的必然趋势

方剂的发明有着悠久的历史，相传为商代贤相伊尹所制，皇甫谧之《针灸甲乙经》序有"伊尹以亚圣之才，撰有《神农本草》，以为汤液"的记载，说明方剂的产生源远流长。实质方剂的出现，是我们祖先寻找食物的同时，偶然发现某些植物能治疗一些疾病，或误食了有毒的药草，当毒性反应过后，却治好了某些疾病，因而发现了能治病的药草，古人称之为"本草"。经过了不知多少年的医疗实践，积累了丰富的药物学知识，在这个基础上进一步把几种药物加在一起，经过加工成丸散，或煎熬成为汤剂。实践证明了汤剂的疗效比单味药好得多。从单方到复方的发展，这是药物治疗学上的一次跃进。

战国时期的《黄帝内经》虽仅载方13首，但对中医治疗原则、方剂的组成结构，药物的配伍规律以及服药宜忌等方面都有较详细的论述，奠定了方剂学的理论基础。汉代的《神农本草经》，是我国最早的一部中药学专著，已载有关于如何选择剂型的理论。至汉代张仲景在《黄帝内经》《难经》《汤液经法》的基础上，总结了汉代以前的医学成就，并以其临床经验，著成《伤寒杂病论》，将理、法、方、药一线贯穿，有效地指导着外感疾病及其杂病的辨证论治，从而"以方证立论"应用于临床，其中，《伤寒论》有113方，《金匮要略》有262方。由于组方合法，选药精当，用量准确，变化巧妙，疗效卓著，故张仲景被后世称为"医圣""经方之祖"。在伤寒方中所使用的剂型有汤剂、丸剂、散剂、栓剂、软膏剂、酒剂、醋剂、灌肠剂、洗剂、浴剂、熏剂、滴耳剂、灌鼻剂、吹鼻剂等，几乎包括了除注射剂以外的所有传统剂型。晋代葛洪之《肘后备急方》中收载了大量验、便、廉的有效方剂，并首次提出成品药的概念，主张将药物加工成一定剂型，贮之以备急用。隋代的《四海类聚方》多达2600卷,《四海类聚单方》300卷。唐代孙思邈

著《备急千金要方》，载方 5300 首。王焘的《外台秘要》载方 6000 多首。宋代由政府组织编写的《太平圣惠方》载方 16834 首，《圣济总录》载方 2 万余首。《太平惠民和剂局方》载方 297 首，是官方和剂局制售中药成药的处方和制剂规范，也是第一部由朝廷颁发的成药典。金元时期有刘河间、张子和、朱丹溪、李东垣，史称"金元四大家"，其中，刘河间善用寒凉，著有《黄帝素问宣明论方》《伤寒直格方》等；张子和主张攻下，著有《儒门事亲》；朱丹溪长于滋阴，著有《丹溪心法》《格致余论》等；李东垣专于补益脾胃，著有《脾胃论》《兰室秘藏》等，都对方剂的运用有所创建和发挥。宋元时期局方盛行，金元诸家又提倡不泥古方，主张临证拟方，出现了与经方对峙的时方。金代成无己著《伤寒明理药方论》，选伤寒方 20 首，依《黄帝内经》理论为之作解，首开为方作论之先河。明代《普济方》，载方 61739 首，为方书之最。吴崑的《医方考》综编历代医家名方，并对其方药、见证一一作考，详析方义，为第一部方论专著。清代，方论专著大量涌现，如王子接的《绛雪园古方选注》、罗美的《古今名医方论》、吴谦的《删补名医方论》、汪昂的《医方集解》、吴仪洛的《成方切用》等，丰富了研讨方剂的理论。为了便于阅读和记忆，这时还出现了大量方歌手册，如汪昂的《汤头歌诀》，张秉承的《成方便读》，陈修园的《长沙方歌括》《时方歌括》等。以叶天士、薛雪、吴鞠通等医家为代表的温病学派的建立，创制了大量治疗温热病的有效方剂，促进了方剂学的发展。西医传入我国后，中医界出现了中西汇通的新思潮，如张锡纯著《医学衷中参西录》，载方 160 首，立法处方均有新见解，对后世有一定影响。

二、治法的形成是形成方剂学的理论基础

方剂是由药物组成的，但它不是随意凑合药物，而是以治法为依据，选择适宜的药物组合而成的。这便是所谓"依法立方"。法是制方的理论依据，方是治法的具体体现。未立法，先拟方，这种方剂，仅凭主观想象堆积一些药物，所拟之方，叫做"有药无方"。治法，是在辨清证候、审明病因病机后，有针对性地采取的治疗方法，所以说证是设法立方用药的基础。早在《黄帝内经》时期，已载有治法理论和具体之法。《黄帝内经》归纳了非常多的治法，不论后世总结的哪类治法，如程钟龄归纳的"八法"，或者张景岳归纳的"新方八阵""古方八阵"里面体现的治法，或者"十剂"里面的一些治法，几乎在《黄帝内经》中都提到了，都总结了。从论治的特点而论，其一，有"早治防变"之法。如《素问·四气调神大论》云："是故圣人不治已病治未病，不治已乱治未乱，此之谓也。夫病已成而后药之，乱已成而后治之，譬犹渴而穿井，斗而铸锥，不亦晚乎！"其他如《灵枢·官能》云："是故上工之取气，乃救其萌芽；下工取其已成，因败其形。"其二，

有辨证施治以立法。如《灵枢·本神》云："必审五脏之病形，以知其气之虚实，谨而调之也。"其他如《素问·调经论》云："五脏者，故得六腑与为表里，经络肢节，各生虚实，其病所居，随而调之。"而在《灵枢·百病始生》篇，有黄帝与岐伯"治之奈何"之问对："察其所痛，以知其应，有余不足，当补则补，当泻则泻，毋逆天时，是至治。"至于其治则，则有治病求本，调理阴阳，补虚泻实，标本缓急，正反逆从，同病异治，及因时、因地、因人制宜的不同。在《黄帝内经》对《方剂学》奠定理论基础的同时，汉代张仲景在南阳瘟疫流行，同族病死者三分居二，以解救民众疾苦为己任，悉心研究伤寒病的起因和治疗，"勤求古训，博采众方"，终成巨著《伤寒杂病论》。《伤寒杂病论》对方剂学的贡献，首先它建立了治法、辨证。证候的本质是病机，针对病机，产生治法，治法指导下组织方剂。是倡导"融理法方药为一体"第一人。或谓"以方证立论"，是这一辨证关系的高度概括。故清代杨乘六之《医宗己任篇》云："夫立方各有其旨，用方必求其当。"

兹篇对常用汗法、下法、和法、温法、清法、消法、补法作一简述。

（一）汗法

"汗为心之液"，来源于血，在治病八法当中，汗法居首。《素问·阴阳应象大论》曰："其在皮者，汗而发之。"《素问·生气通天论》云："体若燔炭，汗出而散。"这些是汗法的理论依据。

汗法主要用于治疗表证，凡病变部位在皮肤、肌肉、经络，主要表现为发热、恶寒、舌苔薄白、脉浮等。感冒伤风以及各种传染病的初起均属于表证。根据《黄帝内经》"其在皮者，汗而发之""其有邪者，渍形以为汗"的思想，对于表证，往往首先以发汗的方法来治疗。

由于表证有表寒与表热之分，因此，汗法也分为辛温发汗和辛凉发汗。辛温发汗适用于风寒表证，主要表现为恶寒发热、头项强痛、肢体酸痛、口不渴、无汗或汗出、舌苔薄白、脉浮紧或浮缓等，代表方如麻黄汤等。辛凉发汗适用于风热表证，表现为发热重、汗出不畅、口干微渴、咽喉肿痛等，代表方如银翘散等。汗法在四季的运用还略有不同。如夏季感冒，往往发汗以后，尽管热度有所减退，但仍然会身热有汗、心烦口渴、胸闷泛恶、不思饮食、腹痛便稀，治疗就必须解表兼清暑利湿，代表方香薷饮、藿香正气散。其他春、秋、冬季，运用汗法时也各有不同。

汗法在临床上的应用非常广泛，清代程钟龄在《医学心悟·论汗法》中云："百病起于风寒，风寒必先客表，汗得其法，何病不除！"因此，汗法在临床上除用于感冒与多种传染病早期外，还可用于支气管炎、病毒性肺炎、百日咳、急性肾炎、风湿病、神经痛及荨麻疹等某些皮肤病，甚至可用于抑郁症。值得注意的是，运用汗法时还须根据患者的体质情况区别对待。如平时多汗的人，中医称为表虚；贫血或者流产以后，称为血虚；呼吸短促、四肢乏力，称为气虚。以上三种人群以及老年、小儿、孕妇及体质虚弱的患者，用发汗药时均应谨慎。

（二）吐法

吐法是通过涌吐，使停留在咽喉、胸膈、胃脘等部位的痰涎、宿食或毒物从口中吐出的一种治法。《素问·至真要大论》云："其高者，因而越之。"就是吐法的理论依据之一。凡是痰涎壅塞在咽喉，或顽痰蓄积在胸膈，或宿食停滞在胃脘，或误食毒物尚留在胃中未下等，都可及时用吐法使之涌吐而出。由于吐法能引邪上越，宣壅塞而导正气，所以在吐出有形实邪的同时，往往汗出，使在肌表的外感病邪随之而解，正如《医学心悟》中云："吐法之中，汗法存焉。"吐法适用于中风、痰厥、食积、喉痹、急黄、干霍乱和误食毒物等证。然而，吐法毕竟是劫邪外出的一种治法，易损胃气，所以多用于实邪壅塞、病情急剧的患者。若病情虽急，却有体虚气弱，尤其是孕妇，都必须慎用。

（三）下法

《素问·至真要大论》曰："其下者，引而竭之。"是运用泻下、攻逐、润下的药物以通导大便、消除积滞、荡涤实热、攻逐水饮的治法。凡是胃肠实热积滞，燥屎内结，以及体内蓄水、冷积等邪实之证，而正气未虚者，均可使用。分为寒下、温下、润下等。除润下药较和缓外，其余多较峻烈，年老体弱者慎用，孕妇和月经期勿用，无实结者不要轻易采用。

寒下法适用于里热实证。里热实证表现为：大便秘结、脘腹胀满、潮热谵语、口干作渴、舌苔焦黄、脉滑数有力，或饮食积滞、积水等。代表方为大承气汤、小承气汤、调胃承气汤等。

温下法适用于寒性积滞里实证。如大便不通属于寒结者，症见腹满而实、手足凉、苔白腻、脉沉弦或沉迟等。代表方如温脾汤、三物备急丸、大黄附子汤等。

润下法适用于不宜峻下的肠燥津枯的病证。如老年人肠燥便秘或习惯性便秘，以及孕妇或产后便秘等。代表方如五仁丸等。

导滞通腑法适用于治疗积滞内停。如胃肠有积滞，症见腹痞满胀痛，大便秘结。代表方如木香槟榔丸等。

增水行舟法适用于温病热结液枯的便秘证，尤以偏于阴亏液涸之半虚半实证为宜。代表方如增液汤。

逐水法适用于腹水、胸胁积水等实证。代表方如十枣汤。

下法用于里实证时，常为急下祛邪的重要治疗措施，使用得当取效甚速；若用之不当，或久用亦能伤正。对于表证未解，里证未成实者，不宜骤用泻下剂；若表邪未解，虽里实已成，亦应先解表后攻里，或采用表里双解之法；至于邪实正虚者，则应攻补兼施。下法易耗伤正气，应得效即止，慎无过剂。除润下药较和缓外，其余性质大多峻猛，年老体弱者慎用，产后、失血者，孕妇一般应慎用，或酌情减量。

（四）和法

和法相对来说，是比较特殊的一个治法。简单讲，它是一个复合治法。通过和解和调和的方法，使半表半里之邪，或脏腑、阴阳、表里失和之证得以解除的一类治法。

《黄帝内经》中，"和"这个字用得很多。从治法的最高境界是"和"，《黄帝内经》云"因而和之，是谓圣度"。老子《道德经》里边谈到"道生一，一生二，二生三，三生万物，万物负阴而抱阳，冲气以为和"。"和"本身在古代哲学里，用的是协调平衡或者双向调节的含义。它不同于汗、吐、下三法的专事攻邪，又不同于补法的专事扶正。《伤寒明理论》云："伤寒邪在表者，必渍形以为汗；邪气在里者，必荡涤以为利。其于不内不外，半表半里，既非发汗之所宜，又非吐下之所对，是当和解则可以矣。"狭义的和法一般认为有和解少阳、调和脾胃、调和胃肠的区别，唯戴北山深得和法要领，指出和法有更为广泛的涵义，提出了"寒热并用之谓和，补泻合剂之谓和，表里双解之谓和，平其亢厉之谓和"的精辟见解。把《伤寒论》"和"的涵义进行高度概括，赋予了《伤寒论》"和"的最新意义。适用于脏腑气血不和，或寒热混杂，或虚实互见的病证。凡邪在少阴、募原，以及肝脾不和、肠寒胃热，气血失调、营卫不和等致病时，都可用和法，祛除寒热，调其偏胜，扶其不足，使病去人安。此外，如《伤寒论》中对某些经过发汗、涌吐、攻下，或自行吐利而余邪未解的病证，宜用缓剂或峻剂小量分服，使余邪尽除而不重伤其正的，亦称为和法。所以和法的应用范围广，分类也多。其中主要有和解少阳，透达募原，调和肝脾，疏肝和胃，分消上下，调和肠胃等。

和解少阳用于热性病邪在半表半里。症见寒热往来，心烦喜呕，或温病类似疟疾症状。代表方如小柴胡汤。

调和胆胃用于胆气犯胃，胃失和降，胸胁胀满，恶心欲吐，心下痞闷。代表方如蒿芩清胆汤。

调和肝脾用于肝气郁结，脾受凌侮，引起胸胁胀满，厌食倦怠，腹痛或大便泄泻，妇女还可出现乳胀胁痛，月经不调。代表方如逍遥散。

调和肠胃用于邪在肠胃，寒热失调，腹痛欲吐，心下痞硬等证。代表方如半夏泻心汤。

（五）温法

温法，也叫温里法、祛寒法，是通过温中、祛寒、回阳、通络等作用，使寒邪去，阳气复，经络通，血脉和，适用于脏腑经络因寒邪为病的一种治法。正如《医学心悟》中云："温者，温其中也。脏受寒侵，必用温剂（法）。"《素问》云："寒者热之""治寒以热"，就是温法的理论依据之一。寒病的成因，有外感、内伤的不同，或由寒邪直中于里，或因治不如法而误伤人体阳气，或其人素体阳气虚弱，以致寒从中生。寒病部位，也有在中、在下、在脏、在腑，以及在经络的不同。因此，温法又有温中祛寒、回阳救逆和温经散寒的区别。还由于寒病的发生，常是阳虚与寒邪并存，所以温法又常与补法配合运用。至于寒邪伤人肌表的病证，又当用汗法治疗，不在此例。

回阳救逆法适用于真阳不足，寒邪直中三阴；或热病汗下清凉太过，以致邪入三阴，证候较急者。代表方如用四逆汤或通脉四逆汤。

温中祛寒法适用于素体阳虚，寒邪内侵，证候较缓者。代表方如理中丸或四神丸。

温经散寒适用于寒邪凝滞经脉诸证；以手足不温，肢体痹痛，或肢体麻木不仁等为主症。代表方如温经汤、当归四逆汤、阳和汤等。

（六）清法

清法，又名清热法，指的是运用寒凉性质的方药，通过泻火、解毒、凉血等作用，以解除热邪的治疗方法。《素问·至真要大论》中所说的"热者寒之""温者清之""治热以寒"即指本法。凡热性病，无论热邪在气、在营、在血，只要表邪已解，进而里热炽盛，又无实结者均适用于本法。此外，清法常与解表、泻下、化痰、利湿、养阴、开窍、息风等法配合使用。

临床上，根据热邪所犯脏腑不同和病情发展的不同阶段，清法又具体分为清气分热、清热解毒、清热凉血、清热养阴、清脏腑诸热、清热除湿等不同治法。

清气分热法适用于邪入气分，里热渐盛，出现发热、不恶寒反恶热、汗出、口渴、烦躁、苔黄、脉洪大或数。代表方如白虎汤。

清热解毒法适用于热毒诸证，如温疫、火毒内痈等。代表方如五味消毒饮、黄连解毒汤和普济消毒饮、清瘟败毒饮等。

清热凉血法适用于邪热入营分，神昏谵语，或热入血分，见舌红绛，脉数及吐血、衄血、发斑等情况。代表方如清营汤、犀角地黄汤。

清热养阴法适用于热病后期，伤津阴虚，夜热早凉，或肺痨阴虚，午后潮热，盗汗咳血等证。代表方如青蒿鳖甲汤、秦艽鳖甲汤。

清脏腑诸热法适用于邪入于某一脏腑，如心火炽盛症见烦躁失眠、口舌糜烂、大便秘结。代表方为大黄泻心汤。心火下移小肠，兼见尿赤涩痛者，用导赤散泻心火。肝胆火旺者，可用龙胆泻肝汤等。

清热除湿法适用于湿邪为患，根据其病性病位不同选用不同方药。如肝胆湿热者，用龙胆泻肝汤；湿热黄疸者，用茵陈蒿汤；湿热下痢者，用香连丸或白头翁汤等。

清法的运用范围较广，治疗温热病时更为常用。火热最易伤津耗液，大热又能伤气，所以清法中常配伍生津、益气之品。若温病后期，热灼阴伤，或久病阴虚而热伏于里的，又当清法与滋阴并用，更不可纯用苦寒直折之法，热必不除。至于外感六淫之邪的表热证，当用辛凉解表法治疗，不在此例。

（七）消法

消法是通过消食导滞和消坚散结作用，对气、血、痰、食、水、虫等积聚而成的有形之结，使之渐消缓散的一种治法。《素问》云："坚者削之""结者散之"，就是消法的理论依据之一。由于消法治疗的病证较多，病因也各不相同，所以消法又分消导食积、消痞化癥、消痰祛水、消疳杀虫、消疮散痈等。消法与下法虽同是治疗蓄积有形之邪的方法，但在具体运用中却有不同。下法所治病证，大抵病势急迫，形证俱实，邪在脏腑之间，必须速除，并且可以从下窍而出。消法所治，主要是病在脏腑、经络、肌肉之间，邪坚病固而来势较缓，且多虚实夹杂，尤其是气血积聚而成之癥瘕痞块，不可能迅速消除，必须渐消缓散。消法也常与补法或下法配合运用，但仍然是以消为目的。

消坚磨积法适用于癥瘕积聚。代表方如鳖甲煎丸。

消瘀行气法适用于气结血瘀。代表方如通瘀煎。

消食导滞法适用于饮食停滞。代表方如保和丸或香砂枳术丸。

消痰化饮法适用于痰饮蓄积，胸膈胀痞，如杯如盘。代表方如枳实消痞丸。

消水散肿法适用于气不化水，水气外溢。代表方如实脾饮。

（八）补法

补法是治疗虚损病证之大法，虚损之证病情复杂，故补法的使用亦非单纯，临证必须辨别虚之所在和证情之轻、重、缓、急分别施治。概言之，补法是一种增强体质、改善机体虚弱状态的治疗方法。《素问·三部九候论》云："虚则补之。"《素问·至真要大论》云："损者益之。"《素问·阴阳应象大论》云："形不足者，温之以气，精不足者，补之以味。"都是指此而言。补法的具体内容甚多，既有补阴、补阳、补气、补血、补心、补肝、补脾、补肺、补肾之分，又有峻补、平补之异，更有兼补、双补、补母生子之法。但常用的治法分类仍以补气、补血、补阴、补阳，以及阴阳并补、气血双补为主。在这些补法中，已包括了分补五脏之法。

临床用补，是必须认真对待的。《儒门事亲》云："庸工之治病，纯补其虚，不敢治其实，举世皆曰平稳，误人而不见其迹，渠亦不自省其过，虽终老而不悔"。"虚者补之""实者泻之"，一般对虚者用补，应无疑义，但对实者往往怕攻，这就犯了片面性。张景岳云："实而误补不过增病，病增者可解；虚而误攻，必先脱元，元脱者无法治矣。"此话原只说虚者不可妄攻，妄攻的危害性大于误补，并非强调用补，更不是存心教人实而可补。奈少数医家不分虚实一律用补，纯堆补药以取媚，借景岳之说以饰非。误人不浅。徐灵胎之《慎疾刍言》云："病去则虚者亦生，病留则实者亦死。若果元气欲脱，虽浸其身于参附之中，亦何所用？"又云："医者，以虚脱下人，而后用补药媚人。"他针对当时的陋习有云："病人不怕病死，独怕虚死。"他的议论同张子和一样，对于滥用补药者，是很好的针砭。

三、方剂的组成和变化是以辨证规律为指导

世界上的事物是形形色色，千差万变的，每一个事物之所以是它自己而不是别的事物，就是因为它自己的质，质是一种事物区别于其他事物的特殊的内在规律性。中草药发展史最早在医药萌芽时期治疗疾病一般都采用单味药物，后来由于药物种类增多，药性药理明确，对疾病认识日趋深化，病情复杂数病相兼，表理同病，虚实互见，寒热错杂，故药物应用也必须由单行演变成多种药物配伍的复方，并逐步形成配伍用药规律及方剂，方能增进疗效与降低毒副作用发生。

《神农本草经》云："药有阴阳配合……有单行者，有相须者，有相使者，有相畏者，有相恶者，有相反者，有相杀者，凡此七情，合和视之。当用相须相使者良；勿用相恶相反者。若有毒宜制，可用相畏相杀者，不尔勿合用也。"后人据此把单行、相须、相使、相畏、相杀、相恶和相反七个面，称为"七情"。

单行：指单味药即能发挥预期效果，不需其他药辅助的称为单行。如独参汤，只用一味人参治疗元气大脱证即效。

相须：指两种以上性能功效相类似的药物配合应用，即所谓药物相宜，功用相同，配伍后可以加强原有的疗效，李时珍曰："同类不可离。"如石膏配知母可

以增强清热泻火的功效。

相使：指药物间在性能功效方面具有某种类似或不类似共性而来配伍应用，其中以一种药物为主，另一种药物为辅，两药合用，辅药能提高主药的疗效，即所谓一主一辅，相辅相成。性能功效相类似之相使为例，如补气利水的黄芪与利水健脾的茯苓配合时，茯苓能增强黄芪补气利水的效果等。

相畏：指一种药物的毒性反应或副作用，能被另一种药物抑制或消除，常被用于药物之炮制。如生半夏的毒性能被生姜减轻或消除，故说生半夏畏生姜。

相杀：指一种药物能降低或消除另一种药物的毒性或副作用。如生姜能减轻或消除生半夏的毒副作用，故云生姜杀生半夏的毒。从上可知相畏、相杀实际上是同一配伍关系的两种提法，是药物间相互对待而言。

相恶：指两种药物合用，一种药物与另一药物相互作用后，其原有的功效会被降低破坏，甚至丧失药效。如人参恶莱菔子，因莱菔子能削弱人参的补气作用。

相反：指两种药物合用，能产生剧烈毒性反应或副作用。如"十八反"中的若干药物。

方剂的组成不是单纯药物的堆积，必须根据病情，在辨证立法的基础上根据七情选择合适的药物，但在配伍组成方面，还须遵循严格的原则。如《素问·至真要大论》云："主病之为君，佐君之为臣，应臣之为使""君一臣二，制之小也。君二臣三佐五，制之中也。君一臣三佐九，制之大也""君一臣二奇之制也。君二臣四，偶之制也。君二臣三，奇之制也。君二臣六，偶之制也"。其后，张元素有"力大者为君"之说。李东垣云："主病之为君，兼见何病，则以佐使药分治之，此制方之要也。"又云："君药分量最多，臣药次之，佐使药又次之，不可令臣过于君。君臣有序，相与宣摄，则可以御邪治病也。"明代柏斋更进一步说明："大抵药之治病，各有所主。主治者，君也。辅治者，臣也。与君药相反而相助者，佐也。引经及治病之药至病所者，使也。"由此可见，经过几千年来实践经验总结，组方原则的具体内容便被定为君、臣、佐、使。

君药：即针对主病或主证起主要治疗作用的药物，是方剂组成中不可缺少的主药。

臣药：有两种意义。①辅助君药加强治疗主病或主证的药物。②针对兼病或兼证起主要治疗作用的药物。

佐药：有三种意义。①佐助药，即配合君、臣药以加强治疗作用，或直接治疗次要症状的药物。②佐制药，即用以消除或减弱君、臣药的毒性，或能制约君、臣药峻烈之性的药物。③反佐药，即病重邪甚，可能拒药时，配用与君药性味相反而又能在治疗中起相成作用的药物。

使药：有两种意义。①引经药，即能引方中诸药至病所的药物。②调和药，即具有调和方中诸药作用的药物。

综上所述，可知除君药外，臣、佐、使药都各具两种以上意义。在药物组方时并没有一定程式，既不是每一种意义的臣、佐、使药都具备，也不是每药只任一职。如病情比较单纯，可仿上述"君一臣二"之制。如方中君、臣药无毒或作用并不峻烈时，便不须用消除减弱毒性或制其峻烈之性的佐制药，或君药兼有引药至病所的作用，便不须用引经的使药。所以，每一方剂的具体药味多少，以及君、臣、佐、使是否齐备，全视病证大小与治疗要求的不同，以及所选药物的功用来决定。但是，每一方中必有君药。君药的药味较少，而且不论何药在作为君药时其用量比作为臣、佐、使药应用时要大。这是一般情况下组方的原则。至于有些药味繁多的"复（重）方"，但按其方药作用归类，分清主次便可。

方剂的组成既有严格的原则性，又有极大的灵活性。"方从法出"，以及君、臣、佐、使配伍组成，是遣药组方必须遵循的原则。而具体药物的选择，配伍关系的安排，药量大小确定，以及剂型、服法的要求等，都与病证的变化、体质的强弱、年龄的大小、四时气候不同、地土方宜的各异密切相关。因此，遣药组方又要求有充分的灵活变化。只有掌握了各方面，并在具体运用中统一起来，才能达到预期的目的。尤其在选用成方时，更要注意原则性与灵活性的统一，务必做到方药与病证的完全吻合。方剂的组成变化，归纳起来主要有以下三种，并举成方为例如下。

药味加减的变化："方以药成"。方剂是由药物配伍组成的，药物是决定方剂功效的因素。因此，当方剂中药味增加或减少时，必然使方剂组成的配伍关系发生变化，并由此导致方剂功效的改变。这种变化方法主要用于临床选用成方，其目的是使之更加切合病情。

药量加减变化：这种变化是指组成方剂的药物不变，但药量有了改变，因而改变了该功用和主治病证的主要方面。例如，四逆汤与通脉四逆汤，两方都由附子、干姜、炙甘草三味药物组成，但前方姜，附用量比较小，主治阴盛阳微而致四肢厥逆、恶寒蜷卧、下利、脉微细或沉迟弱的证候，有回阳救逆的功用。后方姜、附用量比较大，主治阴盛格阳于外而致四肢厥逆，反不恶寒，下利清谷、脉微欲绝的证候，有回阳逐阴、通脉救逆的功用。

剂型更换的变化：中药制剂种类较多，各有特点。同一方剂，由于配制的剂型不同治疗作用也就不同，这主要根据病情的需要决定。常用剂型有汤剂、散剂、丸剂、膏剂、丹剂、酒剂、茶剂、露剂、锭剂、条剂、线剂、栓剂、冲片剂、胶囊剂、糖浆剂、口服剂和注射剂等。

第二章　解表剂

根据《素问·阴阳应象大论》"其在皮毛,汗而发之"的原则立法。凡以解表药为主组成,具有发汗、解肌、透疹等作用,主治表证的方剂,统称解表剂。

六淫外邪侵袭人体肌表,邪未深入,病势轻浅,可用辛散轻宣的药物使外邪从肌表而出。如果失时不治,或治不如法,病邪不从外解,必转而深入,变生他证,所以《素问·阴阳应象大论》指出:"善治者,治皮毛,其次治肌肤,其次治筋脉,其次治六腑,其次治五脏,治五脏者,半死半生也。"强调外感六淫初起,及时运用解表剂治疗,使邪从外解,能早期治愈,防止传变。故凡风寒所伤或温病初起,以及麻疹、疮疡、水肿、痢疾等病初起之时,见恶寒、发热、头疼、身痛、无汗或有汗、苔薄白、脉浮等表证者,均可用解表剂治疗。

表证病性属寒者,当辛温解表;病性属热者,当辛凉解表,兼见气、血、阴、阳诸不足者,还须结合补益法,以扶正祛邪。因而解表方剂相应地分为辛温解表剂、辛凉解表剂和扶正解表剂三类。

解表剂多用辛散轻扬之品组方,故不宜久煎,以免药性耗散,作用减弱。在服法上一般宜温服,服后宜避风寒,或增衣被,或辅之以粥,以助汗出。取汗程度以遍身持续微汗为佳,若汗出不彻则病邪不解,汗出太过则耗气伤津。汗出病瘥,即停服,不必尽剂。同时,应注意禁食生冷、油腻之品,以免影响药物的吸收和药效的发挥。若表邪未尽,而又见里证者,一般原则应先解表,后治里;表里并重者,则当表里双解。若外邪已入于里,或麻疹已透,或疮疡已溃,或虚证水肿,均不宜使用。

第一节　辛温解表剂

辛温解表剂,适用于风寒表证。症见恶寒发热,头身疼痛,无汗或有汗,鼻塞流涕,咳喘,苔薄白,脉浮紧或脉浮缓等。

麻黄汤

【出处】《伤寒论》

【组成】麻黄（去节）9g，桂枝（去皮）6g，杏仁（去皮尖）6g，甘草（炙）3g。

【用法】水煎服，温覆取微汗。

【功用】发汗解表，宣肺平喘。

【主治】外感风寒表实证。症见恶寒发热，头身疼痛，无汗而喘，舌苔薄白，脉浮紧。

【方论】麻黄汤是仲景开表逐邪发汗的第一峻猛药，用时定要以无汗为标准。所以柯韵伯有云："然此为纯阳之剂，过于发散，如单刀直入之将，用此却当一战成功，不去则不戢而召祸，故可一不可再。如汗后不解便当以桂枝汤代之。"

本方证为风寒之邪外袭肌表，使卫阳被遏，腠理闭塞，营阴郁滞，经脉不通，故见恶寒、发热、无汗、头身痛；肺主气属卫，外合皮毛，寒邪外束于表，影响肺气的宣肃下行，则上逆为喘；舌苔薄白、脉浮紧皆是风寒袭表的反映。治当发汗解表，宣肺平喘。方中麻黄苦辛性温，归肺与膀胱经，善开腠发汗，祛在表之风寒，宣肺平喘，开闭郁之肺气，故为君药。单用麻黄发汗，只能解卫气之闭郁，又用透营达卫的桂枝为臣药，解肌发表，温通经脉，既助麻黄解表，使发汗之力倍增；又畅行营阴，使疼痛之症得解。二药相须为用，是辛温发汗的常用组合。杏仁降利肺气，与麻黄相伍，一宣一降，以恢复肺气之宣降，加强宣肺平喘之功，是为宣降肺气的常用组合，为佐药。炙甘草既能调和麻、杏之宣降，又能缓和麻、桂相合之峻烈，使汗出不致过猛而耗伤正气，为使药而兼佐药之用。四药配伍，表寒得散，营卫得通，肺气得宣，则诸症可愈。

【参考】麻黄汤，学得最早，用得最少。一方面，古人历来把麻黄汤叫做"伤寒正局"，"正局"二字就相当于我们现在所说的典型的意思。具有外感风寒典型的病机和症状，麻黄汤是治疗伤寒"恶寒重，发热轻，无汗，脉浮紧"的典型方剂。另一方面，麻黄汤中四味药，君、臣、佐、使基本结构体现得最标准。所以，历来讲方剂，都从本方开始。同时，麻黄汤是"开表逐邪发汗之峻剂"。正基于此，所以《伤寒论》中对"疮家""淋家""衄家""亡血家"以及伤寒表虚自汗，血虚而脉见"尺中迟"，误下而见"身重心悸"等，虽有表寒证，亦皆禁用本方。至于风热、温热所致的表证，或表寒证失治，邪郁化热，也非本方所宜。总之，如见发热、口渴、脉数，或患者气、血、津、液偏虚，或兼里热，虽有恶寒，发热，无汗，身疼，脉浮等证时，都不可用麻黄汤。正是由于麻黄汤的禁忌较多，故临床上应用较少。

麻黄汤中没有姜、枣之品何也？柯韵伯对此的解释为："其不用姜、枣者，以生姜之性横散于肌，碍麻黄之迅升；大枣之性泥滞于膈，碍杏仁之速降。此欲急于直达，稍缓则不迅，横散则不峻矣。"

【验案】

1.麻黄汤证案：冯某，男，56岁，1969年12月6日就诊。患者寒冬在果园整枝，因劳累甚，而感受风寒。当晚即发高热，体温达39.7℃，恶风寒发热，头痛，身痛，腰痛，骨节疼痛，无汗而伴咳喘。舌苔薄白，脉浮紧有力。诊断为伤寒感冒。证属外感风寒，毛窍闭塞，肺气不宣，营卫失和。治宜疏风散寒，宣发肺气，调和营卫。予麻黄汤加味。处方：麻黄12g，桂枝10g，杏仁10g，川羌活10g，防风6g，炙甘草6g。水煎服。服药1剂后，温覆衣被，须臾，通身出汗而解。再予桂枝二麻黄一汤2剂善后。处方：桂枝12g，制白芍12g，麻黄6g，杏仁10g，防风10g，炙甘草6g，大枣10g，生姜10g。水煎温服。

2.水肿案：林某，男，9岁，1973年7月13日就诊。患者患急性肾小球肾炎，在某医院治疗1周罔效，故来院求中医诊治。症见面目浮肿，咳喘无痰，小便不利，形寒肢冷，舌淡伴印痕，苔白腻，脉浮紧。证属风寒束肺，肺失宣降，三焦气化失司，水邪泛溢肌肤，而致风水。治宜宣发肺气，透达三焦，利尿消肿。师麻黄汤意化裁。处方：麻黄6g，桂枝6g，杏仁6g，蝉蜕6g，白茅根15g，茯苓皮10g，生姜片6g，炙甘草3g，水煎服。服药3剂，小便通利，面目浮肿消退，咳喘息。原方加白术15g。续服3剂，诸症消失，尿检有微量蛋白，予以黄芪10g、白茅根15g、石韦10g，每日作饮服之。追访1年，未复发。

【化裁】

1.三拗汤：本方去桂枝。治感冒风寒，头痛身疼，喘咳胸满，痰白清稀。长于平喘，发汗力量不及麻黄汤。又治风寒邪郁，咳嗽失音。

2.新加三拗汤：本方去桂枝，加荆芥、薄荷、桔梗、陈皮、大枣。治风寒客表，头痛恶寒，无汗而喘，咳嗽吐白痰等。

3.华盖散：本方去桂枝，加桑白皮、苏子、茯苓、陈皮。治风寒外感，咳嗽气逆，胸膈烦满，项背拘急，鼻塞身重等。止咳祛痰、降逆平喘力量较原方强。

4.麻黄加术汤：本方加术。治寒湿在表，一身烦疼，宜于发汗者。

5.麻杏薏甘汤：本方去桂枝，加薏苡仁。治风湿一身尽疼，发热，日晡较剧者。仍属发表祛湿法则，但本方较宜于偏热证型，与麻黄加术汤有一寒一热之异。

6.《古今录验》续命汤：麻黄、桂枝、杏仁、甘草、当归、川芎、人参、石膏、干姜。治中风痱，身体不能自收，口不能言，冒昧不知痛处，或拘急不得转侧。

并治但伏不得卧，咳逆上气，面目浮肿。

7.**温肺汤**：本方加糯米、鸡子白一枚，和煎温服。治中冷声嘶，喘咳。

8.**杏子膏**：官桂、桔梗、杏仁。等份为末，用杏仁研膏为丸，如梧子大，含化。治寒邪闭束，语声不出。

【**歌括**】麻黄汤中配桂枝，杏仁甘草四般使，

　　　　　发热恶寒头身痛，喘而无汗服之宜。

桂枝汤

【**出处**】《伤寒论》

【**组成**】桂枝（去皮）、芍药、生姜各9g，大枣3枚、甘草（炙）6g。

【**用法**】水煎服，温服取微汗。

【**功用**】解肌发表，调和营卫。

【**主治**】外感风寒表虚证。症见头痛发热，汗出恶风，鼻鸣干呕，苔白不渴，脉浮缓或浮弱者。

【**方论**】本方是《伤寒论》的第一方，根据《伤寒论》的地位和桂枝汤的广泛应用，本方也可以称为"千古第一方"。本方应用广泛，最适用于普通人受风感冒刚刚开始，运动一下容易出汗，流较清的鼻涕，悉悉索索的，可能还有发热、头痛。《伤寒论》中的原文是"太阳中风，阳浮而阴弱。阳浮者，热自发；阴弱者，汗自出。啬啬恶寒，淅淅恶风，翕翕发热，鼻鸣干呕者，桂枝汤主之"。有点怕冷、怕风、流鼻涕，有点发热，有点干呕，可能有时还出点汗。这就是桂枝汤证。

　　本方证属表虚，腠理不固，且卫强营弱，所以既用桂枝为君药，解肌发表，散外感风寒；又用芍药为臣，益阴敛营。桂、芍相合，一治卫强，一治营弱，合则调和营卫，是相须为用。生姜辛温，既助桂枝解肌，又能暖胃止呕。大枣甘平，既能益气补中，又能滋脾生津。姜、枣相合，还可以升腾脾胃生发之气而调和营卫，所以并为佐药。炙甘草之用有二：一为佐药，益气和中，合桂枝以解肌，合芍药以益阴；一为使药，调和诸药。所以本方虽只有五味药，但配伍严谨，散中有补，正如柯琴在《伤寒附翼》中赞桂枝汤"为仲景群方之魁，乃滋阴和阳，调和营卫，解肌发汗之总方也"。

【**参考**】本方解肌发表，调和营卫，又可以通过不同服法而突出其解肌发表或调和营卫的作用，所以尤怡在《金匮心典》中有云："桂枝汤，外证得之，为解肌和营卫，内证得之，为化气和阴阳。"因此，本方不但可用于外感风寒的表虚证，而且对病后、产后、体弱而致营卫不和，症见时发热自汗出，兼有微恶风寒等，都可酌情使用。但对表实无汗，或表寒里热，不汗出而烦躁，以及温病初起，见

发热口渴、咽痛、脉数时，皆不宜使用。

【验案】

伤风案：宋某，女，52岁，1959年2月13日就诊。患者昨夜宴宾客，于今天早饭后，即在院落洗涤餐具，头身汗出，始感身爽，旋尔烦懑，啬啬恶寒，淅淅恶风，翕翕发热，遂回房间卧息，继而头痛，发热，汗出，恶风，伴全身不适。故由家人陪同来诊。查其体温37.8℃，舌淡红苔白薄，脉浮缓。证属风邪客卫，而致伤风。治宜解肌散表。师桂枝汤意予之。一予点刺出血，泻足太阳经之经穴昆仑；补足少阴之输、之原穴太溪；点刺督脉之陶道。二予桂枝汤。处方：桂枝12g，制白芍12g，炙甘草10g，生姜3片、大枣4枚为引。2剂水煎，以热稀粥送服。2月15日复诊：患者欣言相告，首剂初服即微汗出，则发热、烦懑、头身痛息，自觉周身轻松。翌日续服1剂，病臻痊可。

【化裁】

1. 桂枝加附子汤：本方加附子。治发汗太过，汗出不止，恶风，小便难，四肢难以屈伸等症。

2. 桂枝加桂汤：本方加重桂枝剂量。治因寒而发奔豚，气从少腹上至心，腹痛者。

3. 桂枝加厚朴杏子汤：本方加厚朴、杏仁。治慢性支气管炎有桂枝汤症状者。

4. 桂枝加葛根汤：本方加葛根。治项背强痛，自汗恶风等症。

5. 葛根汤：本方加葛根、麻黄。治项背强痛，无汗者。

6. 黄芪桂枝五物汤：本方去甘草，倍生姜加黄芪。治营卫气血不足，邪入血分而成血痹肌肉顽麻或痹痛等证。

7. 桂枝加黄芪汤：本方加黄芪。治黄汗，腰以上或腋下出汗，汗出沾衣，色如黄柏汁，两胫冷，体重痛者。

8. 桂枝加芍药汤：本方加芍药一倍。治产后乳腺炎有良效。对拘挛性疼痛，无论痛于何部，投此均可获效。

9. 桂枝附子汤：本方去芍药，加附子。治风湿相搏，身体烦疼，不呕不渴，脉浮虚而涩者。

10. 桂枝加苍耳辛夷汤：本方加苍耳子、辛夷。治桂枝汤证而鼻流清涕更甚者，有可靠的疗效。

11. 桂枝芍药知母汤：本方去大枣，加白术、附子、麻黄、防风、知母。治风寒湿痹，郁而化热，关节红肿疼痛，但仍有风寒湿邪未尽证象者。

12. 加味桂枝汤：本方加姜半夏、紫石英、吴茱萸、淮小麦。治神经性呕吐。

13. 《千金》桂枝去芍药加皂荚汤：桂枝、生姜各10g，甘草6g，大枣4枚，皂荚（去皮、子，炙焦）1 枚。水煎服。治肺痿、吐涎沫，亦治小儿唾涎，甚者为鼻渊，而口鼻间及腮赤者，皆可用之。

14. **桂枝加人参附子汤**：本方加人参、附子。水煎服。治阳虚腠理不固，恶寒自汗，其脉浮虚。

15. 本方去姜、枣，加制川乌、丹参、牛膝治坐骨神经痛。

16. 本方加当归、桃仁，治妇女月经期痛。

17. 本方加大黄，用于感冒后腹痛便秘。

18. **桂枝新加汤**：本方加乌药、生姜、人参。用于伤寒后身痛，脉沉迟者。

【歌括】桂枝汤治太阳风，芍药甘草姜枣同，

解肌发表调营卫，表虚有汗此方用。

小青龙汤

【出处】《伤寒论》

【组成】麻黄 9g，芍药 9g，细辛 3g，干姜 9g，甘草（炙）9g，桂枝（去皮）9g，五味子 6g，半夏（洗）9g。

【用法】水煎温服。

【功用】解表散寒，温肺化饮。

【主治】外寒里饮证。症见恶寒发热，头身疼痛，无汗，喘咳，痰涎清稀而量多，胸痞，或干呕，或痰饮喘咳，不得平卧，或身体疼重，头面四肢浮肿，舌苔白滑，脉浮。

【方论】本方主治外感风寒，寒饮内停之证。风寒束表，皮毛闭塞，卫阳被遏，营阴郁滞，故见恶寒发热、无汗、身体疼痛。素有水饮之人，一旦感受外邪，每致表寒引动内饮，《难经·四十九难》云："形寒饮冷则伤肺。"水寒相搏，内外相引，饮动不居，水寒射肺，肺失宣降，故咳喘痰多而稀；水停心下，阻滞气机，故胸痞；饮动则胃气上逆，故干呕；水饮溢于肌肤，故浮肿身重；舌苔白滑，脉浮为外寒里饮之佐证。对此外寒内饮之证，若不疏表而徒治其饮，则表邪难解；不化饮而专散表邪，则水饮不除。故治宜解表与化饮配合，一举而表里双解。方中麻黄、桂枝相须为君，发汗散寒以解表邪，且麻黄又能宣发肺气而平喘咳，桂枝化气行水以利里饮之化。干姜、细辛为臣，温肺化饮，兼助麻、桂解表祛邪。然而素有痰饮，脾肺本虚，若纯用辛温发散，恐耗伤肺气，故佐以五味子敛肺止咳、芍药和养营血，二药与辛散之品相配，一散一收，既可增强止咳平喘之功，又可制约诸药辛散温燥太过之弊；半夏燥湿化痰，和胃降逆，亦为佐药。炙甘草兼为佐使之药，既可益气和中，又能调和辛散酸收之品。药虽八味，配伍严谨，

散中有收，开中有合，使风寒解，水饮去，宣降复，则诸症自平。

【参考】治外感痰喘，遵《伤寒论》小青龙汤加减法，去麻黄加杏仁，热者更加生石膏，莫不随手而愈。有愈而复发，再服原方不效者，服张锡纯的"从龙汤"（龙骨30g，牡蛎30g，生杭芍15g，清半夏12g，苏子12g，牛蒡子9g）。

【验案】

小青龙汤证案：刘某，女，46岁，1990年12月15日就诊。患者夙恙饮喘，已有10余年。自冬季复感风寒已有3日，症见胸脘痞闷，呕恶眩晕，咳呛气急，不得平卧，声如曳锯，恶寒发热，无汗，咳痰多而稀，舌淡苔白滑，脉浮。证属肺肾素虚，又感外邪，引动浊痰，致肺肃肾纳脾运失常。治宜解表蠲饮，止咳平喘。师小青龙汤加减。处方：麻黄10g，制杏仁10g，细辛3g，五味子12g，干姜6g，桂枝10g，姜半夏10g，橘红10g，茯苓12g，制白芍10g，炙甘草10g，生姜3片、大枣4枚为引。以水800ml，先煮麻黄，减100ml，去上沫，纳诸药，煮取100ml；复煎煮，亦取100ml，合煎液分2次，早、晚温服。12月21日二诊：服药5剂，恶寒发热已除，咳喘缓，无咳呛之象。予以原方加炙紫菀10g、炙冬花10g、炙百部10g，续服，乃紫菀百花汤之伍。12月29日三诊：患者欣然告之，续服7剂，咳喘缓，咳痰爽，病已基本痊愈。因虑其素有痰饮咳喘之证。嘱服金匮肾气丸，辅以《金匮要略》桔梗汤：桔梗6g，甘草10g，代茶饮，以固疗效。

【化裁】

1. 小青龙加石膏汤：本方加石膏。功用：解表蠲饮，兼除烦躁。主治：肺胀，心下有水气，症见咳而上气、烦躁而喘、脉浮者。

2. 射干麻黄汤：射干9g，麻黄12g，生姜12g，细辛3g，紫菀9g，款冬花9g，大枣7枚，半夏9g，五味子9g。水煎温服。功用：宣肺散寒，化饮止咳。主治：咳而上气，喉中有水鸡声音。

【歌括】小青龙汤桂芍麻，干姜辛草夏味加，

外感风寒内停饮，散寒蠲饮效堪夸。

九味羌活汤

【出处】《此事难知》引张元素方

【组成】羌活9g，防风9g，苍术9g，细辛3g，川芎6g，白芷6g，生地6g，黄芩6g，甘草6g。

【用法】水煎服。

【功用】发汗祛湿，兼清里热。

【主治】外感风寒湿邪，内有蕴热证。症见恶寒发热，无汗，头痛项强，肢体

酸楚疼痛，口苦微渴，舌苔白或微黄，脉浮。

【方论】本方配伍体现了升散和清热药结合的特点，是"分经论治"思想的代表方。清代名医顾靖远在《顾松园医镜》中有云："以升散诸药而臣以寒凉，则升者不峻；以寒凉之药而君以升散，则寒者不滞。"明代吴崑在《医方考》中记载："羌、防、苍、细、芎、芷皆辛物也，分经而主治。邪在太阳者，治以羌活；邪在阳明者，治以白芷；邪在少阳者，治以黄芩；邪在太阴者，治以苍术；邪在少阴者，治以细辛；邪在厥阴者，治以川芎；而防风者，诸药之卒徒也。用生地去血中之热。用甘草调和诸药而除气中之热也。"清代陈念祖云："羌活散太阳之寒，为拨乱反正之药，能除头痛项强及一身尽痛，无汗者，以此为主。防风驱太阳之风，能除头痛项强，恶风自汗者，以此为主。又恐风寒不解，传入他经，以白芷断阳明之路，黄芩断少阳之路，苍术断太阴之路（多汗者易白术），川芎断厥阴之路，细辛断少阴之路，又以甘草协和诸药，使和衷共济也。佐以生地者，汗化于液，补阴即托邪之法也。"方中羌活辛苦性温，散表寒，祛风湿，利关节，止痹痛，为治太阳风寒湿邪在表之要药，故为君药。防风辛甘性温，为风药中之润剂，祛风除湿，散寒止痛；苍术辛苦而温，功可发汗祛湿，为祛太阴寒湿的主要药物。两药相合，协助羌活祛风散寒，除湿止痛，是为臣药。细辛、白芷、川芎祛风散寒，宣痹止痛，其中细辛善治少阴头痛、白芷擅解阳明头痛、川芎长于止少阳厥阴头痛，此三味与羌活、苍术合用，为本方"分经论治"的基本结构。生地、黄芩清泄里热，并防诸辛温燥烈之品伤津，以上五药俱为佐药。甘草调和诸药为使。九味配伍，既能统治风寒湿邪，又能兼顾协调表里，共成发汗祛湿，兼清里热之剂。

【参考】原方制家张元素自序云："此方冬可治寒，夏可治热，春可治温，秋可治湿，是诸路之应兵也。用之治四时之瘟疠，诚为稳当，但于阴虚，气弱之人，在所禁尔。"方中羌活治太阳肢节痛。防风治一身尽痛，苍术"别有雄壮上行之气，能除湿，下安太阴，使邪气不纳，传之于足太阴脾"。甘草"能缓里急，调和诸药"，四味药相合，外祛风寒湿邪，内安脾胃，治太阳病恶寒，头身关节疼痛可谓如神。其余五味药，细辛治足少阴肾苦头痛，川芎治足厥阴头痛在脑，白芷治阳明头痛在额，生地黄治少阴心热在内，黄芩治太阴肺热在胸，三味治头痛药是示人以循经用药，并非每例患者都会出现三经头痛，两味清热药，更是提示用方者注意里热的出现和郁闭，有热须依脏腑用药。临床上，本方治疗太阳病证，使用的频次高于麻黄汤、桂枝汤和大青龙汤。九味羌活汤不独解利伤寒，治杂病亦有神效。本方之所以"其效如神"，主要是随证"增损用之"。方中羌活、防风、苍术、甘草为基础用药，其余五味均示人随证加减。

【附方】

大羌活汤：本方去白芷，加黄连、知母、防己、白术。药物组成：防风 9g，羌活 9g，独活 9g，防己 9g，黄芩 9g，黄连 9g，苍术 9g，甘草 9g，白术 9g，细辛 9g，知母 30g，川芎 30g，地黄 30g）。服用方法：上㕮咀，水煎服。主治：两感伤寒，太阳与少阴俱病。以恶寒发热、肢体沉重、头痛、口干烦满、舌红苔黄而干、脉细数等为辨证要点。

【验案】

加减大羌活汤证案：张某，男，37 岁，1974 年 11 月 26 日就诊。患者左肩疼痛，不能抬举，已有 1 年之久，查：左肩肌肉萎缩，三角肌尤为明显，肩峰下及三角肌前后缘有明显之压痛，肩关节运动受限制，尤上举为难。证属风寒湿邪乘虚侵入，而致漏肩风。治宜祛风化湿，散寒疏络。予加减大羌活汤调之。处方：羌活 10g，独活 10g，防风 10g，桂枝 12g，当归 15g，赤芍 12g，白芍 20g，僵蚕 10g，嫩桑枝 30g，秦艽 10g，苍术 10g，鸡血藤 15g，络石藤 12g，炒地龙 10g，炙甘草 10g，生姜 3 片、大枣 4 枚为引，水煎服。局部配用理筋推拿手法治疗。12 月 4 日二诊：治疗 1 周，痹痛若失，唯肩关节运动时仍痛。合入《医学衷中参西录》之活络效灵丹易汤，以活血通痹，当归加至 20g，乳香 10g，没药 10g，丹参 20g。12 月 22 日三诊：续治 1 周，诸症豁然，加黄芪 30g，以成当归补血汤活血导滞之功。12 月 30 日四诊：续服 6 剂，肩痛已愈，肩关节活动自如。嘱服十全大补丹、风湿豨桐丸，以固疗效。

【歌括】 九味羌活配防风，细辛苍芷与川芎，

　　　　　黄芩生地与甘草，临床再加姜和葱。

加味香苏散

【出处】《医学心悟》

【组成】紫苏叶 5g，陈皮、香附各 4g，甘草（炙）3g，荆芥、秦艽、防风、蔓荆子各 3g，川芎 2g，生姜 3 片。

【用法】水煎，温服。微覆似汗。

【功用】发汗解表，兼行气滞。

【主治】四时感冒。症见头痛项强，鼻塞流涕，身体疼痛，发热恶寒或恶风，无汗，舌苔薄白，脉浮者。妇女经期感冒、鼻炎、关节炎、老人、小儿、体虚之人外感，尤其对于素有胃肠虚寒气滞作痛又外感风寒轻证者更为合适。

【方论】四时感冒病邪轻浅者，不需峻剂，所以程钟龄制加味香苏散以代麻黄汤、桂枝汤二方，治疗上述表寒轻证。本方以紫苏叶、荆芥为君发汗解表，开腠

理而散风寒。防风、秦艽祛肌腠风湿而除身痛；蔓荆子升散除风而止头痛，并为臣药。香附理三焦之气，川芎行血中之气，陈皮疏肺脾之气，调和气血，助君臣解表散寒，共为佐药。生姜辛散，甘草和中，又是引调之品，为使药。如此配合，可使气血和而微汗出，风寒解而病自愈。所以不仅四时感冒者可服，妇女经期感冒风寒者亦可服。"若头痛甚者，加羌活 2.5g，葱白 2 根"，以加强发汗散寒、祛风止痛之功；"若喘嗽，加桔梗、前胡各 5g，杏仁 3g"，以宣肺祛痰、止咳平喘；"若鼻衄或吐血，本方去生姜，加生地黄、赤芍、牡丹皮、丹参各 5g"，以凉血而止吐衄；"若咽喉肿痛，加桔梗、牛蒡子各 5g"，以治咽痛；"若兼停食，胸膈痞闷，加山楂、麦芽、莱菔子各 5g"，以消食除痞；"若妇人经水适来，加当归、丹参"，以和血调经；"产后受风寒，加黑姜、当归，其散剂减去大半。若禀质极虚，不任发散者，更用补中兼散之法"。这些都可供临床参考。本方药轻力薄，对于身体壮实，感受风寒湿邪之表寒重证者不适合。

【参考】程钟龄云："有汗不得服麻黄，无汗不得服桂枝。今用此方以代前二方之用，药稳而效，亦医门之良法也。不论冬月正伤寒，及春、夏、秋三时感冒，皆可取效。其麻黄汤，若在温热之时则不可妄用。又体虚气弱，腠理空疏者，亦不可用。其桂枝汤，乃治太阳经中风自汗之证，若里热自汗者，误用之则危殆立至。又暑风证，有用白虎汤加桂枝者。桂枝微，石膏重，不相妨也。更有春温、夏热之证，自里达表，其症不恶寒而口渴，则不可用桂，宜另用柴葛解肌之类，或以本方加柴、葛及清凉之味。大凡一切用药，必须相天时，审地利，观风气，看体质，辨经络，问旧疾，的确对证，方为良剂。"

【附方】

1.香苏散：香附子、紫苏叶各 120g，甘草（炙）30g，陈皮 60g。治四时瘟疫伤寒。形寒身热，头痛无汗，胸脘痞闷，不思饮食，舌苔薄白。

2.香苏葱豉汤：制香附 6g、新会皮 6g、鲜葱白 2~3 枚、紫苏 6g、清炙草 3g、淡香豉 12g。主治：妊娠伤寒。

【歌括】加味香苏陈草风，荆芷姜蔓与川芎，

　　　　恶风身热头项痛，胸脘满闷服之松。

第二节　辛凉解表剂

辛凉解表剂，适用于外感风热或温病初起的表证。症见发热，微恶风寒，头痛，咽痛，咳嗽，口渴，舌尖红，苔薄黄，脉浮数等。

桑菊饮

【出处】《温病条辨》

【组成】桑叶 7.5g，菊花 3g，杏仁 6g，连翘 5g，薄荷 2.5g，苦桔梗 6g，甘草 2.5g，苇根 6g。

【用法】水 2 杯，煮取 1 杯，分 2 次服。

【功用】疏风清热，宣肺止咳。

【主治】风温初起。症见咳嗽，身热不甚，口微渴，苔薄白，脉浮数者。

【方论】风温袭肺，肺失清肃，所以气逆而咳。受邪轻浅，所以身热不甚，口微渴。因此治当辛以散风，凉以清肺为法。本方用桑叶清透肺络之热，菊花清散上焦风热，并作君药。臣以辛凉之薄荷，助桑、菊散上焦风热，桔梗、杏仁，一升一降，解肌肃肺以止咳。连翘透膈上之热，苇根清热生津止渴，用作佐药。甘草调和诸药，是作使药之用。诸药配合，有疏风清热、宣肺止咳之功。

【参考】二三日不解，气粗似喘，燥在气分者，加石膏、知母；舌绛，暮热甚燥，邪初入营者，加元参 6g，犀角 3g；在血分者，去薄荷、苇根，加麦冬、细生地、玉竹、丹皮各 6g；肺热甚者，加黄芩；渴者，加花粉。

【验案】

桑菊苍耳汤证案：车某，男，26 岁，1960 年 11 月 9 日初诊。症见鼻塞不通，时流黄涕，嗅觉不敏，鼻内黏膜红肿，头痛明显，以前额为著，全身发热，恶寒，心中懊恼，大便干，舌红苔黄，脉浮数。经 X 线拍片诊为急性化脓性副鼻窦炎。处方：苍耳子 12g，白芷 15g，辛夷 15g，薄荷 10g，菊花 12g，桑叶 12g，荆芥 10g，防风 10g，细辛 2g，蔓荆子 10g，酒大黄 6g，黄芩 10g，藁本 10g，川羌活 10g，川芎 10g，丹皮 10g，栀子 10g，甘草 10g。水煎服。11 月 12 日二诊：服药 3 剂，发热恶寒解，头痛之候亦减。予原方去荆芥、防风、细辛、藁本续服。11 月 16 日三诊：又服 3 剂。嗅觉恢复，大便通，无心烦，头痛之疾亦除，脉舌一如常人。

【歌括】桑菊饮中桔杏翘，芦根甘草薄荷绕，
　　　　疏散风热止肺咳，风温咳嗽服之消。

银翘散

【出处】《温病条辨》

【组成】连翘 9g，银花 9g，苦桔梗 6g，薄荷 6g，竹叶 4g，生甘草 5g，芥穗 5g，淡豆豉 5g，牛蒡子 9g。

【用法】按原方配伍比例酌情增减，改作汤剂，鲜苇根汤煎服。

【功用】辛凉透表，清热解毒。

【主治】温病初起。症见发热无汗，或有汗不畅，微恶寒，头痛口渴，咳嗽咽痛，舌尖红，苔薄白或薄黄，脉浮数者。

【方论】本方作为治疗温病的名方，是在前人理论和经验基础上的集大成者。其一，理论上遵《黄帝内经》"风淫于内，治以辛凉，佐以苦甘；热淫于内，治以咸寒，佐以甘苦"之训。其二，组方原则上，宗喻嘉言"芳香逐秽之说"，依据"上焦如雾，升而逐之，兼以解毒"而创立。其三，参考了叶天士治疗风温初犯上焦肺卫的论说。叶氏在《临证指南医案》中指出："风温者，春月受风，其气已温。经谓春气病在头，治在上焦，肺位最高，邪必先伤，此手太阴气分先病。"又云："此证初因发热咳嗽，首用辛凉，清肃上焦，如薄荷、连翘、牛蒡、象贝、桑叶、沙参、栀皮、蒌皮、花粉。"其四，仿东垣清心凉膈散法。银翘散方论中云："用东垣清心凉膈散，辛凉苦甘。病初起，且去入里之黄芩，勿犯中焦；加银花辛凉，芥穗芳香，散热解毒；牛蒡子辛平润肺，解热散结，除风利咽；皆手太阴药也。"方中银花、连翘辛凉轻宣，透泄散邪，清热解毒为君；薄荷、牛蒡子辛凉散风清热，芥穗、淡豆豉辛散透表，解肌散风为臣；桔梗、甘草以清热解毒而利咽喉为佐；竹叶、芦根清热除烦，生津止渴为使。诸药相合，共奏辛凉解肌、宣散风热、除烦利咽之功。

【参考】本方配伍特点有三：其一，在辛凉甘寒之中配伍少量辛温药，既有利于透邪，又不违辛凉之旨。用银翘散取效的关键即在于荆芥、豆豉这两味辛温药的运用，忽视这两味药，是造成用银翘散而不能取效的重要原因。其二，疏散风邪药与清热解毒药相配，具有外散风热、内清热毒之功，构成疏清兼顾，以疏为主的方剂。其三，本方在辛凉疏透宣散的同时，配用了渗湿导热的竹叶。在疏解透汗剂中少佐渗湿利尿之品，如竹叶、通草等，对治愈邪郁太阴肺卫表证大有帮助。同理，发汗药与利尿药同样应用于伤寒太阳表证。

方中所用药物均系清轻之品，加之用法强调"香气大出，即取服，勿过煎"，体现了吴氏"治上焦如羽，非轻不举"的用药原则。

《温病条辨》中加减法：胸膈闷者，加藿香、郁金；渴甚者，加花粉；项肿咽痛者，加马勃、玄参；衄者，去芥穗、豆豉，加白茅根、侧柏炭、栀子；咳者，加杏仁；热渐入里，加细生地、麦冬；再不解，或小便短者，加黄芩、知母、栀子之类。

【验案】

白虎银翘清营汤证案：贾某，男，6岁，1962年7月21日就诊。时值伏暑新凉，阴雨连绵，患儿头痛、发热已 4 天。初以夏季感寒经治未效，自昨日神志昏瞆，继而不省人事，嗜睡腹泻，抽搐，牙关紧闭，无汗，高热不退，舌苔黄厚而腻，质红，上被褐色苔芯，脉细数。调节反射、对光反射迟钝，克氏征呈阳性，提睾反射尚存在，血常规：白细胞 $21×10^9/L$，中性粒细胞 0.9，淋巴细胞 0.1，脑脊液浑浊，细胞数 $250/mm^3$，潘氏试验阴性。传染科以化脓性脑膜炎入院，邀中医会诊。证属暑热兼湿，伤气入营，蒙蔽心窍。治宜清热化湿，救营醒神，佐以芳香化浊。师白虎银翘清营汤化裁。处方：生石膏 60g，金银花 30g，连翘 12g，鲜生地 30g，知母 9g，钩藤 10g，菖蒲 12g，川黄连 6g，大黄 10g，薏苡仁 15g，风化硝（冲服）6g，甘草 6g。4 剂，水煎 2 遍，合剂分 4 次鼻饲。并配服紫雪丹 3g，分 2 次，药汁冲服。7 月 26 日会诊。患儿服药当日即热退神清，续服 3 剂，而诸症豁然。予以原方加贯众 10g，续服以固疗效。

【化裁】

1. 加减银翘散一：连翘 30g，银花 24g，玄参 15g，犀角 6g，麦冬 15g，竹叶 9g，共为粗末，每服 15g，煎成去渣，加荷叶汁 2~3 茶匙，每日分 3 次服。治热多昏狂，谵语烦渴，舌赤中黄，脉弱而数。

2. 加减银翘散二：银花 15g，连翘 9g，牛蒡 6g，杏仁 3g，鲜竹叶 30 片，木贼草 3g，瓜蒌皮 6g，川贝母 6g，紫草 9g，粉丹皮 6g。治湿火证，其邪走肌肉，发疹或发斑，隐隐不现者。

【歌括】 银翘散来散风热，竹叶荆牛豉薄荷，
　　　　　甘桔芦根凉解法，辛凉平剂解毒热。

麻黄杏仁甘草石膏汤

【出处】《伤寒论》

【组成】 麻黄 9g，杏仁 9g，炙甘草 6g，石膏（绵裹）18g。

【用法】 以水煮麻黄去上沫，纳诸药，水煎，去渣，温服。

【功用】 辛凉宣泄，清肺平喘。

【主治】 外感风邪。症见身热不解，咳逆气急，鼻煽，口渴，有汗或无汗，舌苔薄白或黄，脉滑而数者。

【方论】 本方证病机不论外感风寒，入里化热，抑或先有伏火，复感风寒，总以热邪壅肺、肺气闭郁、宣降通调失职为特点。此时急当清泄肺热，自然热清气平而喘渴亦愈。所以方用麻黄为君，取其能宣肺而泄邪热，是"火郁发之"之义。但其性温，故配伍辛甘大寒之石膏为臣药，而且用量倍于麻黄，使宣肺而不助热，清肺而不留邪，肺气肃降有权，喘急可平，是相制为用。杏仁降肺气，用为佐药，

助麻黄、石膏清肺平喘。炙甘草既能益气和中，又与石膏合而生津止渴，更能调和于寒温宣降之间，所以是佐使药。综观药虽四味，但配伍严谨，用量亦经斟酌，尤其治肺热而用麻黄配石膏，是深得配伍变通灵活之妙，所以清泄肺热，疗效可靠。

【参考】

（1）本方加地龙治鼻渊，加蝉蜕治风疹块；加马勃、桔梗，去甘草治烂喉痧；加浮萍，可治荨麻疹。

（2）《幼幼集成》记载：本方加半夏、瓜蒌、陈皮、枳实、生姜，治疗哮喘不止，不拘老小，一服即止，并治小儿奶哮。

（3）本方有显著的解热定喘作用，可用于大叶性肺炎、支气管肺炎、支气管哮喘，以及小儿麻疹合并肺炎等。如喘甚，可与泻白散合用；热盛，可加银花、连翘、栀子、黄芩、黄连、鱼腥草等，增强清热解毒之功。

【附方】

越婢汤：麻黄9g，石膏18g，生姜9g，甘草5g，大枣5枚。上5味，以水先煮麻黄，去上沫，纳诸药，水煎，分3次温服。功用：发汗利水。主治：风水恶风，一身悉肿，脉浮不渴，续自汗出，无大热。

【验案】

麻杏石甘汤证案：李某，女，27岁，1987年3月16日就诊。患者5日前因患感冒，发热恶寒，继而喘逆上气，胸胀或痛，息粗，咳痰不爽，痰吐稠黏，身痛无汗，口渴，舌质红苔黄，脉洪大。证属外感风寒，致寒邪束肺，郁而发热，热郁于肺之喘证。治宜辛凉宣泄，清肺平喘。师麻杏石甘汤意予之。处方：生麻黄10g，石膏30g，杏仁10g，生甘草6g，桑白皮15g，姜皮10g，穿心莲15g。水煎服。服药1剂，汗出热退，咳止喘息，5剂后诸症若失。予以上方石膏减半，续服。又5剂病愈。予以梨贝滋膏善后。

【化裁】

1. 银翘麻杏石甘汤：本方加银花、连翘。治证同，较原方具更多解毒之功。

2. 苏葶麻杏石甘汤：本方加苏子、葶苈子。治本方证而喘咳痰多者，祛痰降逆作用较原方强。

3. 加味麻杏石甘汤：本方加川贝、银花、连翘、桑白皮、地骨皮。治证同。

【歌括】仲景麻杏石甘汤，药仅四味效佳良，

　　　　肺热壅盛气喘急，清热平喘法彰彰。

升麻葛根汤

【出处】《阎氏小儿方论》

【组成】升麻 30g，芍药 30g，炙甘草 30g，葛根 45g。

【用法】作汤剂，水煎服，用量按原方比例酌减。

【主治】麻疹初起。症见疹发不出，身热头痛，咳嗽，目赤流泪，口渴，舌红，苔薄而干，脉浮数。

【功用】解肌透疹。

【方论】麻疹之疾，是由小儿肺胃蕴热，又感麻毒时疫之邪所致。若麻疹初起，又遇外邪袭表，抑遏疹毒外达之机，以致疹发不出，或疹出不畅。麻毒、外邪犯肺，邪正相争，清肃失调，故初起可见身热头痛、咳嗽、脉浮数等肺卫症状；风邪疹毒上攻头面，故目赤流泪；热灼津伤，则口渴、舌红苔干。治当辛凉解肌，透疹解毒。方中升麻味辛甘性寒，入肺、胃经，解肌透疹、清热解毒为君药。葛根味辛甘性凉，入胃经，解肌透疹、生津除热为臣药。二药相配，轻扬升散，通行肌表内外，对疹毒欲透未透，病势向外者，能因势利导，故为透达疹毒的常用组合。方中芍药当用赤芍，味苦性寒而入血分，清热凉血之中兼能活血，用以解血络热毒，为佐药。使以炙甘草调和药性。四药配伍，共奏解肌透疹之功。

【参考】本方除用治麻疹外，亦治带状疱疹、单纯性疱疹、水痘、腹泻、急性细菌性痢疾等属邪郁肌表，肺胃有热者。

【歌括】阎氏升麻葛根汤，芍药甘草合成方，

麻疹初期发不透，解肌透疹此为良。

柴葛解肌汤

【出处】《伤寒六书》

【组成】柴胡 12g，干葛 9g，甘草 3g，黄芩 9g，羌活 6g，白芷 6g，芍药 6g，桔梗 6g，石膏 3g。

【用法】加生姜 3 片，大枣 2 枚，石膏 12g，水煎温服。

【功用】解肌清热。

【主治】外感风寒，郁而化热证。症见恶寒渐轻，身热增盛，无汗头痛，目疼鼻干，心烦不眠，咽干耳聋，眼眶痛，舌苔薄黄，脉浮微洪。

【方论】《医宗金鉴·伤寒心法要诀》记载："此方陶华所制，以代葛根汤。凡四时太阳阳明少阳合病轻证，均宜以此汤增减治之。"本方由柴胡、葛根、羌活、石膏、黄芩、白芷、桔梗、白芍、甘草、生姜、大枣 11 味药组成。加减时，前四

味必不可缺。本方以葛根、柴胡为君，葛根为"解散阳明温病热邪之要药也"，外透肌热，内清郁热；柴胡既为"解肌要药"，且能舒畅气机，又可助葛根外透郁热。羌活、白芷助君药辛散发表，并止诸痛；黄芩、石膏清泄里热，四药俱为臣药。葛根配白芷、石膏，清透阳明邪热；柴胡配黄芩，透解少阳邪热；羌活发散太阳风寒。三阳兼治，以阳明为主。桔梗宣畅肺气以利解表；白芍、大枣敛阴养血，防止疏散太过而伤阴；生姜发散风寒，均为佐药。甘草调和药性而为使药。温清并用，侧重于辛凉清热；表里同治，侧重于疏泄透散。

【参考】本方在临床应用时，如无太阳经证者可减羌活；无阳明经证者减葛根、白芷；无少阳经证者减柴胡；脾胃虚寒下利者减石膏；恶心呕逆、胃气上冲者加半夏和生姜；恶寒甚者减黄芩；冬月加麻黄；春月加金沸草、款冬花；夏月加麦冬、五味子；秋月加瓜蒌仁、沙参；兼咳嗽者加橘红、杏仁。

【验案】

柴葛解肌汤证案：阎某，女，24 岁，1981 年 10 月就诊。1 周前，患者始感轻微发冷发热，头痛不适，未在意，渐感症状加重，双目胀痛，伴前额胀闷沉重，鼻干无涕，口干口苦，咽燥，服"羚翘解毒丸"不效，查血常规：白细胞 $12×10^9$/L，中性粒细胞 0.88，胸透正常。拍副鼻窦片，示"双额窦积脓"，诊为"急性双额窦炎"。查舌红，苔黄腻，脉滑数。证属三阳热盛，上扰鼻窍。予柴葛解肌汤加味。处方：柴胡 18g，葛根 30g，黄芩 12g，石膏 30g，羌活 15g，白芷 15g，芍药 12g，桔梗 12g，辛夷 10g，苍耳子 10g，金银花 30g，菊花 15g，甘草 10g，皂角刺 15g，穿山甲 10g，生姜 3 片。水煎服，每日 1 剂，分 2 次服。服药 3 剂后，头痛即减，有黄脓涕擤出，量多，质稠、有臭味。服药 6 剂后，涕量减少，不甚黄，质较清稀，上方去穿山甲、皂角刺，加黄芪 15g、当归 12g、川芎 12g。又服药 6 剂后，诸症悉除。续服药 1 个月，X 线拍片未发现异常。血常规检查正常。

【歌括】节庵柴葛解肌汤，三阳合病细端详，

芩芍桔甘羌活芷，石膏大枣与生姜。

葱豉桔梗汤

【出处】《重订通俗伤寒论》

【组成】鲜葱白 3~5 枚，苦桔梗 4.5g，焦山栀 9g，淡豆豉 15g，苏薄荷 4.5g，青连翘 6g，生甘草 2.5g，鲜淡竹叶 30 片。

【用法】水煎服。

【功用】辛凉解表，清热泻火。

【主治】风温、风热初起。症见头痛身热，微恶风寒，咳嗽咽痛，心烦口渴，

舌尖红，苔薄白，脉浮数。

【方论】本方中葱白、豆豉解肌发表，疏风散邪，是为君药；薄荷、桔梗散风清热，连翘除膈上之热，山栀泻心肺之热，是为臣药；甘草合桔梗以利咽喉，淡竹叶合山栀以清泻胸中之热从小便导出，共为佐使。诸药配伍，共奏疏风解表、清肺泻热之功效。

【参考】本方以头痛身热、口渴、微恶风寒、脉浮数为辨证要点。现代常用于治疗感冒、流行性感冒等。如头胀痛较重者，加菊花、桑叶；咽喉肿痛者，加一枝黄花、土牛膝、玄参；咳嗽痰多者，加象贝母、杏仁、前胡；咯痰黄稠者，加黄芩、知母、瓜蒌皮；时行热毒症状明显者，加大青叶、草河车、蒲公英；肺热素盛，风寒外束，烦热咳逆气急者，加石膏、麻黄；风热化燥、津、口干咽燥，舌红少津者，加梨皮、南沙参、天花粉。

【附方】

1.葱豉汤：葱白5条，淡豆豉30g。水煎温服。本方为发汗解表轻剂，故对外感风寒表证初起，邪轻病浅者，颇为适宜。临床以轻微发热、恶寒为辨证要点。现代常用于治疗感冒、流行性感冒，辨证为风寒表证轻者。用于寒疫也有效果。

2.活人葱豉汤：连须葱白30g，淡豆豉10g，麻黄5g，葛根15g。治疗伤寒一二日，头顶腰背痛，恶寒，脉象紧而无汗者。

【验案】

春温案：迟某，女，41岁，初中教师，1974年2月16日就诊。患者素体尚健康。去年季冬，因学生统考，日间疲于辅导学生，寒夜忙于批改作业，遂感倦怠日渐。春节前"忙年"，疲劳甚。3日前感寒而发热恶寒，遂头痛，身痛，无汗，口渴，咳嗽，舌苔浮白，脉弦微紧。证属冬受微寒，伏于肌肤，来春加感外寒，触动伏气而发春温。治宜辛温解表。予葱豉桔梗汤化裁。处方：防风6g，桔梗6g，炒杏仁6g，陈皮6g，淡豆豉12g，葱白12g，炙紫菀10g，炙百部10g，炙冬花10g。水煎服。2月20日二诊：服药1剂，微汗出，遂发热恶寒、头痛身痛缓。续服2剂，发热恶寒、头身痛悉除，咳嗽微作，仍宗原意，续服。2月23日三诊：续服3剂，诸症悉除。

【歌括】葱豉桔梗薄荷翘，山栀竹叶加甘草，

　　　　热邪束表嗽咽痛，风温初起此方疗。

第三节　扶正解表剂

扶正解表剂，适用于表证而兼正气虚弱者。正虚指气、血、阴、阳不足。气虚或阳虚外感风寒，若单纯发汗解表，不仅使已虚之阳气再随汗泄而更虚，且因正虚不能抗邪外出而致邪恋不解。恰当的治法是扶正祛邪，双管齐下，使正旺邪除。

败毒散

【出处】《小儿药证直诀》

【组成】柴胡（去苗）、甘草、桔梗、人参（去芦）、川芎、茯苓（去皮）、枳壳（去瓤，麸炒）、前胡（去苗，洗）、羌活（去苗）、独活（去苗）各90g。

【用法】用量按原方比例酌减，加生姜、薄荷少许，作汤剂，水煎服。

【功用】散寒祛湿，益气解表。

【主治】感冒风寒湿邪。症见憎寒壮热，头项强痛，肢体酸痛，无汗，鼻塞声重，咳嗽有痰，胸膈痞满，舌苔白腻，脉浮濡或浮数而重取无力。

【方论】《黄帝内经》中非常重视人体正气，只有正气充盈和足够强大，才不会被病邪所侵扰，此"正气存内，邪不可干"之谓也。同时，"邪之所凑，其气必虚"，病邪太过强大，人体的正气也会受到损伤。针对"正虚邪实"的病机，形成了"扶正祛邪"治法。扶正是为了祛邪，也就是所谓的"正盛邪自去"；祛邪是为了扶正，也就是所谓的"邪去正自安"。把扶正祛邪有机地结合起来，才是"上上之策"。本方为虚人而感风寒湿邪而设。邪正交争于肌腠之间，正虚不能祛邪外出，故憎寒壮热而无汗，头项强痛，肢体酸痛。风寒犯肺，肺气不宣，故鼻塞声重，咳嗽有痰。胸膈痞满，舌苔白腻，脉浮而濡，正是风寒兼湿之证。所以治当益气解表，散寒祛湿。方中羌活、独活并为君药，辛温发散，通治一身上下之风寒湿邪。川芎行血祛风；柴胡辛散解肌，并为臣药，助羌活、独活祛外邪，止疼痛。枳壳降气，桔梗开肺，前胡祛痰，茯苓渗湿，并为佐药，利肺气，除痰湿，止咳嗽。甘草调和诸药，兼以益气和中。生姜、薄荷，发散风寒，皆是佐使之品。配以小量人参补气，使正气足则鼓邪外出，一汗而风寒湿皆去，亦是佐药之意。

【参考】本方原为小儿而设，因小儿元气未充，故用小量人参，补其元气，正如《医方考》所云："培其正气，散其邪毒，故曰败毒。"后世推广用于年老、产后、大病后尚未复元，以及素体虚弱而感风寒湿邪，见表寒证者，往往多效。喻昌也认为："人受外感之邪，必先汗以驱之。惟元气大旺者，外邪始乘药势而出。若元气素弱之人，药虽外行，气从中馁，轻者半出不出，留连为困，重者随元气缩入，发热无休……所以虚弱之体，必用人参三、五、七分，入表药中少助元气，以为驱邪之主，使邪气得药，一涌而出，群非补养虚弱之意也。"喻氏不仅常用本方治时疫初起，并用治外邪陷里而成痢疾者，使陷里之邪，还从表出而愈，称为"逆流挽舟"之法。

【附方】

1. 荆防败毒散：本方去人参、生姜、薄荷，加荆芥、防风而成。主治外感风寒初起，恶寒发热，头疼身痛，胸闷咳嗽，痰多色白，苔白脉浮，及一切疮疡肿毒，肿痛发热，左手脉浮数者。

2. 仓廪散：本方加黄连，陈仓米 300 粒。痢疾赤白，发热不退，肠胃中有风邪热毒及时行瘟疫，沿门阖境，皆下痢噤口者，服之神效。

3. 参苏饮：人参 6g，紫苏叶 6g，葛根 6g，半夏 6g，前胡 6g，茯苓 6g，枳壳 4g，木香 4g，陈皮 4g，甘草 4g，桔梗 4g。主治：气虚外感风寒，内有痰湿证。症见发热恶寒，无汗，鼻塞头痛，胸脘满闷，咳嗽痰白，气短懒言，倦怠无力，苔白，脉弱。

【验案】

人参败毒散证案：张某，男，28 岁，1988 年 11 月 16 日就诊。患者患粒细胞减少症 3 年。经常反复患外感病，全身乏力，精神不振，面色㿠白，自汗，易疲劳。于 3 天前，又感发冷发热，头痛、肢节酸痛，咽部肿痛，查白细胞 3×10^9/L，嗜中性粒细胞 0.42，淋巴细胞 0.58，脉细数，舌淡苔白。证属气虚感冒。治宜补益元气，解表散邪。予人参败毒散加味。处方：人参 10g，茯苓 15g，前胡 12g，柴胡 20g，桔梗 12g，枳壳 12g，羌活 12g，独活 12g，川芎 12g，薄荷 6g，黄芪 30g，甘草 10g，生姜 10g，大枣 10g。水煎去渣，再煎温服，每日 1 剂，分 2 次服。服上方 5 剂，外感已解。为巩固疗效，柴胡、羌活、独活，药减半量，续服。再服 5 剂，复查白细胞 4.2×10^9/L，中性粒细胞 0.54，淋巴细胞 0.46。患者自谓白细胞从未达到此值，甚喜，原方去羌、独活，继服 10 剂，再查白细胞计数与分类：白细胞 5.2×10^9/L，中性粒细胞 0.64，诸如头晕乏力、易疲劳等症皆消。取原方 1 剂，研末，每次 10g，日 3 次，开水冲服，以巩固疗效。服药半年余，白细胞一直未低于 6×10^9/L，病告愈可。

【歌括】人参败毒草苓芎，羌独柴前枳桔同，
益气解表去风湿，祛邪扶正有奇功。

再造散

【出处】《伤寒六书》

【组成】黄芪 6g，人参 3g，桂枝 3g，甘草 1.5g，熟附子 3g，细辛 2g，羌活 3g，防风 3g，川芎 3g，煨生姜 3g。

【用法】槌法再加炒白芍一撮，煎三沸，温服。为汤剂，加大枣 2 枚，水煎服。

【功用】助阳益气，散寒解表。

【主治】阳气虚弱，外感风寒。症见恶寒发热，热轻寒重，无汗肢冷，倦怠嗜卧，面色苍白，语言低微，舌淡苔白，脉沉无力，或浮大无力。

【方论】陶节庵称本方证为"无阳证"，并云："庸医不识，不论时令，遂以麻黄重药，劫取其汗，误人死者多矣。"用此方可以救命，救命之恩，功同再造。本证是由素体阳虚，外感风寒，邪在肌表所致。治疗方法以助阳益气，散寒解表为主。热轻寒重，肢冷嗜卧，面色苍白，语言低微，舌淡苔白，脉沉无力，属阳气虚衰的表现。方中用黄芪、人参、附子补气助阳，以治阳虚。桂枝、细辛、羌活、川芎、防风疏风散寒，以解表逐邪。芍药和营，并利用其寒凉之性以制约附、桂、羌、辛等药的温燥之性。煨姜温胃，大枣滋脾，合用益脾胃、调营卫、助汗源。甘草甘缓，缓和辛温之药发汗之力，并调和诸药。

【参考】本方以身热恶寒、寒重热轻、倦怠嗜卧、无汗肢冷、脉沉无力为辨证要点。现代常用于治疗感冒、风湿性关节炎、坐骨神经痛、肩周炎等。治感冒，头痛重者，加白芷、川芎；痰多色白者，加半夏、橘红；咳嗽者，加杏仁、桔梗。治寒痹痛剧者，加制川乌；上肢痛重者，加威灵仙、姜黄；下肢痛重者，加独活、牛膝。

【附方】

1. **麻黄附子细辛汤：**麻黄、附子、细辛。本方用于阳虚体质之感冒，阳虚或衰弱之小儿麻疹，寒入少阴之咳嗽、嗜睡，月经期前后或泄精前后之受寒，大寒犯肾之脑或齿痛，暴哑声不出之咽痛，寒伏少阴之皮下青色血斑，产后水肿，肾病水肿，阳虚寒凝脉迟缓等；亦可用于心动过缓症、慢性支气管炎、支气管哮喘、肺心病心功能不全、脱疽、阴疽、血管性头痛、易疲劳症、发热、急性喉炎、肺炎、急性肾炎、高血压、遗尿症、尿毒症、荨麻疹、带状疱疹、多发性神经炎、三叉神经痛、面神经麻痹、慢性胃炎、黄疸、风湿性炎关节炎、睾丸冷痛、嗜睡、暴盲、暴聋、暴哑、涕泪时出不止等病症而见本方证者。

2. **麻黄附子甘草汤：**麻黄、甘草、附子。功用：助阳发汗。主治：少阴病。症见恶寒身疼，无汗，微发热，脉沉微者。

【歌括】再造散用参附芪，桂甘羌防芎芍齐，

再加细辛姜枣煮，阳虚寒闭最相宜。

葱白七味饮

【出处】《外台秘要》

【组成】葱白(连根切)、干地黄、干葛(切)、生麦门冬(去心)各9g，新豉(绵裹)、生姜(切)各6g。

【用法】劳水八升，以勺扬之一千过。上药用劳水煎之三分减二，去渣，分三次温服。相去行八九里，如觉欲汗，渐渐覆之。现多直接水煎服。

【功用】养血解表。

【主治】血虚外感风寒证。病后阴血亏虚，调摄不慎，感受外邪，或失血(吐血、便血、咳血、衄血)之后，感冒风寒致头痛身热、微寒无汗。

【方论】外邪在表而无汗者，当发汗解表。然而汗血同源，《灵枢·营卫生会》有"夺血者无汗，夺汗者无血"之戒，仲景亦有"亡血忌汗"与"尺中(脉)迟者，不可发汗"的禁例。今病者血虚，又有表证，不汗则邪终不解，汗之又恐无汗或汗出而重伤阴血，变生他证，所以养血以资汗源，发表以解外邪，二者配合，标本兼顾，方可药后汗出而表解，庶免"虚虚实实"之弊。方中干地黄、麦门冬养血滋阴为君，以资汗源；干葛、新豉解肌宣透，葱白、生姜通阳发表，共为臣药；百劳水助君药以滋阴为佐使。诸药合用，共奏养血和营、生津清热、解肌发表、辛透外邪之效。

【参考】本方在临证应用时，可根据病情适当加减，如恶寒较重者，可酌加苏叶、荆芥；身热较盛者，可酌加银花、连翘或黄芩；出血未止者，可酌加阿胶珠、藕节、茅根、白及之类；胃纳不佳者，可加陈皮理气健胃，使药证尽合。用劳水煎煮，是本方的特色之处。劳水滋养脾胃，养血而不伤血，增强了本方养血的功效。劳水又称"甘澜水"，即是用水瓢扬水成百上千次后的水，张仲景认为用这样的水煎煮中药可治疗水邪。因为煎煮中药的水本来是属于阴的，而水邪也是属于阴的，所以把这些水扬千余次之后就可以改变水的性质。

【歌括】葱白七味《外台》方，新豉葛根与生姜，

麦冬生地千扬水，血虚外感最相当。

加减葳蕤汤

【出处】《重订通俗伤寒论》

【组成】生葳蕤、淡豆豉各9g，红枣2枚，生葱白6g，炙甘草1.5g，桔梗、苏

薄荷各 5g，东白薇 3g。

【用法】水煎，分温再服。

【功用】滋阴清热，发汗解表。

【主治】素体阴虚，外感风热证。症见头痛身热，微恶风寒，无汗或有汗不多，咳嗽，心烦，口渴，咽干，舌红，脉数。

【方论】本方证为素体阴虚，外感风热所致。方中生葳蕤滋阴润燥为君；葱白、豆豉、薄荷、桔梗疏风散热为臣；白薇苦咸泄降为佐；甘草、大枣甘润增液，以助生葳蕤之滋阴润燥为使。为治阴虚感冒风温及冬温咳嗽咽干痰结之要方。

【参考】本方系从《备急千金要方·卷九》葳蕤汤加减而来。二方皆有葳蕤、白薇、甘草，而千金葳蕤汤用麻黄、独活、川芎、青木香、杏仁、石膏，是发表清里、气血并治的重剂；本方却配葱、豉、薄、桔、红枣，遂一变而为解肌清热，兼有养阴之功的轻剂，名虽近似，功用迥异，不可混淆。

【附方】

葳蕤汤：葳蕤、白薇、麻黄、独活、杏仁、川芎、甘草、青木香各 60g，石膏 90g。水煎，分 3 次温服，取汗。若一寒一热，加朴硝 0.3g，大黄 90g，下之。功用：疏风解表，清热养阴。主治：风温之病脉阴阳俱浮。汗出体重，其息必鼾，其形状不仁，默默不欲眠，下之则小便难，发其汗必谵语，加烧针则耳聋难言，但吐下之则遗矢便利。如此疾者，葳蕤汤主之。

【歌括】加减葳蕤用白薇，豆豉生葱桔梗随，

草枣薄荷共八味，滋阴发汗此方魁。

第三章　泻下剂

凡以泻下药为主组成，具有通导大便、排出胃肠积滞、荡涤实热，或攻逐水饮、寒积等作用，用于治疗里实证的方剂，统称泻下剂。本类方剂是根据《素问·阴阳应象大论》"其下者，引而竭之；中满者，泻之于内"的理论立法。属于"八法"中的"下法"。

形成里实证的病因不一，有因热而结者，有因寒而结者，有因燥而结者，有因水而结者，人体体质有虚实之异，故治法、用药亦随之而不同。因热结者，宜寒下；因寒结者，宜温下；因燥结者，宜润下；因水结者，宜逐水；邪实而正虚者，又当攻补兼施。因而泻下剂相应地分为寒下、温下、润下、逐水和攻补兼施五类。

第一节　寒下剂

寒下剂，适用于里热积滞实证。症见大便秘结，腹部胀满疼痛，甚或潮热，苔黄厚，脉实等。常用寒下药如大黄、芒硝等为主组成方剂。由于实热积滞于肠胃，易致气机升降阻滞，甚则导致气滞血瘀，故常配伍行气与活血祛瘀药如厚朴、枳实、木香、桃仁、丹皮等。

大承气汤

【出处】《伤寒论》

【组成】大黄（酒洗）12g，厚朴（去皮，炙）24g，枳实（炙）12g，芒硝9g。

【用法】水煎，先煎厚朴、枳实，后下大黄，芒硝溶服。

【功用】峻下热结。

【主治】①阳明腑实证。症见大便不通，频转矢气，脘腹痞满，腹痛拒按，按之则硬，甚或潮热谵语，手足濈然汗出，舌苔黄燥起刺，或焦黑燥裂，脉沉实。②热结旁流证。症见下利清水，色纯青，其气臭秽，脐腹疼痛，按之坚硬有块，口舌干燥，脉滑实。③里热实证之热厥、痉病或发狂等。

【**方论**】本方是治疗阳明脏腑实证的基础方，又是寒下法的代表方。临床应用以痞、满、燥、实四症，及舌红苔黄、脉沉实为辨证要点。"痞"，即自觉胸脘闷塞不通，有压重感；"满"，是脘腹胀满，按之有抵抗感；"燥"，是肠中燥屎干结不下；"实"，是实热内结，腹痛拒按，大便不通，或下利清水而腹痛不减，以及潮热谵语，脉实等。至于"热结旁流"证，乃燥屎坚结于里，胃肠欲排不能，逼迫津液从燥屎之旁流下所致。热厥、痉病、发狂等，皆因实热内结，或气机阻滞，阳气受遏，不能外达于四肢；或热盛伤津劫液，筋脉失养而挛急；或胃肠浊热上扰心神，神明昏乱等所造成。证候表现虽然各异，然其病机则同，皆是里热结实之重证，法当峻下热结，急下存阴，釜底抽薪。方中大黄泻热通便，荡涤肠胃，为君药；芒硝助大黄泻热通便，并能软坚润燥，为臣药，二药相须为用，峻下热结之力甚强。积滞内阻，则腑气不通，故以厚朴、枳实行气散结，消痞除满，并助硝、黄推荡积滞以加速热结之排泄，共为佐使。四药合用，共奏峻下热结之功。

【**参考**】过去有厚朴用量独重，是本方的主药，故方名承气者，此说似有谬误。第一，厚朴味苦而温，只能治气滞的胀满，不能治热结的便秘；而大黄苦寒泻下，既能除致病之因，又能治便结的主证。第二、三承气汤（大承气汤、小气汤、调胃承气汤）中有用枳、朴的，也有不用枳、朴的；有用芒硝的，也有不用芒硝的；有用甘草的，也有不用甘草的。唯大黄则无不用，可见三方的主药是大黄。若谓主药是枳、朴，则调胃承气汤不用枳、朴，仍以承气名汤，其义难解。第三，《金匮要略》厚朴三物汤药味与小承气汤同，均为仲景所制，此方治胀满而痛的证候，故厚朴剂量倍于大黄，重点在于行气导滞，命名反而不加"承气"二字，可见"承气"二字，不是因枳、朴而得名也。

本方治证属于热盛阳亢，为伤津液之候。故以大黄、芒硝泻热荡积，使热去而津液得以保全，是热极者以寒平之。章虚谷谓："承气者，破阳结以泄浊，则阴气上承而大便自通也。"此说颇恰当。《素问·六微旨大论》说："亢则害，承乃制。"承气之名，似本乎此。

【**附方**】

1. 小承气汤：大黄12g，厚朴6g，枳实3g。水煎，先煎厚朴、枳实，后下大黄。功用：轻下热结。主治：阳明腑实证。谵语，潮热，大便秘结，胸腹痞满，舌苔老，脉滑而疾；痢疾初起，腹中胀痛，或脘腹胀满，里急后重者，亦可用之。

2. 调胃承气汤：大黄12g，甘草6g，芒硝9g。水煎，后下大黄，芒硝溶服。功用：缓下热结。主治：阳明病胃肠燥热。症见大便不通，口渴心烦，蒸蒸发热，或腹中胀满，或为谵语，舌苔正黄，脉滑数。亦可治疗肠胃热盛而致发斑吐衄、口齿咽喉肿痛等。

3. 复方大承气汤（《中西医结合治疗急腹症》）：厚朴 30g，炒莱菔子 30g，枳实 15g，桃仁 9g，赤芍 15g，大黄（后下）15g，芒硝（冲服）15g。水煎服。最好用胃管注入，经 2~3 小时后，可再用本方灌肠，以加强攻下之力量，有助于梗阻之解除。功用：通里攻下，行气活血。主治：单纯性肠梗阻，属于阳明腑实，而气胀较明显者。

【验案】

大承气汤证案：闫某，女，38 岁。既往有胆结石病史，经中药治疗痊可。患者于 3 日前突发右上腹部痛，并向右肩及腰背放射，继而痛剧伴恶心、呕吐、发热、寒战，续而出现黄疸。内科诊为急性胆囊炎，转中医科治疗。兼烦渴引饮，大便秘结，小便短赤，舌苔黄腻，脉弦数等症。证属胆经蕴热，气机壅滞，腑气不通之胁痛（急性胆囊炎）。治宜泄热通腑，利胆退黄，消痞除满。师大承气汤意化裁。处方：生大黄（后下）10g，芒硝（冲服）10g，枳实 10g，厚朴 10g，栀子 10g，茵陈 20g，郁金 12g。水煎服。服药 1 剂，便通痛减，继服 5 剂，发热、皮肤黄染消退，又续进 5 剂，诸症悉除，病臻痊可。嘱茵陈 30g、大枣 10 枚，每日作饮服之，以臻不发。

【化裁】本方加桃仁、赤芍、木香、炒莱菔子可治肠梗阻。本方加金银花、蒲公英、乳香、没药、桃仁、冬瓜仁可治急、慢性阑尾炎。

【歌括】大承气汤用硝黄，配以枳朴泻力强，

阳明腑实真阴灼，急下存阴是首方。

大陷胸汤

【出处】《伤寒论》

【组成】大黄（去皮）10g，芒硝 10g，甘遂 1g。

【用法】水煎，溶芒硝，冲甘遂末服。

【功用】泻热逐水。

【主治】结胸实证。症见心下痛，按之石硬，不大便五六日，舌上燥而渴，日晡小有潮热，从心下至少腹硬满而痛不可近。

【方论】本方体现泻热逐水法则。以甘遂为主药，泻热逐水，使结于胸中的水与热从大、小便而去。芒硝泻热软坚，大黄泻热破结，二味协助甘遂泻热和消除从心下至少腹硬满而痛不可近的症状。方后叮咛"得快利，止后服"，是恐过剂损人正气，故用时宜留意。

【参考】本方与大承气汤虽同为寒下峻剂，都用大黄、芒硝以泻热攻下，但二方主治证之病因、病位不同，故其配伍及用法均有差异。尤怡在《伤寒贯珠

集》中曾说："大陷胸与大承气汤其用有心下、胃中之分。以愚观之，仲景所云心下者，正胃之谓，所云胃中者，正大小肠之谓也。胃为都会，水谷并居，清浊未分，邪气入之，夹痰杂食，相结不解，则成结胸。大小肠者，精华已去，糟粕独居，邪气入之，但与秽物结成燥粪而已。大承气专主肠中燥粪，大陷胸并主心下水食；燥粪在肠，必借推逐之力，故须枳、朴；水饮在胃，必兼破饮之长，故用甘遂。且大承气先煮枳、朴，而后纳大黄，大陷胸先煮大黄而后纳诸药。夫治上者制宜缓，治下者制宜急，而大黄生则行速，熟则行迟，盖即一物，而其用又不同如此。"

【附方】

大陷胸丸：本方即大陷胸汤加葶苈子、杏仁、白蜜而成，虽与大陷胸汤同属泻热逐水之剂，均治水热互结之结胸实证，但大陷胸汤证以从心下至少腹硬满而痛不可近，大便秘结为主，以泻其实为用；大陷胸丸证则以胸中硬满而痛，项强如柔痉状为主，且方内有葶苈、杏仁以泻肺，又有白蜜之甘缓，制丸煮服，是以峻药缓攻为用。主治：结胸证。胸中硬满而痛，项强如柔痉状者。

【验案】

大陷胸汤证案：高某，女，37岁，1974年9月21日就诊。既往有结核病史，近因发热、短气、烦躁、大便干结、胸胁痛而来院检查，西医确诊为结核性渗出性胸膜炎，因其有青、链霉素过敏史，故转中医科治疗。查舌红，黄腻苔，脉沉弦而数。宗《金匮》"水流在胁下，咳唾引痛，谓之悬饮"条，属中医"悬饮"范畴。"脉沉而弦者，悬饮内痛"属热邪内陷，与水饮互结而成热实大结胸证，故予大陷汤服之。大黄12g，芒硝10g，甘遂3g。水煎，溶芒硝，冲甘遂末服。服药3剂，诸症豁然若失，予上方加赤灵芝10g、芦根20g、葶苈子15g、大枣12枚，续服。服药3剂，X线拍片示：胸水吸收。予以黄芪15g、赤灵芝10g，名曰"芪芝煎"，每日1剂，代茶饮，以作扶正抗痨之用。

【歌括】　大陷胸汤用硝黄，甘遂为末共成方，
　　　　　　擅医热实结胸证，泻热逐水效专长。

第二节　温下剂

温下剂，适用于里寒积滞实证。症见大便秘结，脘腹胀满，腹痛喜温，手足不温，甚或厥冷，脉沉紧等。寒邪非温不去，积滞非下不除，故常用泻下药大黄、巴豆等与温里药附子、干姜、细辛等配伍，变寒下药为温下之用，以达温散寒结、

通下里实之功。若寒积兼有脾气不足者，宜适当配伍补气之品如人参、甘草等。

大黄附子汤

【出处】《金匮要略》

【组成】大黄 9g，附子（炮）3 枚，细辛 3g。

【用法】水煎服。

【功用】温肾通便，通阳散寒。

【主治】寒积里实。症见腹痛便秘，胁下或腰胯偏痛，发热，手足厥逆，舌苔白腻，脉沉弦而紧。。

【方论】腹痛便秘，手足厥冷，舌苔白腻，脉弦紧为主症，属寒积里实。胁下偏痛，发热为次要症状。寒邪入里，阳气不通，气血凝滞，故腹痛，手足不温；寒实内结，肠失传化，故大便秘结；寒实之邪，阻滞气机，气道不畅，故胁下偏痛；阳气闭郁，故微发热；冷积内停，故苔白腻，脉弦紧。方用附子大辛大热，温里散寒，除心腹冷痛，配大黄泻下通便，此时附子用量必大于大黄，共成温下之功，为主药。细辛辛温宣通，散寒止痛，助附子祛寒，为辅药。诚如清代医家张秉成所言："此阴寒成聚，偏着一处，虽有发热，亦是阳气被郁所致，是以非温不能散其寒，非下不能去其积，故以附子、细辛之辛热善走者搜散之，而后大黄得以行其积也。"

【参考】《金匮要略》曰："胁下偏痛，发热，其脉紧弦，此寒也，以温药下之，宜大黄附子汤。"胁下偏痛，指偏于一侧的胁下痛。脉紧弦为寒实的脉象。临床上本方不仅用于治疗胁下偏痛，而且无论身体某侧某处，凡是偏于一侧痛者，大多属于久寒结聚所致，只要是脉象弦缓或者迟弦，用此方皆验。如肩关节周围炎、肋间神经痛（包括带状疱疹性疼痛）、胆囊炎、胆结石、胆道蛔虫病、泌尿系结石、阑尾炎、肠梗阻、腹股沟疝等疼痛剧烈、恶寒而便秘者多可应用本方。位于上部的偏头痛、三叉神经痛，位于下肢的脉管炎、坐骨神经痛以及生殖系统的急性睾丸炎、外伤性睾丸炎、附睾结核等出现明显肿痛时也可推广运用。经行腹痛，腹部受凉尤甚，大便干结或不畅，手足不温，口淡不渴，舌淡苔白，脉迟也可应用。

【歌括】大黄附子细辛汤，胁下寒凝疝痛良，

冷积内结因成实，功专温下妙非常。

温脾汤

【出处】《备急千金要方》

【组成】大黄 12g，附子（大者）1 枚，干姜 6g，人参 9g，甘草 3g。

【用法】水煎，大黄后下，每日 3 次。

【功用】温补脾阳，攻下冷积。

【主治】脾阳不足。症见冷积便秘，或久利赤白，腹痛，脐周疼痛，手足不温，口淡不渴，苔白，脉沉弦。

【方论】本方为温下著名方剂。脾阳不足，寒从中生，喜食生冷，致冷积内停，阻于肠间，故见大便秘结；若寒湿久留，冷积不化，又可导致脾气虚弱，而见下利赤白不止；不通则痛，腹痛而手足不温，脉沉弦，皆为中气虚寒，冷积内停之象。此时单纯温补脾阳，虽可祛里寒而积滞难去，单纯予以攻下，则更伤中阳，寒积也未必得去，故方中用附子与干姜温阳祛寒；人参合甘草益气补脾；大黄荡涤积滞。诸药协力，使寒邪去，积滞行，脾阳复，则诸症可愈。从本方组成来看，实即大黄附子汤去细辛，加干姜、人参、甘草而成，亦即四逆汤加人参、大黄，皆以大剂温热药为主，故同属温下之剂。但本方兼能益气，宜于久利气虚之证，大黄附子汤宜于气不虚而冷积较甚之证。

【化裁】

1. 温脾汤（《备急千金要方·卷十五》）：本方减甘草加桂心。治"积久冷热赤白痢"。较上方温阳散寒力量尤强，寒甚者可用本方。

2. 温脾汤（《备急千金要方·卷十三》）：本方加芒硝、当归。治"腹痛，脐下绞结，绕脐不止"。与上两方相较，泻下与补虚力量均有所增强，温阳散寒力量则逊于以上两方。

3. 温脾汤（《普济本事方》）：本方去人参，加桂心、厚朴。治"痼冷在肠胃间，连年腹痛，泄泻，休作无时"。

【歌括】温脾附子与干姜，甘草人参及大黄，

　　　　寒热并行兼补泻，温通寒积效相当。

第三节　润下剂

润下剂，适用于肠燥津亏，大便秘结证。症见大便干结，小便短赤，舌苔黄燥，脉滑实；或大便秘结，小便清长，面色青白，腰膝酸软，手足不温，舌淡苔白，脉迟。前者属肠胃燥热之"热秘"，常用润下药如麻子仁、杏仁、郁李仁之类，适当配伍寒下药如大黄、芒硝等以及滋阴养血药如白芍、当归等组成方剂。后者为肾气虚弱之"虚秘"，常用温肾益精、养血润肠药如肉苁蓉、牛膝、当归之类为主，配伍升清降浊之品如升麻、枳壳、泽泻等组成方剂。

麻子仁丸

【出处】《伤寒论》

【组成】火麻仁 500g，芍药 250g，枳实 250g，大黄 500g，厚朴 250g，杏仁 250g。

【用法】上药为末，炼蜜为丸，每次 9g，每日 1~2 次，温开水送服。亦可按原方用量比例酌减，改汤剂煎服。

【功用】润肠泻热，行气通便。

【主治】肠胃燥热，脾约便秘证。症见大便干结，小便频数，苔微黄少津。

【方论】麻子仁丸分而析之，是由小承气汤（药味相同，药物比率不同）、枳实芍药散加火麻仁、杏仁和蜂蜜组成。《伤寒论本旨》记载："既非大实满痛，故以酸甘化阴润燥为主，佐以破结导滞而用缓法治之。但取中焦得以输化，不取下焦阴气上承，故又名脾约丸。"王子接在《绛雪园古方选注》中云："下法不曰承气，而曰麻仁者，明指脾约为脾土过燥，胃液日亡，故以麻、杏润脾燥，白芍安脾阴，而后以枳、朴、大黄承气法胜之，则下不亡阴。而法中用丸渐加者，脾燥宜用丸法，以遂脾欲，非比胃实当急下也。"方中火麻仁性味甘平，质润多脂，功能润肠通便，是为君药。杏仁上肃肺气，下润大肠；白芍养血敛阴，缓急止痛为臣。大黄、枳实、厚朴即小承气汤，以轻下热结，除胃肠燥热为佐。蜂蜜甘缓，既助麻子仁润肠通便，又可缓和小承气汤攻下之力，以为佐使。综观本方，虽用小承气以泻下泄热通便，而大黄、厚朴用量俱从轻减，更取质润多脂之麻仁、杏仁、芍药、白蜜等，一则益阴增液以润肠通便，使腑气通，津液行。二则甘润减缓小承气攻下之力。本方具有下不伤正、润而不腻、攻润相合的特点，以达润肠、通便、缓下之功，使燥热去，阴液复，而大便自调。

【参考】痔疮便秘者，可加桃仁、当归以养血和血，润肠通便；痔疮出血属胃肠燥热者，可酌加槐花、地榆以凉血止血；燥热伤津较甚者，可加生地、玄参、石斛以增液通便。本方常用于虚人及老人肠燥便秘、习惯性便秘、产后便秘、痔疮术后便秘等属胃肠燥热者。

【验案】

麻子仁丸证案：高某，女，28 岁。患者素体阳虚，喜食膏粱厚味，大便秘结多年，每日须番泻叶饮导之。近 1 个月来用之不效，延公诊治。告云：大便干结，小便数而短小，时腹痛不适，心下痞硬，口干、口臭、面红。查舌红苔黄，脉弦数。证属肠胃积热，耗伤津液，腑气不通而致热秘，乃"其脾为约"使然。治宜益阴增液，润肠通便。予麻子仁丸易汤调之。处方：麻子仁 20g，制白芍 15g，当归 10g，枳实 10g，生大黄 10g，厚朴 10g，杏仁 10g，郁李仁 10g，桃仁 10g，白蜜 10g。水煎服。服 3 剂后便通腹爽，续服 5 剂，诸症悉除，予以上方减量续服 10 剂，服后欣然告云，每日大便正常，口干、口臭已愈，且体重减轻 6kg，以药尚可减肥，要求续服。处服中成药麻子仁丸。

【歌括】麻子仁丸治便难，枳朴大黄杏芍餐，

土燥津枯兼热结，润肠通便自能安。

济川煎

【出处】《景岳全书》

【组成】当归 9~15g，牛膝 6g，肉苁蓉（酒洗去咸）6~9g，泽泻 4.5g，升麻 1.5~3g，枳壳 3g。

【用法】作汤剂，水煎服。

【功用】温肾益精，润肠通便。

【主治】肾阳虚弱，精津不足证。症见大便秘结，小便清长，腰膝酸软，头目眩晕，舌淡苔白，脉沉迟。

【方论】本方证因肾虚开合失司所致。肾主五液，司开合。肾阳不足，气化无力，津液不布，故小便清长；肠失濡润，传导不利，故大便不通；肾虚精亏，故腰膝酸软；清窍失养，则头目眩晕；肾阳亏损，故舌淡苔白、脉象沉迟。本方在温补之中寓有通便之功，以肉苁蓉、当归温肾益精、养血润肠为主，与升麻、枳壳升清降浊相合，而有欲降先升，用通于补之妙，主治肾虚津亏之大便秘结。其中启迪最深者，是本方在温润治本的前提下，考虑到肾虚气化失职、水液代谢失常，以致浊阴不降，故以泽泻利小便而泄肾浊，枳壳降气宽胸，使浊降腑通而大便得通。又着眼于浊阴之不降，因于清阳之不升，故少佐升麻升清以降浊，取欲降先升之意。全方配伍有升有降，寓通于补，补而不滞，是治疗年老肾虚而便秘的有效方剂。

【参考】《景岳全书》方后加减法提出："如气虚者，但加人参无碍；如有火加黄芩；若肾虚加熟地""虚甚者，枳壳不必用"。现代常用于治疗习惯性便秘、老年便秘、产后便秘等属于肾虚精亏肠燥者。

【歌括】济川归膝肉苁蓉，泽泻升麻枳壳从，

肾虚津亏肠中燥，寓通于补法堪宗。

第四节　逐水剂

逐水剂，适用于水饮壅盛于里的实证。常见胸胁引痛或水肿腹胀，二便不利，脉实有力等症。此时非一般淡渗利湿治法所能胜任，只宜峻下逐水，使体内积水通过大小便排出，以达消除积水肿胀之目的，常用大戟、芫花、甘遂、牵牛子等峻下逐水药为主组成方剂。因此类药物药力峻猛，有一定的毒性，故常须配伍养胃扶正之品如大枣等。

十枣汤

【出处】《伤寒论》

【组成】芫花（熬）、大戟、甘遂各等份。

【用法】上3味等份为末，或装入胶囊，每服0.5~1g，每日1次，以大枣10枚煎汤送服，清晨空腹服。得快下利后，糜粥自养。

【功用】攻逐水饮。

【主治】①悬饮。症见咳唾胸胁引痛，心下痞硬，干呕短气，头痛目眩，胸背掣痛不得息，舌苔白滑，脉沉弦。②水肿。症见一身悉肿，尤以身半以下肿甚，腹胀喘满，二便不利。

【方论】本方证因水饮壅盛于里，停于胸胁，或水饮泛溢肢体所致。水停胸胁，气机阻滞，故胸胁作痛；水饮上迫于肺，肺气不利，故咳唾引胸胁疼痛，甚或胸背掣痛不得息。饮为阴邪，随气流动，停留心下，气结于中，故心下痞硬胀满、干呕短气；饮邪上扰清阳，故头痛目眩；饮邪结聚，胸胁疼痛，故脉沉弦。水饮泛溢肢体，内聚脘腹，三焦水道受阻，故一身悉肿、腹胀喘满、二便不利。本方证为水饮壅盛之实证，治宜攻逐水饮，使水邪速下。方中甘遂善行经隧水湿，是为君药。大戟善泄脏腑水湿，芫花善消胸胁伏饮痰癖，均为臣药。三药峻烈，各有专攻，合而用之，则经隧脏腑胸胁积水皆能攻逐，且逐水之力愈著。然三药峻猛有毒，易伤正气，故以大枣10枚为佐，煎汤送服，寓意有三：一缓和诸药毒性；二益气护胃，减少药后反应；三培土制水，邪正兼顾。

【参考】现代常用本方治疗渗出性胸膜炎、结核性胸膜炎、肝硬化、慢性肾炎所致的胸水、腹水或全身水肿，以及晚期血吸虫病所致的腹水等属于水饮内停里实证者。本方作用峻猛，只可暂用，不宜久服。年老体弱者慎用，孕妇忌服。

【验案】

十枣汤证案：柳某，男，48 岁，1961 年 11 月 20 日初诊。患者既往有慢性肝炎史，近 1 个月来腹大胀满如鼓，按之如囊裹水，青筋暴露，叩呈浊言，面色萎黄，小便少，大便溏，舌淡苔白腻，脉缓。肝功能检查各项指标均超出正常范围。处方：甘遂、大戟、芫花各 1.5g，研细末。先煮大枣 10 枚，于晨卯时（5~7 时）冲服，每日 1 次。11 月 22 日二诊：服药 2 天，腹水消退殆尽。为固疗效，予以《外台秘要》之茯苓饮调之。处方：茯苓 15g，党参 12g，炒白术 10g，枳实 6g，橘皮 6g，生姜 10g。水煎服。

【化裁】

控涎丹（又名炒应丸、子龙丸）：甘遂、大戟、白芥子各等份。为末，糊丸如梧桐子大，食后临卧，淡姜汤下五至十丸。主治涎伏在胸膈上下，变为诸病，成颈、项、胸、背、腰、腹、胁、手足胯髀隐痛不可忍，筋骨牵引灼痛，走窜不定；或皮肤麻痹，似乎瘫痪；或头痛不可举，或神志昏倦多睡；或饮食无味，痰唾稠黏；或睡中流涎，或麻木眩晕，痞闷嘈杂，其人平素多痰。本方由十枣汤减芫花、大枣，加白芥子而成。有涤饮逐痰之功。

【歌括】十枣逐水效堪夸，大戟甘遂与芫花，

悬饮内停胸胁痛，水肿腹胀用无差。

舟车丸

【出处】《景岳全书》

【组成】黑丑 120g，大黄 60g，甘遂（醋制）、红大戟（醋制）、芫花（醋制）各 120g，青皮（醋制）、陈皮、木香、槟榔各 15g，轻粉 3g。

【用法】共研细末，水泛为丸，每服 1.5g，清晨空腹温开水送下。

【功用】行气破泄，逐水消肿，通利二便。

【主治】水热内壅，气机阻滞证。症见水肿水胀，口渴气粗，腹胀而坚，大小便秘，舌苔白滑腻，脉沉数有力。

【方论】本方所治乃水湿停聚，郁久化热，气机阻滞之燥实阳水证，治宜逐水行气之法。方中重用黑丑逐水消肿；大黄助牵牛荡涤肠胃，泻水泻热；甘遂、大戟、芫花攻逐积水；青皮、陈皮、木香破气散结，理气燥湿，使气行则水行；槟榔下气利水而破坚；又入少量轻粉，取其走而不守，逐水通便。诸药相合，共奏逐水行气之功，使水热壅实之邪从二便排出，犹如顺流之舟，下坡之车，顺势而下，故名为"舟车丸"。

【歌括】舟车黑丑及大黄，遂戟芫花槟木香，

青皮陈皮轻粉入，逐水消肿力量强。

疏凿饮子

【出处】《重订严氏济生方》

【组成】泽泻 12g，赤小豆（炒）15g，商陆 6g，羌活（去芦）9g，大腹皮 15g，椒目 9g，木通 12g，秦艽（去芦）9g，槟榔 9g，茯苓皮 30g。

【用法】加生姜 5 片，水煎温服。

【功用】泻下逐水，疏风发表。

【主治】水肿。症见遍身浮肿，喘息，口渴，小便不利，大便秘结，脉滑。

【方论】本方为治水肿之峻剂，适于外而一身尽肿，内而口渴、便秘之上下表里俱病之候。方中既有宣降肺气、疏散表邪之药，又有温运脾阳、渗湿利水之药，使上下疏通，表里透达，内外照应，标本同治。其分消上下内外之水势，发散水气之方，犹如夏禹治水，疏江凿河，开其闭塞，从而使水道通畅，江河顺流，不致横溢泛滥成灾矣，故称疏凿饮子。方中商陆泻下逐水，通利二便；泽泻、赤小豆、椒目、木通、茯苓皮利水泻湿，消退水肿；槟榔、大腹皮行气导滞，使气畅水行；羌活、秦艽、生姜疏风发表，开泄腠理，使表之水湿从肌肤而泄。

【歌括】疏凿槟榔及商陆，苓皮大腹同椒目，

赤豆艽羌泻木通，煎加生姜阳水服。

第五节　攻补兼施剂

攻补兼施剂，适用于里实正虚之大便秘结证。常以脘腹胀满，大便秘结兼气血阴津不足为主要表现。若不攻里则里实不去，只下则正气更伤；不补则正虚难复，纯补则里实愈坚。故惟有攻补兼施，邪正兼顾，方可两全。常用大黄、芒硝等攻下药与人参、当归、生地、玄参、麦冬等补益药配伍组成方剂。

新加黄龙汤

【出处】《温病条辨》

【组成】细生地、玄参、麦冬（连心）各 15g，人参（另煎）、当归各 4.5g，芒硝 3g，生甘草 6g，生大黄 9g，海参（洗）2 条，姜汁 6 匙。

【用法】水 1600ml，煮取 600ml。先用 200ml，冲参汁 30ml，姜汁 10ml，顿服之。如腹中有响声，或转矢气者，为欲便也；候 3~4 小时不便，再如前法服

200ml；候 6 小时不便，再服 200ml。如服 200ml，即得便，止后服，酌服益胃汤 1 剂，余参或可加入。

【功用】 滋阴益气，泻结泄热。

【主治】 热结里实，气阴不足证。症见大便秘结，腹中胀满而硬，神倦少气，口干咽燥，唇裂舌焦，苔焦黄或焦黑燥裂。

【方论】 本方原为治疗"阳明温病，应下失下，正虚不能运药"而设方。此证已施攻下而下之不通，自然不宜再用一般下法，应当针对正虚不能鼓运和阴亏液竭这一基本病理，配伍补气养血、滋阴增液之品，才能协助芒硝、大黄达到通便之目的。此方即为上述机制而设，体现扶正祛邪、攻补兼施法则。方中大黄、芒硝泻热通便，荡涤肠胃实热积以攻邪，为君药。人参、当归益气养血，扶正补虚，运药力行药势以利攻积祛邪，又可使下不伤正，为臣药。生地、玄参、麦冬、海参甘寒质润，滋阴养液，既补耗竭之阴液，又能滋润肠燥，以助通便，寓有"增水行舟"之义。甘草益气和中，顾护胃气，又制硝、黄峻猛泻下之力，以防其伤正。姜汁和胃止呕防止拒药不纳，同时借其降逆作用，以助通降肠胃气机。二味为方中佐使之用。

【参考】《中国医药汇海·方剂部》曰："此虽变为咸寒苦甘法，但苦甘多而咸寒为佐焉。故治法亦同中略有小异。用苦甘者，重用泻火生液也；佐咸寒者，取以软坚润燥也。大概肠胃火结之燥实证，而又津液大伤，不可不攻下，而又不任攻下者，此法宜之。本方所治，为阳明燥实，屡下不通之证。方中生地、甘草、人参麦冬大甘，生液养津；大黄苦寒泻火，益以芒硝之软坚润燥；玄参、海参之咸寒，大生津液；又有归之滑润，姜之开结，俾少火实结之邪，一鼓宣通滑泄而尽去之。譬水涸舟停，既有人力之推挽，复得潮汛之泛滥，则朦艟巨舰中流而自在行矣。不然，虽有风帆篙手何益哉？此又攻下法中之别有法门，而为学者之所宜究心者也。"

如无海参，可重用生地；如腹胀满较甚者，加厚朴、莱菔子以行气消胀；如正虚重者，去芒硝，减缓泻下之力。

【化裁】

黄龙汤：大黄 9g，芒硝 12g，枳实 6g，厚朴 3g，当归 9g，人参 6g，甘草 3g。上药加桔梗 3g、生姜 3 片、大枣 2 枚水煎，芒硝溶服。主治：阳明腑实，气血不足证。症见自利清水，色纯青，或大便秘结，脘腹胀满，腹痛拒按，身热口渴，神疲少气，谵语，甚则循衣摸床，撮空理线，神昏肢厥，舌苔焦黄或焦黑，脉虚。

【歌括】 新加黄龙用海参，玄麦生地硝黄呈，
参归姜草扶正气，攻补兼施法可循。

增液承气汤

【出处】《温病条辨》

【组成】玄参 30g，麦冬（连心）24g，细生地 24g，大黄 9g，芒硝 4.5g。

【用法】水煎，后下大黄，芒硝溶服。

【功用】滋阴增液，泻热通便。

【主治】热结阴亏证。症见燥屎不行，下之不通，脘腹胀满，口干唇燥，舌红苔黄，脉细数。

【方论】本方所治为热结阴亏之证。故以滋阴增液，泄热通便而立法。方中重用玄参苦甘咸寒，清热养阴，《神农本草经》谓其"主腹中寒热积聚"；麦冬甘微苦微寒，养阴生津，《本草纲目》谓其"主心腹结气，伤中伤饱，……消谷调中"；生地黄甘寒，滋阴生津润燥，《名医别录》谓其"主男子五劳七伤……利大小肠，去胃中宿食，补五脏，内伤不足"，三药相配，补而不腻，有滋阴润燥、增液通便之功。大黄、芒硝软坚润燥，泄热通便。诸药合用，甘寒濡润，以滋阴清热，咸苦润降，以软坚降泄，使阴液得复，燥屎得下，热结可除，是为"增水行舟"，攻补兼施之剂。正如吴瑭所说："妙在寓泻于补，以补药之体，作泻药之用，既可攻实，又可防虚"。本方的配伍特点在于滋阴药与泻下药同用。该方系增液汤（玄参、生地黄、麦冬）合调胃承气汤去甘草组成，故名"增液承气汤"。

【参考】本方较寒下之剂药力缓和，但也不能孟浪使用。吴瑭指出："阳明温病，无上焦证，数日不大便，当下之，若其人阴素虚，不可行承气者，增液汤主之。服增液汤已，周十二时观之，若大便不下者，合调胃承气汤微和之。"又说："阳明温病，下之不通，……津液不足，无水舟停者，间服增液，再不下者，增液承气汤主之。"可见热结阴亏、燥屎不行之证，应用下剂亦当审慎，以免燥屎未下，而阴液更伤，致停药后便结更甚。

【化裁】

承气养营汤：本方是由小承气汤合四物汤，生地黄易熟地黄，去川芎，加知母而成。是以大便不通、腹硬满痛、咽干渴饮、脉数为辨证要点，用于治疗肠梗阻等疾病。

【歌括】增液承气用黄硝，玄参麦地五药挑，

　　　　热结阴亏大便秘，增水行舟此方宜。

第四章　和解剂

凡具有和解少阳、调和肝脾、调和肠胃等作用，用于治疗伤寒邪在少阳、肝脾不和、肠胃不和等证的方剂，统称和解剂。

和解剂原为治疗伤寒邪入少阳而设，少阳属胆，位于半表半里，既不宜发汗，又不宜吐下，唯有和解一法最为适当。然胆附于肝，互为表里，胆经发病可影响及肝，肝经发病也可影响及胆，且肝胆疾病又可累及脾胃，导致肝脾不和；若中气虚弱，寒热互结，又可导致肠胃不和。故和解剂除和解少阳以治少阳病证外，还包括调和肝脾以治肝郁脾虚，肝脾不和证；调和寒热以治寒热互结，肠胃不和证。

第一节　和解少阳剂

和解少阳剂，适用于伤寒邪在少阳的病证。症见往来寒热，胸胁苦满，默默不欲饮食，心烦喜呕，口苦，咽干，目眩，脉弦等。

小柴胡汤

【出处】《伤寒论》

【组成】柴胡 15g，黄芩、人参、半夏、甘草（炙）、生姜（切）各 9g，大枣（擘）4 枚。

【用法】水煎，去滓，再煎，温服。

【功用】和解少阳。

【主治】①伤寒少阳病证。邪在半表半里，症见往来寒热，胸胁苦满，嘿嘿不欲饮食，心烦喜呕，口苦，咽干，目眩，舌苔薄白，脉弦者。②妇人伤寒，热入血室。症见经水适断，寒热发作有时。③疟疾、黄疸等内伤杂病而见少阳病证者。

【方论】《伤寒寻源》解本方曰："柴胡感一阳之气而生，少阳之邪，非此不解。合之甘草以两和表里，此为小柴胡汤中不可移掇之药。生姜兼散太阳之寒，使半表之邪，得从外宣。黄芩兼清阳明之热，使半里之邪，得从内彻。半夏有逐饮之能，取以降逆而止呕。大枣擅和中之用，取以安土而戢木。用人参者，非取其补正，以邪在半表半里之界，预行托住里气，使邪不内入也。以此为往来寒热，胸胁苦满，嘿嘿不欲饮食，心烦喜呕诸证的对之主方。"

【参考】尤在泾认为："小柴胡汤一方和解表里，为少阳正治之法。"少阳居于半表里之间，转枢内外，故为枢。足太阳膀胱得此枢而水道通调，手太阳小肠得此枢而食物变化，能通能变谓之开。足阳明胃得此枢而阳气含纳，手阳明大肠得此枢而阳气收藏，能纳能收谓之合。因太阴施布阴气以灌四周，故为开。厥阴受纳阴气以归于内，故为合。少阴为心肾，心藏神，肾藏精，精与神合则交泰，离则两伤，故少阴为性命之枢。太阴之开，厥阴之合，全赖少阴之枢。故足太阴脾得此枢而运化精微以升于上，手太阴肺得此枢而水精四布以降于下，能升能降谓之开；足厥阴肝得此枢而阴血赖以藏，手厥阴心包络得此枢阴血赖以生，能藏能生谓之合。是故"开者所以司动静之基，合者所以执禁固之权；枢者所以主转动之微"。

少阳病的主方是小柴胡汤，具和解少阳、拨转枢机之效。临证借其少阳转枢之功以愈其病，故王旭高称"小柴胡汤，少阳枢机之剂也"，并有"少阳百病此为宗"语。

小柴胡汤的使用原则：《伤寒论》云："伤寒中风，有柴胡证，但见一证便是，不必悉具。"就是讲，临床上不一定三个主证全部出现，只要出现一两个主要证候，就叫做"柴胡证"。或少阳证伴有兼挟的证候，但只要主证和病机属于少阳的范围，即可从少阳辨证，这就是涉猎很广的小柴胡汤及其变方应用的理论根据。

小柴胡汤药仅七味，但药简而力专，配伍则刚柔相济，寓意尤深。足见张师仲景洞悉药理，谙达药性，其于辨证论治，选药组方，则法度谨严，决非率意而为。尤为我们今天立法组方之规矩准绳。不仅对外感病可收表里双解之功，而且对内伤杂病也有协调和解之效，故临床应用广泛。

【验案】

小柴胡加栀子汤证案：娄某，女，36 岁，1959 年 11 月 9 日初诊。患者发热恶寒 5 日，体温高，用西药治疗仍未愈。且时时寒热往来，胸胁苦满，恶心欲吐，心烦，口苦，咽干，目眩，不思饮食，苔薄白，脉弦。查其体温 38.6℃。处方：柴胡 18g，黄芩 12g，太子参 10g，姜半夏 10g，栀子 10g，炙甘草 10g，生姜 3 片，大枣 10 枚，3 剂，水煎服。11 月 12 日二诊：服药 1 剂，体温正常，诸症豁然若失，续服 2 剂，病臻痊愈。

【化裁】

1. 柴胡桂枝汤：本方加桂枝、芍药。治本方证兼见肢节烦疼，表证未解者。

体现汗法与和法并用的配伍形式。加重芍药剂量，治肝胃不和之胃痛，疗效亦佳。

2. **柴胡桂姜汤**：柴胡15g，黄芩9g，干姜9g，牡蛎24g，栝楼根15g，肉桂18g，大枣4枚。肉桂研粉，余药煎汤送服，每次6g。治疟疾寒多，微有热，或但寒不热。是和法与温法并用的配伍形式。据临床应用，单用肉桂一味，对疟疾即有疗效。亦治乳核。

3. **柴胡加龙骨牡蛎汤**：柴胡12g，半夏9g，生姜9g，人参6g，甘草6g，大枣6枚，桂枝9g，茯苓15g，铅丹6g，大黄12g，龙骨15g，牡蛎15g。诸药先煮，大黄后下。汤成，分3次服。治小柴胡证具，而兼烦惊、谵语、失精者。

4. **柴胡加芒硝汤**：本方加芒硝。治本方证兼见便秘者体现和法与下法并用的配伍形式。

5. **柴胡加芦根汤**：本方加芦根60g。治胆咳，咳呕胆汁之证。

6. **加减小柴胡汤**：本方去人参、大枣，加桃仁、生地、犀角、丹皮、山楂肉。治热入血室，经水适来，瘀热搏结，腰胁及少腹牵引作痛拒按者。神志错乱者去犀角，加青黛、芒硝、大黄。是和法与清法合用的配伍形式。

7. **柴胡四物汤**：本方去人参、大枣，加当归、生地、白芍、川芎。治邪陷厥阴，症见寒热如疟，胸胁窜痛，至夜尤甚者。是和法与补法同用的配伍形式，也体现脏腑合治的组合形式。

8. **柴平汤**：本方去人参、大枣，加川朴、赤茯苓、苍术、陈皮。治湿疟。是和法与除湿法合用的配伍形式。用治疟疾宜加青蒿60g，沸水泡服，青蒿治疟的有效成分不耐高温，入煎剂则无效。

9. **清脾饮**：柴胡、黄芩、半夏、青皮、厚朴、白术、草果仁、茯苓、甘草。水煎服。治疟疾，症见寒重热轻、胸膈满闷、不能饮食、苔白滑或白腻、脉濡缓者。此方燥湿化浊力量颇强，体现了少阳太阴同治的配方法度。

10. **柴苓汤**：本方与五苓散合用。治泄泻发热。

11. **荆防小柴胡汤**：小柴胡汤加荆芥10g、防风10g。用于外感半表半里证而怕风、鼻塞、清涕等表寒症状较为明显者。

12. **二活小柴胡汤**：小柴胡汤加羌活12g、独活12g。用于外感半表半里证而腰膝肢节疼痛明显者。

13. **杏苏小柴胡汤**：小柴胡汤加杏仁12g、苏叶12g。用于外感半表半里证兼见轻度咳嗽者。

14. **止嗽小柴胡汤**：小柴胡汤与止嗽散两方合用。治疗外感半表半里证而咳嗽明显咯痰不畅者。

15. **藿苏小柴胡汤**：小柴胡汤加藿香12g、苏叶10g。用于暑天感寒而见半表半里证者。

16. **楂曲小柴胡汤**：小柴胡汤加焦楂 20g、神曲 15g。用于柴胡证而见胃胀、食少者。

17. **银翘小柴胡汤**：小柴胡汤加金银花 30g、连翘 30g。用于外感半表半里证而发热、痰黄、尿黄等热象较明显者。

18. **四金小柴胡汤**：小柴胡汤加金银花 30g、金钱草 30g、海金沙 30g、鸡内金 12g。用于治疗尿路感染和尿路结石。

19. **四君小柴胡汤**：小柴胡汤加白术 15g、茯苓 15g。主治肝脾不调，症见胁胀隐痛、脘胀食少、大便稀溏、倦怠乏力。适用于迁延型肝炎、慢性肝炎有上述症状者。

20. **二陈小柴胡汤**：小柴胡汤加陈皮 12g、茯苓 15g。主治肝胃不和，症见胸胁发胀、恶心嗳气、食少吐涎。适用于慢性胃炎、妊娠恶阻有上述症状者。

21. **归芍小柴胡汤**：小柴胡汤加当归 15g、白芍 30g。主治肝脾不调，症见胸胁痛、心烦食少、大便不畅。适用于迁延型肝炎、慢性肝炎有上述症状者。

22. **四物小柴胡汤**：小柴胡汤与四物汤两方配合。用于妇女经期外感半表半里证、肝血不足的月经不调证以及围绝经期综合征。

23. **枣仁小柴胡汤**：小柴胡汤与酸枣仁汤两方配合。用于肝气不舒、心血不足引起的失眠症。

24. **龙牡小柴胡汤**：小柴胡汤加生龙骨 30g、生牡蛎 30g。用于肝气不舒，胸满烦惊，失眠多梦。

【**歌括**】*小柴胡汤和解功，半夏人参甘草从，*
更配黄芩和姜枣，少阳为病此方宗。

蒿芩清胆汤

【**出处**】《重订通俗伤寒论》

【**组成**】青蒿脑 6g，淡竹茹 9g，仙半夏 4.5g，赤茯苓 9g，青子芩 6g，生枳壳 4.5g，陈广皮 4.5g，碧玉散（滑石、甘草、青黛，包）9g。

【**用法**】水煎服。

【**功效**】清胆利湿，和胃化痰。

【**主治**】少阳湿热证。症见寒热如疟，寒轻热重，口苦膈闷，吐酸苦水，或呕黄涎而黏，甚则干呕呃逆，胸胁胀疼，小便黄少，舌红苔白腻，间见杂色，脉数而右滑左弦者。

【**方论**】本方证多由湿遏热郁，阻于少阳胆与三焦，三焦气机不畅所致。胆经郁热偏重，故寒热如疟，寒轻热重，口苦膈闷，胸胁胀痛。胆热犯胃，液郁为痰，胃气上逆，故吐酸苦水，或呕黄涎而黏，甚则干呕呃逆。湿阻三焦，水道不畅，以致小便短少，其色黄赤。治宜清胆利湿，和胃化痰。方中青蒿苦寒芳香，清透少阳邪热；黄芩苦寒，善清胆热，并能燥湿，两药相合，既可内清少阳湿热，又能透邪外出，共为君药。竹茹善清胆胃之热，化痰止呕；枳壳下气宽中，除痰消痞；半夏燥湿化痰，和胃降逆；陈皮理气化痰，宽胸畅膈，四药相伍，使热清、湿化、痰除，共为臣药。赤茯苓、碧玉散清热利湿，导邪从小便而去，为佐使药。综合全方，可使胆热清、痰湿化、气机畅、胃气和，则诸症均解。

【化裁】本方是治疗少阳三焦湿热或痰热的效方。

（1）少阳证，寒热如疟，胸胁胀痛，属湿热型者，投此最佳。

（2）用治胆胃不和，胃浊上逆作呕者，效果亦佳。可加降逆的代赭石，增强清热降逆功效。

（3）用治急性黄疸者，加郁金、茵陈蒿、栀子、大黄等药增强利胆退黄效果。

（4）眩晕一证，多因痰热循少阳经脉上攻，蒙扰清空所致。若加镇逆的赭石，平肝的白芍，祛风的蔓荆子，疗效更佳。

（5）盗汗一证，自然以阴虚型为多见，但亦有肝胆湿热而致者。可用本方加丹皮、牡蛎，以清热利湿、敛汗潜阳。

（6）本方加开窍的菖蒲、清热的钩藤、菊花，利湿的泽泻、通草，对湿热壅阻少阳所致的耳鸣、耳聋亦有效。

（7）以本方为基础，加菖蒲 30g、连翘 12g。治乙型脑炎，高热已退，湿热闭阻清窍而神志不清者，有清热除湿、涤痰开窍之功，久服有效。

（8）用治心悸、失眠属于痰热为患者，可加琥珀、瓜蒌壳、黄连、泽泻之类以清热涤痰，宁心安神。

（9）用治痰热壅肺所致的咳嗽、胸痛者，加鱼腥草、芦根、冬瓜仁等以清热化痰；若气粗喘促者，加麻黄、杏仁、石膏以宣肺降逆

（10）用治肝火犯肺而咳血者，加栀子、瓜蒌壳，有清肝宁肺之功。

（11）用治少阳三焦湿热，下注成淋者，加木通、栀子、柴胡。

【歌括】蒿芩清胆枳竹茹，陈夏茯苓加碧玉，

　　　　热重寒轻痰挟湿，胸痞呕恶总能除。

达原饮

【出处】《温疫论》

【组成】槟榔 6g，厚朴 3g，草果仁 1.5g，知母 3g，芍药 3g，黄芩 3g，甘草

1.5g。

【用法】水煎服。

【功效】开达膜原，辟秽化浊。

【主治】温疫或疟疾，邪伏膜原证。症见憎寒壮热，或一日三次，或一日一次，发无定时，胸闷呕恶，头痛烦躁，脉弦数，舌边深红，舌苔垢腻，或苔白厚如积粉。

【方论】本方为瘟疫秽浊毒邪伏于膜原而设。《重订通俗伤寒论》云："膜者，横膈之膜；原者，空隙之处。外通肌腠，内近胃腑，即三焦之关键，为内外交界之地，实一身之半表半里也。"《温疫论》云："疫者感天地之疠气，……邪从口鼻而入，则其所客，内不在脏腑，外不在经络，舍于伏脊之内，去表不远，附近于胃，乃表里之分界，是为半表半里，即《针经》所谓'横连膜原'者也。"温疫邪入膜原半表半里，邪正相争，故见憎寒壮热；温疫热毒内侵入里，导致呕恶、头痛、烦躁、苔白厚如积粉等一派秽浊之候。此时邪不在表，忌用发汗；热中有湿，不能单纯清热；湿中有热，又忌片面燥湿。当以开达膜原，辟秽化浊为法。方用槟榔辛散湿邪，化痰破结，使邪速溃，为君药。厚朴芳香化浊，理气祛湿；草果仁辛香化浊，辟秽止呕，宣透伏邪，共为臣药。以上三药气味辛烈，可直达膜原，逐邪外出。凡温热疫毒之邪，最易化火伤阴，故用白芍、知母清热滋阴，并可防诸辛燥药之耗散阴津；黄芩苦寒，清热燥湿，共为佐药。配以甘草生用为使者，既能清热解毒，又可调和诸药。全方合用，共奏开达膜原、辟秽化浊、清热解毒之功，可使秽浊得化，热毒得清，阴津得复，则邪气溃散，速离膜原，故以"达原饮"名之。

【参考】吴又可在《温疫论》中云："槟榔能消能磨，除伏邪，为疏利之药，又除岭南瘴气；厚朴破戾气所结；草果辛烈气雄，除伏邪盘踞，三味协力，直达其巢穴，使邪气溃败，速离膜原，是以为达原也。热伤津液，加知母以滋阴；热伤营气，加白芍以和血；黄芩清燥热之余；甘草为和中之用。以后四品，乃调和之剂，如渴与饮，非拔病之药也。"临床所见病毒感染性发热约半数以上属湿热内蕴，表现出一系列邪伏少阳及阳明的症状。因湿热之邪为患，如油裹面，难解难分，病势缠绵，一般病程长，难以速愈。以达原饮为基础加用柴胡、葛根，起到清里解表、逐秽燥湿的作用。新凉伏暑，阴雨气候之湿热型热病亦适用本方。

【化裁】

柴胡达原饮：柴胡、生枳壳、川朴、青皮、黄芩各5g，桔梗3g，草果2g，槟榔6g，荷叶梗5g，炙甘草2g。治痰湿阻于膜原，症见胸膈痞满，心烦懊恼，头眩口腻，咳痰不爽，间日发疟，舌苔厚如积粉，扪之糙涩，脉弦滑。

【歌括】达原草果槟厚朴，知母黄芩芍甘佐，
　　　　辟秽化浊达膜原，邪伏膜原寒热作。

第二节　调和肝脾剂

调和肝脾剂适用于肝气郁结横犯脾胃，或脾虚不运，影响肝不疏泄，而致胸闷胁痛，脘腹胀痛，不思饮食，大便泄泻，甚则寒热往来等肝脾不和证。

四逆散

【出处】《伤寒论》

【组成】甘草（炙）、枳实（破，水渍，炙干）、柴胡各6g，芍药9g。

【用法】水煎服。

【功用】透邪解郁，疏肝理脾。

【主治】①阳郁厥逆证。症见手足不温，或腹痛，或泄利下重，脉弦。②肝脾气郁证。症见胁肋胀闷，脘腹疼痛，脉弦。

【方论】本方为疏肝解郁，调和肝脾的祖方。四逆者，乃手足不温也。其证缘于外邪传经入里，气机为之郁遏，不达于四末所致。此"四逆"与阳衰阴盛的四肢厥逆有本质区别。正如李中梓所云："此证虽云四逆，必不甚冷，或指头微温，或脉不沉微，乃阴中涵阳之证，唯气不宣通，是为逆冷。"方中取柴胡入肝胆经，升发阳气，疏肝解郁，透邪外出，为君药。白芍敛阴养血柔肝为臣，与柴胡合用，以补养肝血，条达肝气，可使柴胡升散而无耗伤阴血之弊。佐以枳实理气解郁，泄热破结，与白芍相配，又能理气和血，使气血调和。使以甘草，调和诸药，益脾和中。枳实与柴胡配伍，一升一降，加强舒畅气机之功，并奏升清降浊之效。原方用白饮（米汤）和服，亦取中气和则阴阳之气自相顺接之意，

【参考】

（1）《伤寒论》中加减法："咳者，加五味子、干姜各五分，并主下利；悸者，加桂枝五分；小便不利者，加茯苓五分；腹中痛者，加附子一枚，炮令坼；泄利下重者，先以水五升，煮薤白三升，煮取三升，去滓，以散三方寸匕，纳汤中，煮取一升半，分温再服。"

（2）现代常用本方治疗慢性肝炎、胆囊炎、胆石症、肋间神经痛、胃溃疡、胃炎、胃肠神经官能症、附件炎、输卵管阻塞等属肝脾不和者。

（3）本方加薤白或清热解毒药治痢疾疗效确切。

【验案】

四逆散证案：牟某，男，66 岁，1982 年 8 月 21 日就诊。患者因晚年丧偶，心情抑郁，入寐艰难，或惊恐而醒，或寐而不酣，或时寐时醒，或醒后不能再寐，或彻夜不能入寐，已有半年之久，苦不堪言。伴胸闷短气，心悸健忘，头目眩晕，肢倦神疲，纳食不馨，面色少华，舌淡苔薄，脉沉细而弱，左关脉微弦。证属情志抑郁，郁而化火，扰动心神，心肾不交。治宜调达气机，清胆除烦，交通心肾，宁心安神。予四逆散合定志丸易汤治之。处方：柴胡 10g，生白芍 12g，枳实 10g，茯苓 10g，龙齿 10g，龟甲 10g，橘红 12g，人参 10g，炒枣仁 30g，竹茹 6g，石菖蒲 12g，远志 10g，姜半夏 10g，甘草 10g，生姜 3 片、大枣 4 枚为引，水煎服。8 月 27 日二诊：服药 5 剂，诸症悉减，夜寐 5 小时，仍寐而不酣，予以原方加柏子仁 30g、桑仁 30g、龙骨 15g，水煎服。9 月 20 日三诊：见患者面色红润，心神兴奋。患者欣然相告，继服 15 剂，诸症豁然，已停药 5 天，睡眠可，精力亦充。询之是否续治。公嘱以每日用唐代王冰之粥法：黄芪 10g，甘草 10g，水煎，取汁 1000ml，浸泡小麦 100g，与桂圆肉、桑椹各 30g，共煮成粥，早晚温服。

【化裁】

1. 柴胡疏肝散：本方加川芎、香附（调和脾胃）。主治肝气郁滞，症见胁肋胀满作痛，纳呆或头晕，痛经，往来寒热。现代常用本方治疗慢性肝炎、神经衰弱及胃神经痛等因肝气郁滞引起者。

2. 丹柏四逆散：本方加丹皮、黄柏。用治急性阑尾炎，可随证加入红藤、败酱草等增强疗效。

【歌括】四逆散非四逆汤，柴甘枳芍共煎尝，
　　　　透解阳郁治热厥，调理肝脾效亦彰。

逍遥散

【出处】《太平惠民和剂局方》

【组成】柴胡（去苗）、当归（去苗，锉，微炒）、茯苓（去皮，白者）、白芍药、白术各 30g，甘草（微炙赤）15g。

【用法】多作汤剂，加薄荷、烧生姜少许，水煎服。

【功用】疏肝解郁，养血健脾。

【主治】肝郁血虚脾弱证。症见两胁作痛，头痛目眩，口燥咽干，神疲食少，或月经不调，乳房胀痛，脉弦而虚者。

【方论】逍遥散为肝郁血虚，脾失健运之证而设。肝为藏血之脏，性喜条达而主疏泄，体阴用阳。若七情郁结，肝失条达，或阴血暗耗，或生化之源不足，肝

体失养，皆可使肝气横逆，胁痛、寒热、头痛、目眩等证随之而起。《灵枢·平人绝谷》曰："神者，水谷之精气也。"神疲食少，是脾虚运化无力之故。脾虚气弱则统血无权，肝郁血虚则疏泄不利，所以月经不调、乳房胀痛。此时疏肝解郁，固然是当务之急，而养血柔肝，亦是不可偏废之法。本方以柴胡疏肝解郁，使肝气得以调达，为君药。当归甘辛苦温，养血和血；白芍酸苦微寒，养血敛阴，柔肝缓急，为臣药。白术、茯苓健脾祛湿，使运化有权，气血有源；炙甘草益气补中，缓肝之急，为佐药。用法中加入薄荷少许，疏散郁遏之气，透达肝经郁热；烧生姜温胃和中，为使药。如此配伍，既补肝体又助肝用，气血兼顾肝脾并治，立法全面，用药周到，故为调和肝脾之名方。

【附方】

1. **加味逍遥散**：逍遥散加丹皮、栀子。主治肝脾血虚，化火生热。症见烦躁易怒，或自汗盗汗，或头痛目涩，或颊赤口干，或月经不调，少腹作痛，或小腹胀坠，小便涩痛等。

2. **黑逍遥散**：逍遥散加生地或熟地。为治肝郁脾虚之崩漏证而设方。用治临经腹痛，妇女崩漏，脉弦虚者。

【验案】

1. **逍遥散证案**：衣某，女，37岁，1982年7月12日初诊。患者右侧乳房外上方可触及桃核大肿块，皮色不变，质软不坚，表面光滑，边界清，推之可动，按压有滑脱现象。本院外科诊为"乳腺增生病"。患者情志抑郁，兼胸闷短气，经期先后不定，经前及经期乳房胀痛。舌质略暗，苔薄白，舌下赤脉暗多束，脉弦细。证属肝郁气滞，脾失健运，痰湿内蕴，痰气互结，气血凝滞而致乳癖。治宜疏肝解郁，活血通脉，化痰散结。师逍遥散易汤化裁。处方：柴胡12g，枳壳10g，当归10g，郁金12g，橘核10g，山慈菇6g，香附15g，漏芦20g，夏枯草12g，茜草12g，制白芍15g，丝瓜络10g，青皮10g，茯苓12g，白术15g，薄荷2g，煨姜6g，炙甘草3g。水煎服。7月21日二诊：服上药5剂，胸闷、气短症悉除，适逢经期，乳房未见胀痛，乳房肿物似有缩小。求续服中药。于原方加川芎12g、鳖甲10g，续服。8月23日三诊：守方服药20余剂，诸症悉除，经期按月，乳房肿块已"摸不着"，亦无乳胀之感。嘱服逍遥丸以善其后。

2. **黑逍遥散证案**：徐某，男，48岁，1974年10月28日初诊。患者述今年7月份患急性黄疸型肝炎，住部队医院治疗54天，黄疸消退、肝功能正常后出院。今以右胁痛，胸闷气短，心悸，身倦，目眩，纳食呆滞，大便溏泻，伴右下肢麻木求治。查其面色失荣，舌淡伴印痕，苔白腻，脉弦细无力。血压140/90mmHg。证属湿热毒邪入侵，困及脾土，耗伤肝阴，化源不足，而成肝郁脾虚之证。治宜疏肝养阴，健脾和胃。予黑逍遥散易汤化裁。处方：柴胡 12g，赤白芍各 10g，苍白术各 12g，当归 15g，熟地黄 30g，茯苓 12g，木香 10g，桃仁 12g，怀牛膝 10g，党参 30g，乌药 10g，香附 12g，姜黄 10g，鸡血藤 15g，佛手 10g，炙甘草 10g，生姜 3 片、大枣 4 枚为引，4 剂，水煎服。11 月 3 日二诊：药后诸症豁然，予以原方加黄精 12g，续服。12 月 21 日三诊：守方服药共 50 余剂，诸症悉除，身无不适。予以二诊方制成蜜丸，每丸 10g，日 3 次服，以善其后。

【歌括】逍遥散用归芍柴，苓术甘草姜薄偕，

　　　　疏肝养血兼理脾，丹栀加入热能排。

痛泻要方

【出处】《景岳全书》引刘草窗方

【组成】白术（炒）90g，白芍（炒）60g，陈皮（炒）45g，防风 30g。

【用法】作汤剂，水煎服，用量按原方比例酌减。

【功用】补脾柔肝，祛湿止泻。

【主治】肝郁脾虚之痛泻。症见肠鸣腹痛，大便泄泻，泻必腹痛，泻后痛不减，舌苔薄白，脉两关不调，弦而缓。

【方论】本方乃刘草窗治肝脾不和、肝旺犯脾而致泄泻之名方。本方证多由土虚木乘，肝脾不和，脾失健运所致。治疗以补脾柔肝，祛湿止泻为主。《医方考》云："泻责之脾，痛责之肝；肝责之实，脾责之虚。脾虚肝实，故令痛泻。"其特点是泻必腹痛。方中白术苦温，补脾燥湿，为君药。白芍酸寒，柔肝缓急止痛，与白术配伍，为臣药。陈皮辛苦而温，理气燥湿，醒脾和胃，为佐药。配少量防风，一则辛散调肝，使肝气条达不再乘脾；二则舒脾升清，胜湿止泻；又为脾经引经之药，兼为佐使。四药合用，能补脾胜湿而止泻，柔肝理气而止痛，使脾健肝和，痛泻自止。

【参考】本方的证候特点首在痛与泻。初起腹中绵绵作痛，肠鸣回转，愈痛愈剧。痛甚则泻，泻下极爽，有时气屎俱下，一倾而出。泻后腹痛显减，移时复作如前，痛甚再泻。如此周而复始，循环往复。一日数次，多则十余次。此因肝气郁而不伸故痛，郁甚则痛甚，郁极从大肠夺路而出故便泄。泄则肝气暂疏，故腹痛顿挫而暂缓。久泻者，加炒升麻，以升阳止泻；舌苔黄腻者，加黄连、煨木香以清热燥湿、理气止泻。

【验案】

泄泻案：于某，女，56 岁，1972 年 6 月 27 日初诊。患者素体尚健，身无不适。自入夏以来，遂感四肢沉重，1 周前腹泻，肠鸣，完谷不化，大便溏薄，伴胁

肋不适，每因恼怒或情绪激动时，则腹痛腹泻，四肢不温，舌淡红白薄苔，脉双关弦而缓，余脉沉细。证属伏气飧泄。治宜培中泻木之法。处方：炒白术 12g，制白芍 10g，陈皮 10g，防风 6g，茯苓 15g，吴茱萸 6g，炮姜炭 3g，紫参 12g，生甘草 6g，鲜荷叶 10g。水煎服。7月3日二诊：迭进 5 剂，腹满、肠鸣、纳呆诸症豁然，大便成型，予以守方续服。7月10日三诊：续服 7 剂，诸症悉除，时有腹胀，仍有四肢欠温之症，诊关脉缓，六脉有力。予《寿世保元》之吴茱萸丸以预后。处方：大麦芽 15g，肉桂 15g，吴茱萸 30g，苍术 30g，陈皮 15g，神曲 15g，前 5 味药为细末，神曲糊为丸，每丸重 9g。日 3 次，每次 1 丸。

【歌括】*痛泻要方用陈皮，术芍防风共成剂，*

*　　　肠鸣泄泻腹又痛，治在泻肝与补脾。*

第三节　调和肠胃剂

调和肠胃剂，适用于肠胃不和之寒热错杂，升降失常，虚实相间，表现为心下痞满、脘腹胀满、呕吐下利等症。

半夏泻心汤

【出处】《伤寒论》

【组成】半夏 15g，黄芩 9g，干姜 9g，人参 9g，炙甘草 9g，黄连 3g，大枣 4 枚。

【用法】水煎服。

【功用】寒热平调，消痞散结。

【主治】寒热错杂之痞证。症见心下痞，但满而不痛，或呕吐，肠鸣下利，舌苔腻而微黄，脉弦数者。

【方论】本方是治疗消化系统疾病的一首经典高效方。此方所治之痞，是小柴胡汤误下，损伤中阳，少阳邪热乘虚内陷所致。治疗以寒热平调，消痞散结为主。心下即是胃脘，属脾胃病变。脾胃居中焦，为阴阳升降之枢纽，中气虚弱，寒热错杂，故为痞证。脾气主升，肝气主降，升降失常，故见呕吐，肠鸣下利。方中半夏散结消痞、降逆止呕，故为君药；干姜温中散邪，黄芩、黄连苦寒，邪热消痞，故为臣药；人参、大枣甘温益气，补脾气，为佐药；甘草调和诸药，为使药。七药相配，寒热并用，苦降辛开，补气和中，邪去正复，诸症悉平。

【参考】本方证寒热错杂，上呕、中痞、下肠鸣为主证。病变在整个消化道。经方药物配伍及药量配比十分严谨，方药与症状体征之间严格契合对应，有是证则用是方，无是证则去是药，症状一旦变化，方药也随之改变。干姜、黄连的配伍比例是本方能否取效的关键。

【验案】

半夏泻心汤证案：李某，男，43岁，1974年7月21日就诊。患者既往有冠心病史。近日胸闷如塞，痰多黄稠，心下满而痞硬，恶心脘灼，纳呆，心烦易乱，大便溏，肠鸣辘辘可闻，小便短赤。舌苔边白中见黄，脉右关弱，左关弦。证属脾虚胃弱，心阳不足，痰浊中阻。治宜健脾和胃，通阳泄浊，豁痰通痞。师半夏泻心汤意化裁。处方：姜半夏10g，黄芩10g，红参10g，干姜6g，炙甘草10g，黄连6g，全瓜蒌10g，大枣12枚。水煎去渣再煎温服。服药5剂后，胸闷、脘痞悉减，心烦悉除。递进5剂，诸症悉除，守方续服以善后。

【化裁】

1. 甘草泻心汤：本方去人参，加炙甘草。主治胃气虚弱，纳谷不化，腹中雷鸣下利，心下痞硬，干呕，心烦不安等证。(按：以不去参为宜)。

2. 生姜泻心汤：本方加生姜。主治胃中不和，心下痞，干噫食臭，腹中雷鸣，下利等证。

3. 半夏泻心汤去干姜、甘草加枳实、杏仁方：治阳明暑温，脉滑数，不食不饥不便，浊痰凝聚，心下痞者。

4. 加减半夏泻心汤：姜半夏9g，川连3g，黄芩6g，滑石12g，通草4g，竹沥1匙，姜汁4滴。治气分湿热，内蒙包络清窍，神烦昏谵，舌苔腻者。

5. 黄连汤：本方去黄芩，加桂枝。治伤寒胸中有热，胃中有邪气，腹中痛，欲呕者。

6. 人参泻心汤：人参6g，干姜6g，黄连5g，黄芩5g，枳实3g，生白芍6g，水煎服。治湿热，上焦未清，里虚内陷，神识如蒙，舌滑脉缓。

7. 加减泻心汤：川连、黄芩、干姜、银花、楂炭、白芍、木香汁。治噤口痢，干呕，腹痛，里急后重。

【歌括】半夏泻心配连芩，干姜甘草枣人参，
　　　　苦辛兼补消虚痞，法在调阳与和阴。

第五章　清热剂

凡以清热药组成，具有清热、泻火、凉血、解毒、滋阴透热作用，用于治疗里热证的方剂，统称清热剂。

温、热、火三者，一般有温盛为热、热极似火的区别，实际上是程度不同，其属性则一，故此三者统属里热证。《素问·至真要大论》设"热者寒之""温者清之"的治则，对由温、热、火所致的里热证皆可适用。其中由于里热证有在气分、血分、脏腑等不同，故而治疗里热证的清热剂，又相应地分为清气分热、清营凉血、清热解毒、气血两清、清脏腑热、清虚热六类。

第一节　清气分热剂

清气分热剂，具有清热除烦、生津止渴的作用，适用于热在气分，热盛津伤，或气阴两伤之证。有壮热烦渴、大汗、恶热、脉洪大等四大主证；或热病后气分余热未清，气阴皆伤，见身热多汗、心胸烦闷、口干舌红等。

白虎汤

【出处】《伤寒论》

【组成】知母 18g，石膏（碎）30~45g，甘草（炙）6g，粳米 18g。

【用法】水煎服。

【功用】清热生津。

【主治】伤寒阳明热盛，或温病热在气分证。症见壮热面赤，烦渴引饮，口舌干燥，大汗出，脉洪大有力。现用于流行性乙型脑炎、流行性脑脊髓膜炎、大叶性肺炎、夏季热等证属热在气分者。

【方论】《医方考》曰："白虎，西方金神也。五行之理，将来者进，功成者退，如秋金之令行，则夏火之炎息。此方名曰白虎，所以行清肃之令而除热也。"《黄帝内经》曰："热淫所胜，佐以苦甘。"又曰："热淫于内，苦以发之。"本方重用生石膏，辛甘大寒清实热，知母苦甘寒质润清热养阴，二药合用，清阳明经邪热，且清热而不伤津，养阴而不恋邪；炙甘草、粳米益气生津，和中养胃，并能防石膏、知母寒凉伤胃。四药配伍，共奏清热除烦、生津止渴之功。

【验案】

热痹案：王某，男，9岁，1973年5月12日就诊。患者起病已5天，发热咽痛，并有游走性关节痛。发病第二天，即见左踝关节肿胀疼痛，行走不便，继之右膝关节亦肿大而痛，体温40.6℃，舌苔白薄，脉象滑数，面色萎黄、咽部充血，扁桃体Ⅱ度肿大，肺听诊阴性，心尖区二级收缩期杂音。血常规：白细胞 $7.9×10^9$/L，中性粒细胞0.58，淋巴细胞0.42，抗"O"833单位，黏蛋白0.16g/L，血沉116mm/h，心电图示左心室肥大。本院内科诊为风湿热。证属湿邪入经，化热侵络。治宜清热燥湿，活血通络。予白虎加桂枝汤调之。处方：石膏30g，桂枝10g，牛膝10g，桃仁12g，生地15g，川芎10g，红花10g，赤芍10g，防己10g，秦艽10g，羌、独活各10g，苍术10g，白术15g，知母10g，丝瓜络15g，黄柏10g，西河柳30g，灵仙10g，甘草10g。5剂，水煎服。药后诸痛悉减，仍宗原意，上方加鸡血藤30g、忍冬藤30g、海风藤30g、海桐皮30g。水煎服。续治2周，病臻痊可。

【化裁】

1. 白虎加桂枝汤：本方加桂枝。治温疟其脉如平，身无寒但热，骨节烦疼，时呕者。此方治白虎汤证而兼见骨节烦疼的表证，故加解肌和营通络的桂枝，以解肌表烦疼。

2. 葱豉白虎汤：本方加葱白、豆豉、细辛。治温热内发，风寒外束之证。

3. 柴胡白虎汤：本方加柴胡。治寒热往来，热多寒少。

4. 白虎合黄连解毒汤：本方加黄芩、黄连、黄柏、栀子。治温毒发斑，烦热错语不得眠者。

5. 白虎承气汤：本方加大黄、芒硝。治高热、口渴、汗出、神昏谵语、大便秘结，小便赤涩者。

6. 镇逆白虎汤：本方加半夏、竹茹，减去甘草、粳米。治白虎汤证，兼见胃气上逆、心下痞闷者。

7. 白虎加人参汤：本方加人参。治白虎汤证，兼见汗多、脉虚大者。

8. 苍术白虎汤：本方加苍术。治湿温憎寒壮热、口渴、一身尽疼。

9. 银翘白虎汤：本方加银花、连翘。治乙型脑炎（轻型），证如白虎汤证。

10. 清疹汤：本方加羚羊角、荷叶、连翘、蝉蜕、僵蚕、金线重楼，减甘草、粳米。治小儿斑疹、欲透未透，表里壮热，烦渴、喉疼、声哑。

11. 新加白虎汤：本方加薄荷、荷叶、竹叶、桑枝、滑石、朱砂。治热汗烦渴，皮肤隐隐见疹，溺短赤热，甚则咳血昏狂。

12. 化斑汤：本方加犀角、玄参。治热病、神昏谵语、发斑。如乙型脑炎、流行性脑脊髓膜炎等症见高热神昏、皮肤出现成片红色点状或片状之斑者为宜。

13. 新加玉女煎：本方减甘草、粳米，加生地、玄参、麦冬。治热病，气血两燔者。再加牛膝、磁石、牡蛎、白芍治少阴不足、阳明有余之牙齿痛、牙龈肿痛而牙根亦松痛者，有良效。由外邪引起的牙痛，本方再加细辛、白芷、肉桂少许。

【歌括】白虎汤中石膏知，甘草粳米四般使，
阳明大汗兼烦渴，清热生津法最宜。

竹叶石膏汤

【出处】《伤寒论》

【组成】竹叶 6g，石膏 50g，人参 6g，麦冬 20g，半夏 9g，甘草 6g，粳米 10g。

【用法】粳米与其他药一同水煎服。

【功用】清热生津，益气和胃。

【主治】伤寒、温病、暑病之余热未清，气津两伤证。症见身热多汗，心胸烦热，气逆欲呕，口干喜饮，气短神疲，或虚烦不寐，舌红少苔，脉虚数。

【方论】本方由白虎汤与麦门冬汤加减而成。方中竹叶、石膏清透气分余热，除烦止呕为君药。人参配麦冬，补气养阴生津，为臣药。半夏和胃降逆止呕，为佐药。甘草、粳米和脾养胃，为使药。本方为清补两顾之方。

【参考】若胃阴不足，胃火上逆，口舌糜烂，加石斛、天花粉清热养阴生津；胃火炽盛，消谷善饥，舌红脉数者，可加知母、天花粉以增强清热生津之效；气分热犹盛者，可加知母、黄连，增强清热之力。

【验案】

竹叶石膏汤证案：马某，男，29岁，1974年12月3日就诊。患者因寒冬冒风雪在山间拾草，汗出冒风，旋即寒战，高热，急速返家。查体温39℃，服用对乙酰氨基酚、复方新诺明，仍高热不退，继而出现胸部刺痛，随呼吸和咳嗽加剧。急来院就诊，以大叶性肺炎收入院治疗。症见高热口渴，渴欲饮水，咳嗽胸痛，气喘不得平卧，咯铁锈色痰，略带血丝，干呕恶心，小便赤，舌红苔黄，脉洪大。证属邪热壅肺。治宜清热宣肺。师竹叶石膏汤意予之。处方：竹叶15g，生石膏45g，姜半夏10g，麦冬12g，党参10g，白花蛇舌草30g，鱼腥草15g，粳米15g，羚羊角（研冲）2g，炙甘草10g。水煎服。服药1剂，体温得降，口渴、咳嗽、胸痛悉减，续服12剂，诸症悉除，病愈出院。

【化裁】本方由白虎汤化裁而来。白虎汤证为热盛而正不虚，本证为热势已衰，余热未尽而气津两伤。热既衰且胃气不和，故去苦寒质润的知母，加人参、麦冬益气生津，竹叶除烦，半夏和胃。其中半夏虽温，但配入清热生津药中，则温燥之性去而降逆之用存，且有助于输转津液，使参、麦补而不滞，此善用半夏者也。

【歌括】竹叶石膏汤人参，麦冬半夏甘草临，

更加粳米同煎服，清热益气养阴津。

第二节　清营凉血剂

运用具有寒凉性质的药物为主组方，以治疗热邪深入营血的方剂，统称清营凉血剂。适用于邪热入营，或邪热入血的病症。常用水牛角、生地黄、玄参、丹皮、赤芍等药物组成。

清营汤

【出处】《温病条辨》

【组成】犀角（水牛角代）30g，生地黄 15g，玄参 9g，竹叶心 3g，麦冬 9g，丹参 6g，黄连 5g，银花 9g，连翘 6g。

【用法】作汤剂，水牛角镑片先煎，后下余药。

【功用】清营解毒，透热养阴。

【主治】热入营分证。症见身热夜甚，神烦少寐，时有谵语，目常喜开或喜闭，口渴或不渴，斑疹隐隐，脉细数，舌绛而干。

【方论】本方证为邪热内传营分所致。邪热传营，伏于阴分，扰乱心神，则见身热夜甚，时有谵语，神烦少寐；邪热由气分初入营分，故初时气、营之证并见，则见口渴或不渴；气营两伤又波及血分，则见斑疹隐隐；舌绛而干，脉细数为热伤营阴之象。治宜清营为主，辅以透热养阴。方中犀角（现以水牛角代）清解营分热毒，凉血化斑，为君药。热伤营阴，又以生地黄凉血滋阴、麦冬清热养阴生津、玄参滋阴降火解毒，三药共用，既可甘寒养阴保津，又可助君药清营凉血解毒，共为臣药。银花、连翘、竹叶心（初出的卷状嫩叶）清热解毒，轻清宣透，能使营分之邪热转出气分而解，此即叶天士所谓"入营犹可透热转气"之法；黄连苦寒，清心解毒；丹参清心凉血，活血散瘀，防热与血结；五药均为佐药。本方的配伍特点是以清营解毒为主，配以养阴生津和"透热转气"，使入营之邪透出气分而解，诸症自愈。

【参考】

（1）本方加入黄芩、地龙、牛膝等药，可用于高血压引起脑血管意外而有发热症状者。

（2）本方用于流行性乙型脑炎、流行性脑脊髓膜炎、败血症或其他热性病具有高热烦躁、舌绛而干等营分见症者，并可酌加板蓝根、大青叶等解毒药。若兼见神昏谵语、舌謇肢厥者，可兼服安宫牛黄丸或至宝丹以清心开窍；若兼见痉厥，可加羚羊角、钩藤、地龙或配用紫雪丹以清热息风。

【验案】

白虎清营汤证案：倪某，男，6岁，1958年8月13日就诊。患儿今晨开始高热，精神不振，纳呆，时有呕吐，呕吐呈喷射状，下午送急诊，经检查诊为乙型脑炎，请中医会诊。查患儿壮热无汗，嗜睡，狂躁不安，时有抽搐，两目上翻，呼吸短浅，四肢不温，小便短赤，大便不行，唇燥、色赤绛而干裂，舌质绛红，苔两边白腻而厚，中呈黄褐色，脉沉细而濡短。证属湿热内侵，气血两燔，肝风内动，邪传心包。治宜清营退热，透邪涤暑，开窍清心，镇肝息风。师白虎清营汤化裁。处方：生石膏60g，知母10g，金银花24g，石菖蒲10g，钩藤15g，滑石10g，香薷6g，全蝎45g，蝉蜕6g，淡竹叶10g，竹茹45g，生地15g，元参15g，芦根10g，粳米15g，甘草3g，灯心草2g为引，水煎服。配服安宫牛黄丸半粒，早晚各1次。8月18日二诊：服药4剂，高热得退，神志得清，诸症豁然。效不更方，予原方加大青叶30g、紫草10g、贯众10g、连翘10g，续服。8月22日三诊：病日渐痊可，予以滋肾生津、滋液息风之剂，以善其后。处方：生地黄10g，山萸肉10g，山药10g，白芍10g，茯苓10g，丹皮6g，知母6g，黄柏6g，麦冬10g，白茅根15g，生牡蛎10g，生龟甲（先煎）6g，生鳖甲（先煎）6g，阿胶（烊化）6g，甘草3g。水煎服。

【化裁】

清宫汤：连翘心、莲子心、麦冬、元参、竹叶、犀角。"宫"乃心之宫城，即心包。本方证乃温热之邪陷入心营，逆传心包所致，故《温病条辨》中用药特点是犀角取尖，余皆用心，意取同类相投，心能入心，即以清心包之热，补肾中之水，且以解毒辟秽。用于上证，可使心营热清，水火交融，热毒清解，心神得安。若与清营汤相较，则本方重在清心包之热，兼以养阴辟秽解毒，清营汤重在清营中之热，兼以透热转气，故所治各有不同。

【歌括】清营汤治热传营，脉数舌绛辨分明，

　　　　犀地丹玄麦凉血，银翘连竹气亦清。

犀角地黄汤

【出处】《备急千金要方》

【组成】犀角（水牛角代）30g，生地24g，芍药12g，丹皮9g。

【用法】作汤剂，水煎服，水牛角镑片先煎，余药后下。以水煎煮，分早、中、晚3次服。

【功用】清热解毒，凉血散瘀。

【主治】热入血分证。①热扰心神，身热谵语，舌绛起刺，脉细数。②热伤血络，斑色紫黑、吐血、衄血、便血、尿血等，舌绛红，脉数。③蓄血瘀热，喜忘如狂，漱水不欲咽，大便色黑易解等。

【方论】本方证多由热毒炽盛于血分所致，治疗以清热解毒、凉血散瘀为主。心主血，又主神明，热入血分，一则热扰心神，故身热谵语；二则破血妄行，血不循经，血溢脉外，故吐血、衄血、便血、尿血；三则热毒耗伤血中津液，血变黏稠，运行受阻，成瘀故见舌绛。本方具清热解毒、凉血止血散瘀之功效。方用水牛角清营凉血、清热解毒为君；生地清热凉血，协水牛角清解血分热毒，并能养阴生津，以治热甚伤阴，为臣；白芍养阴凉血、止血妄行，为佐；丹皮凉血祛瘀，为使。本方用丹皮一可使已离经之血解散，二可进一步防止热与血再结成瘀。丹皮的特点是散瘀血而不动血，功长消散离经外溢的瘀血而没有加速血行、加重出血之弊，并能佐制寒凉药物凉遏生瘀，符合"凉血散血"之旨。古人认为治犀角地黄汤证，不清其热，则血不宁，不滋其阴，则火不息，不祛其瘀，则新血不得复生。此方面面俱顾，确是止血良方。

【参考】本方可用于急性白血病、原发性血小板减少性紫癜、急性黄色肝萎缩、肝昏迷、尿毒症、斑疹伤寒、猩红热、各种败血症、疔疮肿毒等出现高热、出血而属于血热者。也可用于烧伤，多加玄参、黄连以清热解毒。若见蓄血，喜忘如狂者，邪热与血瘀互结，加大黄、黄芩，以清热逐瘀、凉血散瘀；郁怒而加肝火者，加柴胡、黄芩、栀子以清泻肝火；热伤血络，破血忘行之出血，加白茅根、侧柏炭、小蓟以凉血止血。

【验案】

犀角地黄汤合栀子金花丸证案：陈某，男，22岁，1959年3月13日初诊。患者主诉昨日在酿酒车间劳作，在尝酒时与人发生口角，甚怒。忽然头昏、咳嗽，继而大吐血，血色鲜红。脉象洪数。处方：水牛角30g，元参20g，生地30g，金银花10g，黄柏10g，黄芩10g，栀子10g，丹皮10g，沙参10g，麦冬10g，藕节10g，桔梗10g，生甘草10g，2剂，水煎服。3月15日二诊：服药1剂，患者就

不再吐血。脉象浮数。自以原方续服，以固疗效。

【化裁】

1. 犀角地黄丸（《太平惠民和剂局方》）：本方加黄芩、黄连。治热盛吐衄。清热解毒力量较原方强。若再加大黄，即泻心汤与犀角地黄汤的合方，尤适宜于热盛出血之证。

2. 犀地清络饮：本方加桃仁、茅根、连翘、灯心、姜汁。治血分瘀热，夜间高热，烦躁不安，神志时昏时醒，口干，但欲漱水不欲咽，舌质紫暗，脉细数，或兼涩象。

3. 凉血地黄汤：加黄芩、黄连、玄参。治一切失血、热盛者。一方加郁金末 3g。

【歌括】犀角地黄芍药丹，血升胃热火邪干，

斑黄阳毒皆堪治，热藩血分服之安。

第三节　清热解毒剂

清热解毒剂，具有清热、泻火、解毒的作用，适用于三焦火毒热盛；以及上中二焦邪郁生热，胸膈热聚；或风热疫毒发于头面等证。三焦火毒热盛，主症见烦热、错语、吐衄、发斑及外科的痈疽疔毒等；胸膈热聚，主症见身热面赤、胸膈烦热、口舌生疮、便秘溲赤等；疫毒发于头面，主症见头面红肿焮痛、咽喉不利等。本类方剂组成，常以黄芩、黄连、山栀、连翘、黄柏等泻火清热药以解热毒为主。如热聚胸膈、便秘溲赤，可配伍硝、黄通利以导热下行；亦可单配大黄，泄热以助解毒；因风热疫毒发于头面红肿者，可在清热解毒药中配用辛凉疏散之品，如牛蒡子、薄荷、僵蚕等，从肌表疏利以分消热毒。

黄连解毒汤

【出处】《外台秘要》引崔氏方

【组成】黄连 9g，黄芩 6g，黄柏 6g，栀子 9g。

【用法】上 4 味，切，以水煎煮取汁分 2 次服。

【功用】泻火解毒。

【主治】一切实热，三焦火毒证。症见大热烦躁，口燥咽干，错语不眠；或热病吐血、衄血；或热甚发斑，或身热下利，或湿热黄疸；或外科痈疡疔毒；小便黄赤，舌红苔黄，脉数有力。

【方论】本方证乃由实热火毒充斥三焦所致。火毒炽盛，内外皆热，上扰神明，

故烦热、错语；血为热迫，随火上逆，则为吐衄；热伤络脉，血溢肌肤，则为发斑；热盛则津伤，故口燥咽干；热壅肌肉，则为痈肿疔毒；舌红苔黄，脉数有力，皆为火毒炽盛之症。综上诸症，皆为实热火毒为患，治宜泻火解毒。方中以大苦大寒之黄连清泻心火为君，并且兼泻中焦之火；臣以黄芩清上焦之火；佐以黄柏泻下焦之火；栀子清泻三焦之火，导热下行，引邪热从小便而出亦为佐药。四药合用，苦寒直折，三焦之火邪去而热毒解，诸症可愈。

【参考】失眠明显者，加知母、远志，以清热开窍安神；大便干结者，加大黄、芒硝，以泻热涤实；身目黄明显者，加茵陈、大黄，以泻热退黄；出血明显者，加生地黄、玄参，以凉血止血；下利明显者，加白头翁、葛根，以清热止痢；痈疡甚者，加金银花、连翘，以清热解毒愈疡等。

【验案】

暴盲案：尉某，女，23岁，1964年8月3日就诊。1周前，患者因心情抑郁，恚怒存心，遂感右眼视物模糊，当时未在意，继而左眼亦然，遂来我院眼科就诊，诊为中心性视网膜炎，予以西药治疗。因效不显，转中医治疗。症见双目视物模糊，头目眩晕，耳鸣，心烦不寐，口苦咽干，舌红，脉细数。证属枢机不利，五志化火，郁火上炎。治宜达郁清火，清营凉血。师生地芩连汤意化裁。处方：生地20g，柴胡3g，黄芩6g，川连3g，黄柏6g，水牛角30g，栀子15g，知母10g，山萸肉10g，枸杞子15g，白芍10g，丹皮10g，甘草6g，水煎服。8月8日二诊：服药4剂，视力有复，余症好转，上方加女贞子10g、旱莲草15g、玄参10g、三七（研冲）3g，续服。8月20日三诊：续服12剂，视力恢复，眩晕诸候以除，然阅读时间过长，或疲惫时，仍有视物不清之感。嘱其静心养目，为固效复明之续治，予以地黄复明丸。处方：生地15g，熟地15g，蛤粉15g，枸杞子10g，太子参10g，黄连10g，夜明砂10g，天冬10g，黄芩10g，知母10g，丹皮10g，枳壳10g，车前子10g，泽泻10g，石菖蒲10g，白芍10g，远志10g，茯苓10g，草决明10g，五味子10g，石决明30g，当归12g，共研细末，朱砂研末为衣，制成蜜丸，每丸重10g。每日3次食前服。9月17日四诊：用药2周，阅读时目无不适，嘱其慎之，不可急之，仍予地黄复明丸续服，以善其后。

【化裁】

泻心汤：大黄、黄连、黄芩。水煎。功用：清热和胃，泻火止血。主治：血热出血证。症见吐血，或鼻衄，或牙龈肿痛，或出血，或目赤肿痛，或口舌生疮，或胸中烦热，口干，鼻燥，渴欲饮水，舌红，苔黄，脉数。

【歌括】三黄解毒配栀子，三焦壅热此方使，
　　　　外科痈肿疔毒治，泻火解毒甚能医。

凉膈散

【出处】《太平惠民和剂局方》

【组成】川大黄、朴硝、甘草各600g，山栀子仁、薄荷叶（去梗）、黄芩各300g，连翘1250g。

【用法】上药共为粗末，每服6~12g，加竹叶3g，蜜少许，水煎服；亦可按原方配伍比例酌情减量，改作汤剂，水煎服。

【功用】泻火解毒，清上泄下。

【主治】上中焦邪郁生热证。症见面赤唇焦，胸膈烦躁，口舌生疮，谵语狂妄，或咽痛吐衄，便秘溲赤，或大便不畅，舌红苔黄，脉滑数。

【方论】本方证为上、中二焦火热炽盛，以胸膈烦热、面赤唇焦、烦躁口渴、舌红苔黄、脉数为证治要点。本方虽有通腑之力，但其用重在胸膈之热，而不在大便之秘，即使大便不秘，而胸膈灼热如焚者，亦应施用。方中重用连翘清心肺，解热毒，是为主药；配黄芩清心胸郁热；山栀子仁泻三焦之火，引火下行；薄荷叶、竹叶外疏内清；用朴硝、大黄荡涤胸膈积热，是借阳明为出路，以泻下而清彻其火热；又用白蜜、甘草，既能缓硝、黄峻泻之力，又可调和脾胃。凡证属于上、中二焦邪热炽盛者，均可用本方加减治之。

【参考】若热结壅阻上焦，大便不燥者，去朴、硝，加桔梗、石膏以清热凉膈。宜于传染病中期急性炎症，如结合膜炎、口腔炎、咽峡炎等。

【验案】

凉膈散证案：李某，男，35岁，1974年11月14日就诊。主诉：1973年12月份食后胸部有刺痛感，呃气甚，伴背部、肩部痛，胸闷。1974年3月初，来本院经X线拍片诊为食管下段溃疡。3月21日去济南某医院做食管镜检诊为食管炎。1974年5月在某医院住院治疗5个月左右。后去其他医院住院2个月，未见显效。近来胸脘痞满刺痛，食时则痛剧，现食时或不食时均有烧灼感，气逆上冲，咽燥舌干涩，双肩及背部麻木酸痛，大便燥结。查舌胖，质淡，苔黄腻，脉沉涩而弱。证属热郁胸脘，气血阻滞。治宜清热散郁，调和气血。予以凉膈散合化肝煎加减。处方：黄芩10g，栀子12g，大黄10g，芒硝12g，薄荷3g，青皮10g，陈皮10g，浙贝12g，连翘12g，竹茹10g，当归15g，生地30g，丹皮10g，木香10g，佛手10g，白芍12g，蒲公英30g，甘草10g，生姜3片、大枣4枚为引。水煎服。11月26日二诊：服药8剂后，诸症悉减，然仍感胸闷痛，脉沉弱无力，舌淡苔白薄。上方去芒硝，加香附12g、郁金12g、乌药10g，水煎服。12月12日三诊：服上药2周，饮食后食道、胸脘灼痛感悉去，尚见胸闷，调方如下：青皮12g，陈皮

10g，郁金 10g，丹皮 10g，茯苓 12g，当归 15g，丹参 30g，白芍 12g，木香 10g，蒲公英 30g，佛手 10g，栀子 10g，浙贝 10g，竹茹 10g，甘草 10g。水煎服。12 月 30 日四诊：续服中药 2 周，诸症悉除，复经济南某医院检查食管炎已愈。予四白三七散：白及、白薇、白蔹、白术各 200g，三七 50g，共研细末，每日 3 次，每次 6g，温水冲服，乃愈后之调。

【歌括】 凉膈硝黄栀子翘，黄芩甘草薄荷饶，

竹叶蜜煎疗膈热，中焦燥实服之消。

普济消毒饮

【出处】《东垣试效方》

【组成】 黄芩（酒炒）、黄连（酒炒）各 15g，陈皮（去白）、甘草（生用）、玄参、柴胡、桔梗各 6g，连翘、板蓝根、马勃、牛蒡子、薄荷各 3g，僵蚕、升麻各 2g。

【用法】 水煎服。

【功用】 清热解毒，疏风散邪。

【主治】 大头瘟。症见恶寒发热，头面红肿焮痛，目不能开，咽喉不利，舌燥口渴，舌红苔白而黄，脉浮数有力。

【方论】 本方主治大头瘟（原书称"大头天行"），乃感受风热疫毒之邪，壅于上焦，发于头面所致。风热疫毒袭表，卫阳被郁，则恶寒发热；头为诸阳之会，疫毒上攻，则头面红肿焮痛，目不能开，咽喉不利；舌红苔黄，脉浮数有力为热毒炽盛之象。疫毒宜清解，风热宜疏散，病位在上宜因势利导。故治宜解毒散邪兼施而以清热解毒为主。方中重用黄连、黄芩清泄上焦热毒，且用酒炒，使其性升，以增清上之功，为君药。牛蒡子、连翘、薄荷、僵蚕疏散头面、肌表风热，为臣药。玄参、马勃、板蓝根清热解毒，玄参养阴以防伤阴；桔梗、甘草清利咽喉；陈皮理气，疏散壅滞，以散邪消肿，共为佐药。升麻、柴胡疏散风热，引诸药上达头面，寓"火郁发之"之意，共为使药。方中芩、连得升、柴之引，可上行清头面热；升、柴有芩、连之苦降，则不至于发散太过。如此配伍，有升有降，有清有散，相反相成，既清热解毒，又疏散风热。

【参考】 现代常用于治疗流行性腮腺炎、急性扁桃体炎、急性咽喉炎、流行性出血热、猩红热、丹毒、呼吸道感染等。如高热者，加生石膏、大青叶、生栀子；腮部漫肿较硬者，加昆布、海藻；大便秘结者，加大黄、芒硝；兼气虚者，加党参；睾丸肿痛者，加川楝子、龙胆草、荔枝核。

【附方】

加味普济消毒饮：银花 30g，连翘 30g，薄荷 9g，苦桔梗 3g，牛蒡子 18g，僵

蚕 15g，马勃 12g，玄参 30g，板蓝根 15g。用法：共为粗末，每服 20~25g，鲜苇汤煎，去渣服，4 小时一服。主治：温毒，咽痛、喉肿，耳前后肿，颊肿，面赤，喉不痛但外肿。甚则耳聋者。

【化裁】

普济消毒饮（《卫生宝鉴》）：本方去薄荷，加人参组成。功效、主治与本方同。

【歌括】普济消毒蒡芩连，甘桔蓝根勃翘玄，

升柴陈薄僵蚕入，大头瘟毒服之痊。

第四节　气血两清剂

气血两清剂，具有清气凉血、泻火解毒的作用，适用于疫毒或热毒充斥内外，气分、血分均受干扰之证。症见大热烦渴为主的气分热盛；以吐衄、发斑为主的血热妄行；以神昏谵语为主的热毒内陷等，共成"气血两燔"之证。

清瘟败毒饮

【出处】《疫疹一得》

【组成】生石膏大剂 180~240g，中剂 60~120g，小剂 24~36g，生地大剂 18~30g，中剂 9~15g，小剂 6~12g，乌犀角大剂 180~240g，中剂 90~150g，小剂 60~120g，真川连大剂 12~18g，中剂 6~12g，小剂 3~4.5g，生栀子、桔梗、黄芩、知母、赤芍、玄参、连翘、甘草、丹皮、鲜竹叶（以上 10 味，原书无用量）。

【用法】先煮石膏后下诸药。犀角磨汁和服。

【功用】清热解毒，凉血泻火。

【主治】温疫热毒，气血两燔证。症见大热渴饮，头痛如劈，干呕狂躁，谵语神昏，视物错瞀，或发斑疹，或吐血、衄血，四肢或抽搐，舌绛唇焦，脉沉数，可沉细而数，或浮大而数。

【方论】本方是综合白虎汤、犀角地黄汤、黄连解毒汤三方加减而成，其清热泻火、凉血解毒的作用颇强。方中重用生石膏直清胃热。因胃是水谷之海，十二经的气血皆禀于胃，所以胃热清则十二经之火自消。石膏配知母、甘草是白虎汤法，有清热保津之功，加以连翘、竹叶，轻清宣透，驱热外达，可以清透气分表里之热毒；再加芩、连、栀子（即黄连解毒汤法）通泄三焦，可清泄气分上下之火邪。诸药合用，目的在于清气分之热。犀角、生地、赤芍、丹皮共用，为犀角地黄汤法，专于凉血解毒，养阴化瘀，以清血分之热。以上三方合用，则气血两

清的作用尤强。此外，玄参、桔梗、甘草、连翘同用，还能清润咽喉，治咽干肿痛；竹叶、栀子同用则清心利尿，导热下行。综合本方诸药的配伍，对疫毒火邪，充斥内外，气血两燔的证候，确为有效之良方。

【参考】一切热病之进行期均可运用，如乙型脑炎、流行性脑脊髓膜炎、败血症、流行性出血热、产后高热等见气血两燔证候者。

【附方】

1. 神犀丹：犀角尖（磨汁）、石菖蒲、黄芩各180g，真怀生地（绞汁）、银花各500g，金汁、连翘各300g，板蓝根270g，香豉240g，玄参20g，花粉、紫草各120g。各生晒研细，以犀角、地黄汁、金汁和捣为丸，每重3g，凉开水化服。日2次。小儿减半。功用：清热开窍，凉血解毒。主治：温热暑疫，邪入营血，热深毒重，耗液伤阴；症见高热昏谵、斑疹色紫、口咽糜烂、目赤烦躁、舌紫绛等。

2. 化斑汤：石膏30g，知母12g，生甘草10g，玄参10g，犀角6g，白粳米9g）。水8杯，煮取3杯，日3服。滓再煮1杯，夜服。功用：清气凉血。主治：气血均热。症见发热，或身热夜甚；外透斑疹，色赤，口渴，或不渴，脉数等。

【验案】

1. 清瘟败毒饮证案（乙型脑炎）：林某，男，9岁，1964年8月3日就诊。患儿于昨天感全身不适，继而头痛高热，恶心，呕吐，抽风，今日病剧，意识不清，而于上午10时来院诊治。查体温39℃，发育正常，营养良好，神识不清，眼结膜稍充血，对光及调节反射存在，咽部轻度潮红，无假膜，颈淋巴结不肿大，项强直，心肺正常，腹平坦柔软，肝脾无肿大，腹壁反射消失，克氏征（−），巴氏征（＋），血白细胞 $25.6×10^9$/L。中性粒细胞0.92，淋巴细胞0.08，脑脊液：细胞数 $560×10^6$/L。传染病科以流行性乙型脑炎收住院，西医予以青霉素肌内注射及10%水合氯醛灌肠治疗，并特邀中医会诊。查：舌赤苔黄，脉弦数。证属热邪内陷，津液耗伤之气血两燔证。治当清热解毒，镇痉息风，凉血养阴。予以清瘟败毒散合犀角地黄汤化裁。处方：广角6g，生地15g，赤芍12g，丹皮12g，金银花30g，元参15g，石膏30g，黄连10g，黄芩10g，栀子12g，连翘12g，知母10g，生甘草10g。以水先煎犀角、生石膏15分钟，再纳诸药，煎煮两遍，分数次口服，每2小时一次。同时佐服牛黄至宝丹半丸，早晚各1次。治疗3日，体温正常，神识清，抽风息，纳食亦可。仍守方继服。续治3日，诸症悉除，予清瘟败毒饮，停服牛黄至宝丹。9月12日，痊愈出院。

2. 清瘟败毒饮证案（麻疹）：柳某，男，8岁，1941年春诊。时岁麻疹流行，吉忱公从北海军区返里。路过一族兄门口，见其抱谷草欲裹一患麻疹刚死的儿子。闻其子刚死，急入室，见患儿耳后发际出疹，由上而下，已及前胸，疹色暗，乃不能诱发之象，面色苍白，肢冷，鼻息已无，如死人状，诊其跌阳脉微欲绝，属气虚阳衰脱证，急用三棱针点刺人中、中冲、委中出血，患儿喉中痰鸣，有痰涎吐出而复苏。又急灸神阙、百会、关元、食窦、太溪、太白、足三里，而阳回脉复。家人甚喜之。旋即处以清瘟败毒饮合银翘散调之。处方：金银花15g，连翘15g，黄芩10g，紫草10g，蝉蜕6g，芦根15g，生石膏20g，犀角6g，栀子10g，桔梗10g，丹皮10g，淡竹叶6g，赤芍10g，生甘草10g，水煎3遍，分6次饮之（每2小时一次）。5日后得知，服药1剂汗出疹透，高热退。继服3剂，病愈。乡里皆称神奇，称为"神医"。

【化裁】

（1）头面肿大者，加紫花地丁、生大黄。

（2）痄腮项肿者，加银花、青黛。

（3）红丝绕目，眼光昏瞀者，加羚羊角、龙胆草、菊花、藏红花。

（4）耳后肿痛者，加大青叶、紫花地丁。

（5）嗒舌弄舌者，加木通、童便。

（6）舌上白点如珍珠者，加蔷薇根、金汁。

（7）舌上发疔，或红或紫，甚则流脓出血，舌上成坑者，加银花露、金汁。

（8）舌苔如腻粉，语言不清者，加梨汁、竹沥、西瓜汁各一瓢。

（9）气粗呃逆者，加鲜竹茹、枇杷叶、沉香、青皮、广郁金、小枳实。

（10）咽喉肿痛者，加山豆根、金汁。

（11）筋脉抽惕，甚则循衣摸床撮空者，加羚羊角、菊花、龙胆草、嫩桑枝、丝瓜络。

（12）若气实者，宜兼通腑，加生大黄、风化硝、小枳实。

（13）血虚者宜兼养阴，加石斛、熟地、童便。

（14）骨节烦疼，腰如被杖者，加黄柏、木通。

（15）口秽喷人者，加佩兰、野蔷薇露、金汁。

（16）里急后重，或下恶垢，或下紫血，似痢非痢者，加玄明粉、番泻叶、白蜜。

（17）小便浑赤短涩，甚则血淋者，加滑石、琥珀、茅根、车前草、牛膝。

【歌括】清瘟败毒地连芩，丹膏栀草竹玄参，

犀角翘芍知桔梗，泻火解毒亦滋阴。

第五节 清脏腑热剂

清脏腑热剂，适用于不同脏腑火热偏盛而产生的证候，具有清解脏腑、经络邪热的作用。本类方剂是根据脏腑火热证候的不同，分别选用不同的清热药所组成。如心经热盛，心胸烦热，口舌生疮者，用黄连、栀子、莲子心、木通等以泻火清心；肝胆实火，头痛目赤，口苦胁痛者，用龙胆草、夏枯草、青黛等以泻火清肝；肺中有热，咳嗽气喘，皮肤蒸热者，用黄芩、桑白皮、石膏、知母等以清肺泻热；热在脾胃，牙痛齿衄，烦渴欲饮者，用石膏、黄连等以清胃泻热；热在大肠，下痢脓血，里急后重者，用白头翁、黄连、黄柏等以清肠解毒。

导赤散

【出处】《小儿药证直诀》

【组成】生地黄、木通、生甘草梢各等份。

【用法】水煎服，用量按原方比例酌情增减，加竹叶几片，水煎服。

【功用】清心养阴，利水通淋。

【主治】心经火热证。症见心胸烦热，口渴面赤，意欲冷饮，以及口舌生疮；或心热移于小肠，小便赤涩刺痛，舌红，脉数。

【方论】本方为清心火，利小便的方剂。原书为小儿病证而设。小儿正气未充，为稚阴稚阳之体，易实易虚，本方证属"水虚不甚，而火亦不实"。心火循经上炎，故见心胸烦热、面赤、口舌生疮；火热之邪灼伤津液，故见口渴、意欲饮冷；心热下移小肠，故见小便赤涩刺痛；舌红、脉数，均为内热之象。方中生地黄甘寒，凉血滋阴降火；木通苦寒，入心与小肠经，上清心经之火，下导小肠之热，两药相配，滋阴制火，利水通淋，共为君药。竹叶甘淡，清心除烦，淡渗利窍，导心火下行，为臣药。生甘草梢清热解毒，尚可直达茎中而止痛，并能调和诸药，还可防木通、生地黄之寒凉伤胃，为方中佐使。

【附方】

1. 导赤散（《伤寒六书》）：由茯苓、猪苓、桂枝、泽泻、白术、甘草、滑石、栀子、生姜、灯心、盐组成。功用：清热利水。主治：小便不利，小腹满，或下焦蓄热，或饮水过多，或小便短赤而干渴，脉沉数。

2. 导赤散（《普济本事方》）：本方去竹叶，加黄连、麦门冬、半夏、地骨皮、茯神、赤芍药、黄芩、生姜组成。功用：清心泻火，养阴安神。主治：口干烦躁，心脏实热，或口舌生疮，惊恐不安。

3. 导赤散（《医方简义》）：本方加车前子组成。利水之功效较本方强。主治心移热于小肠，口糜淋痛。

4. 导赤散（《笔花医镜》）：本方加麦冬、车前子、赤茯苓组成。利水之功效较本方强。主治热闭，小便不畅。

5. 导赤散（《银海精微》）：本方加栀子、黄柏、知母、灯心组成。功用：清热泻火。主治：心经实热，目大眦赤脉传睛，视物不准。

【验案】

导赤清心汤证案：鲁某，女，29 岁，1965 年 8 月 6 日就诊。患者昨日口腔、咽喉疼痛，继而口腔两侧、上腭、唇内出现黄白色溃疡点，伴灼痛感，妨碍饮食，口干渴，口臭，心烦，大便干结，小便黄赤，舌质红，苔黄腻，脉数。证属火炽盛，火热之邪循经上攻舌唇而致。治宜导赤清心之法。师导赤清心汤合甘桔汤意化裁。处方：生地 20g，竹叶 10g，木通 10g，丹皮 10g，地骨皮 10g，麦冬 10g，滑石 10g，石莲肉 10g，茯苓 12g，桔梗 10g，甘草 10g。水煎服。予冰硼散外用。服药 5 剂，溃烂点减少，灼痛感减，余症已除，仍宗原意，守方继服。续服 5 剂，口腔溃疡已愈。予以桔梗 6g，甘草 3g，金银花 3g，代茶饮，每日 1 剂。

【化裁】

1. 泻心导赤散（《医宗金鉴》）：本方去淡竹叶，加黄连组成。功用：泻心脾积热。主治：心脾积热上发，口舌疮赤糜烂。

2. 十味导赤汤（《医宗金鉴》）：本方加山栀子、瞿麦、茵陈蒿、滑石、黄芩、猪苓组成。功用：清热泻火，利水通淋。主治：热淋，小便不通，淋沥涩痛。

3. 增味导赤散（《仁斋直指方》）：本方加黄芩、车前子、山栀、川芎、赤芍、生姜组成。功用：清热泻火，利水通淋。主治：血尿，血淋。

4. 导赤清心汤（《重订通俗伤寒论》）：本方去甘草，加茯神、麦门冬、丹皮、益元散、莲子心、辰砂染灯心、童便组成。功用：清心凉营，利水导热，安神。主治：内蒸心包，热陷心经，舌赤神昏，小便短涩赤热。

5. 十味导赤散（《杂病源流犀烛》）：本方去淡竹叶，加地骨皮、黄连、黄芩、麦门冬、半夏、茯神、赤芍药、生姜组成。功能清心泄火，养阴安神。主治心胆实热，口舌生疮，惊怖烦渴。

【歌括】导赤木通生地黄，草梢兼加竹叶尝，

　　　　清心利水又养阴，心经火热移小肠。

龙胆泻肝汤

【出处】《医方集解》

【组成】龙胆草（酒炒）6g，黄芩（酒炒）9g，山栀子（酒炒）9g，泽泻 12g，木通 9g，车前子 9g，当归（酒炒）8g，生地黄 20g，柴胡 10g，生甘草 6g。

【用法】水煎服，亦可制成丸剂，每服 6~9g，日 2 次，温开水送下。

【功用】清泻肝胆实火，清利肝经湿热。

【主治】①肝胆实火上炎证。症见头痛目赤，胁痛，口苦，耳聋，耳肿，舌红苔黄，脉弦细有力。②肝经湿热下注证。症见阴肿，阴痒，筋痿，阴汗，小便淋浊，或妇女带下黄臭等，舌红苔黄腻，脉弦数有力。

【方论】本方证是由肝胆实火循经上炎或肝胆湿热下注所致。肝经绕阴器，布胁肋，连目系，入颠顶。肝胆实火上炎，上扰头面，故见头痛目赤；胆经布耳前，出耳中，故见耳聋、耳肿；舌红苔黄，脉弦细有力均为肝胆实火上炎。肝经湿热下注，故见阴肿、阴痒、阴汗、妇女带下黄臭。方中龙胆草大苦大寒，既能清利肝胆实火，又能清利肝经湿热，故为君药。黄芩、栀子苦寒泻火，燥湿清热，共为臣药。泽泻、木通、车前子渗湿泄热，导热下行；实火所伤，损伤阴血，当归、生地养血滋阴，邪去而不伤阴血，共为佐药。柴胡舒畅肝经之气，引诸药归肝经；甘草调和诸药，共为佐使药。本方的配伍特点是泻中有补，利中有滋，降中寓升，祛邪而不伤正，泻火而不伐胃。火降热清，湿浊得利，循经所发诸症，皆可相应而愈。

【参考】本方常用于治疗顽固性偏头痛、头部湿疹、高血压、急性结膜炎、虹膜睫状体炎、外耳道疖肿、鼻炎、急性黄疸型肝炎、急性胆囊炎，以及泌尿生殖系炎症、急性肾盂肾炎、急性膀胱炎、尿道炎、外阴炎、睾丸炎、腹股沟淋巴结炎、急性盆腔炎、带状疱疹等证属肝经实火、湿热者。

【附方】

泻青丸：当归、龙胆草、川芎、山栀子仁、川大黄、羌活、防风各等份。上药为末，炼蜜为丸，鸡头大，每服半丸至一丸，竹叶煎汤，同砂糖，温开水化下。功用：清肝泻火。主治：肝经火郁证。症见目赤肿痛，烦躁易怒，不能安卧，尿赤便秘，脉洪实，以及小儿急惊，热盛抽搐等。

【验案】

1. 龙胆泻肝汤证案（癥瘕）：房某，44 岁，1993 年 8 月 6 日就诊。患者阴道口处经常有肿物隆起，妇科诊为"巴氏腺囊肿"，每服消炎药及中药外部熏洗均可消退，但反复发作。此次发作月余，诸法无效，肿物渐大如鸡卵，局部肿坠，红肿热痛，行动或站立时坠痛难忍，苦不堪言，小便灼热感，大便秘结，面色萎黄，精神不振，舌红、苔黄薄略燥，脉滑数。证属肝胆经湿热壅盛。治宜泻肝胆实火、清下焦湿热，佐以活血润燥、解郁散结。师龙胆泻肝汤合当归贝母苦参丸意治之。处方：柴胡 10g，黄芩 10g，泽泻 15g，木通 10g，栀子 10g，龙胆草 12g，当归 15g，生地 10g，苦参 15g，浙贝 10g，车前子 15g，瞿麦 12g，忍冬藤 30g，川牛膝 10g，酒大黄 10g，甘草 10g。水煎服，每日 1 剂，分 2 次服。每日用苦参 120g，枯矾 15g，煮汁熏洗阴部。经治 5 日，症减，肿块缩小。继治 10 日，诸症消失，病臻愈可。嘱服龙胆泻肝丸，以固疗效，防止复发。

2. **龙胆泻肝汤证案（阴痒）**：周某，女，28 岁，1973 年 6 月 20 日就诊。外阴瘙痒已 2 年余。阴道分泌物涂片，曾查到滴虫，诊为滴虫性阴道炎，西药久治无效，转中医治疗。现带下过多，秽臭色黄，奇痒难当，心烦，月经尚按期而行，别无他变，舌苔黄而腻，脉数。证属肝胆湿热下注。治宜清泻肝胆之火，化湿除烦，杀虫止痒。予龙胆泻肝汤调之。处方：龙胆草 10g，生地 15g，当归 10g，黄柏 10g，地骨皮 12g，车前子 10g，木通 6g，苍术 10g，滑石 15g，栀子 10g，土茯苓 12g，柴胡 6g，甘草 6g。水煎服。配以加味蛇床子散外洗：蛇床子 10g，苦参 30g，百部 15g，枯矾 10g，川椒 12g，地骨皮 30g，白鲜皮 12g，水煎熏洗阴部，每日 2 次。6 月 26 日二诊：用药 5 日，带下不多，阴痒悉除。予以上方加知母 10g、怀牛膝 10g、薏苡仁 15g、苍术 10g，续服。外洗方续用之。7 月 18 日三诊：经中药治疗 3 周，带下、阴痒诸症悉除，病已愈可。嘱其续服龙胆泻肝丸，中药外阴熏洗方续用之，以防复发。

3. **龙胆泻肝汤证案（蛇盘疮）**：李某，女，23 岁，1973 年 9 月 17 日就诊。患者右下胸部起水疱，剧痛已 5 天，现痛处相继起红色丘疹及小水泡，堆形连绵，从前胸蔓延到后胸部，火灼疼痛，夜难成眠，口干思冷饮，大便干结，3 日未解，尿赤黄，量少，舌质红，苔薄，脉滑数。西医诊为"带状疱疹"。证属肝胆湿热，热胜于湿，浸淫肌肤而成缠腰火丹。治宜清利肝胆湿热，凉血解毒。师龙胆泻肝汤意化裁。处方：龙胆草 10g，柴胡 10g，黄连 10g，赤芍 10g，生地 15g，炒栀子 10g，连翘 10g，当归 10g，木通 10g，车前子 10g，大黄 10g，滑石 10g。水煎服。以黛雄矾方外搽：青黛 3g，雄黄 3g，枯矾 3g，共研细末，泛石灰水 100ml，甘油 10ml，调匀外涂，日 3 次。9 月 24 日二诊：治疗 1 周，灼痛减，病势未见发展，然仍脓水泛渗，原方合入《金匮要略》茵陈五苓散、《丹溪心法》之二妙散易汤。处方：龙胆草 10g，柴胡 10g，黄连 10g，赤芍 10g，生地 15g，炒栀子 10g，连翘 10g，当归 10g，车前子 10g，大黄 10g，木通 10g，茵陈蒿 30g，茯苓 12g，猪苓 10g，白术 12g，泽泻 10g，桂枝 10g，苍术 12g，黄柏 10g，甘草 10g。10 月 3 日三诊：续治 1 周，疱疹消退，病臻痊可。

【化裁】

1.东垣龙胆泻肝汤：本方去黄芩、栀子、甘草，治前阴热痒、臊臭，属于湿热者。

2.加味龙胆泻肝汤：本方加莲须、赤芍。治肝经带下浅红色，似血非血，胁胀或痛，口苦尿黄，舌红苔黄，脉弦数者。

3.加减龙胆泻肝汤：龙胆草、黄芩、栀子各 6g，白芍 9g，红泽兰 15g，丹皮、鳖甲各 9g，牛膝 6g，茅根 15g，有潮热者加青蒿 9g。治妇女倒经，经期提前而量少，甚或停闭不行；经前或经期常吐血；头晕耳鸣，时发潮热，心烦口燥，唇红苔黄，脉弦数。

【歌括】龙胆泻肝栀泽柴，木通甘草当归皆，

　　　　黄芩生地车前子，肝胆湿热均能排。

左金丸

【出处】《丹溪心法》

【组成】黄连 180g，吴茱萸 30g。

【用法】为末，水泛为丸，每服 3g，开水吞服。或作汤剂，水煎服，用量按原方比例酌定。

【功用】清泻肝火，降逆止呕。

【主治】肝火犯胃证。症见胁肋及脘腹胀痛，呕吐口苦，吞酸嘈杂，嗳气，口干，舌红苔黄，脉弦数。

【方论】本方证乃因肝胃湿热，胃气上逆所致。肝热灼伤脉络，则胁痛；胃热壅滞，脉络不利，则胃痛；热扰胃气，湿从内生，湿热内蕴，胃气上逆，则嘈杂吞酸，呕吐口苦；舌红，苔黄腻，脉弦数，皆为肝胃郁热，湿热郁蒸之征。治当清泻肝胃，降逆止呕。方中黄连清肝胃郁热，燥湿制酸，为君药。苦寒主凝，故少用吴茱萸辛热开达，疏利气机，兼防黄连苦寒凝滞，为佐药。诸药配伍，以奏清泻肝胃、降逆止呕之效。本方配伍特点：苦寒药配辛热药，苦降制酸，辛开达郁，肝胃同治。

【参考】左金丸治疗的中医证型，有人称为肝火犯胃证，有人称为肝胃湿热证。左金丸治疗症状虽有诸多，但以吞酸为主；审吞酸病机不仅有热，更有湿，湿热蕴结而上泛则为酸，所以左金丸治疗证型以肝胃湿热证则比较妥当。左金丸治疗吞酸的病机以热为主，黄连与吴茱萸的用量比例为 6∶1；若病机以寒为主，则可调整黄连与吴茱萸的用量比例为 1∶6，则能达到同样的治疗目的。

若吐酸甚者，加乌贼骨、煅瓦楞，以制酸止逆；气郁者，加柴胡、枳实，以疏肝和胃；烧心者，加生地黄、栀子，以凉血清热等。

【化裁】

1. **戊己丸**：本方加白芍。治痢疾或湿热下利，腹痛甚剧者。

2. **栀萸丸**：本方去黄连，加山栀仁、香附组成。治肝火胜，肝气郁结，胁下痛，胃痛腹痛。

3. **香连丸**：黄连（用吴茱萸同炒令赤，去吴茱萸不用）、木香。以痢下脓血相兼，腹痛，里急后重，苔黄垢腻为辨证要点。现代常用于治疗阿米巴痢疾、细菌性痢疾、急性肠炎、过敏性肠炎等属湿热证者。

【歌括】左金连萸六一九，肝火犯胃吐吞酸，

再加芍药名戊己，热泻热痢服之安。

泻白散

【出处】《小儿药证直决》

【组成】地骨皮30g，桑白皮（炒）30g，甘草（炙）3g。

【用法】加粳米一撮水煎服。

【功用】清泻肺热，止咳平喘。

【主治】肺热喘咳。症见气喘咳嗽，皮肤蒸热，日晡尤甚，舌红苔黄，脉细数。

【方论】季楚重曰："夫火热伤气，救肺之治有三：实热伤肺，用白虎汤以治其标；虚火刑金，用生脉散以治其本；若夫正气不伤，郁火又甚，则泻白散之清肺调中，标本兼治，又补二方之不及也。"泻白散，肺主西方，属金，其色应白，"泻白"，即泻肺也。又以桑白皮为君，其中也刚好有一个白字，名字起得很妙。原书治疗肺中伏火，但总属于肺热咳喘的范围。因肺属于金，肺属金最容易受到火邪的伤害。小儿至阳之体，容易热化。即是风寒所伤，容易导致内热发生。要泻肺中伏火，又要考虑小儿"易虚易实，易寒易热，脏腑娇嫩，元气未充"这个特质，所以就不能用特别苦寒的黄芩之类的药物。以桑白皮为君，清中有润，泻中有补，充分照顾正气，充分照顾小儿特点。桑白皮色白入肺，能清肺热而不燥。与桑叶相比，桑白皮更善于清理肺中火热，而桑叶轻清，一般只有在风热证初起的时候用。用地骨皮养阴，既针对肺热，又能补充肺热伤津的正虚。用炙甘草与粳米培土生津来养肺。方主以甘寒、清中有润，泻中寓补，培土生金，祛邪不伤正，清泻肺中伏火以适稚阴娇脏之性。

【参考】本方以咳嗽气喘，皮肤蒸热，午后尤甚，舌红苔黄为辨证要点。现代常用于治疗百日咳、肺炎、肺脓肿、气管炎、慢性肺源性心脏病、哮喘、鼻衄、

声音嘶哑、小儿多汗症、盗汗、荨麻疹等。肺经热重者,加黄芩、知母;燥热咳甚者,加瓜蒌皮、川贝母,咳喘气促者,加地龙、杏仁、葶苈子;阴虚潮热者,加青蒿、鳖甲;烦热口渴者,加天花粉、知母;肝火犯肺,咳逆胁痛者,加黛蛤散;汗多者,加浮小麦。

【附方】

葶苈大枣泻肺汤:葶苈(熬令黄色,捣丸,如弹子大),大枣 12 枚。主治:痰涎壅盛,咳喘胸满不得卧;或心悸,面目浮肿,苔腻,脉弦滑。

【验案】

泻白散证案:于某,女,18 岁,学生,1977 年 8 月 22 日就诊。患者日前参加麦收时,被烈日暴晒,汗出淋漓,休息时用冷水洗面。翌日,满面起红色皮疹,瘙痒灼痛,用手挤后,有一米粒样白色脂样排出,皮疹顶端可出现小脓疱。西药屡治不效。就诊时已有 4 个月,满脸绯红,全部被粉刺密布,中心点处有黑点发硬,以颏部为重,妨碍美观,甚感苦恼,伴便秘,溲赤,舌苔黄,脉数。证属日晒汗出,冷水搏击,阳郁于内,肌肤结毒而成粉刺(西医诊为"聚合性痤疮")。予以清热凉血,解毒散风为法。师泻白散合五味消毒饮化裁。处方:桑白皮 15g,地骨皮 10g,金银花 30g,连翘 12g,防风 10g,白芷 10g,浮萍 12g,地丁 6g,蒲公英 15g,薏苡仁 20g,木通 10g,茯苓 10g,枇杷叶 10g,紫背天葵子 10g,车前子 10g,滑石 20g,甘草 10g。水煎服。二诊:连服 8 剂后,已不再起新粉刺,绯红色皮疹已退。只有残留满脸黑硬之刺状点。给予颠倒散加白芷水调,每晚涂面 1次,晨起洗去。颠倒散方:大黄 15g,硫黄 15g,白芷 15g,共为细末,每晚水调涂面 1 次。搽后面部黑硬刺干缩,大部分退去。续服 12 剂,加外敷药而痊愈。

【歌括】 泻白甘桑地骨皮,再加粳米服之宜,

　　　　　　热伏肺脏成咳嗽,清泻肺热此方使。

清胃散

【出处】《脾胃论》

【组成】生地黄、当归身各 6g,牡丹皮 9g,黄连 6g(夏月倍之),升麻 9g。

【用法】作汤剂,水煎服。

【功用】清胃凉血。

【主治】胃有积热,胃火牙痛。症见牙痛牵引头痛,面颊发热,其齿喜冷恶热,或牙宣出血,或牙龈红肿溃烂,或唇舌腮颊肿痛,口气热臭,口干舌燥,舌红苔黄,脉滑数。

【方论】本方证是由胃有积热,循经上攻所致。足阳明胃经循鼻入上齿,手阳

明大肠经上项贯颊入下齿，胃中热盛，循经上攻，故牙痛牵引头痛，面颊发热，唇舌腮颊肿痛；胃热上冲则口气热臭；胃为多气多血之腑，胃热每致血分亦热，血络受伤，故牙宣出血，甚则牙龈溃烂；口干舌燥，舌红苔黄，脉滑数，俱为胃热津伤之候。治宜清胃凉血。方用苦寒泻火之黄连为君，直折胃腑之热。臣以甘辛微寒之升麻，一取其清热解毒，以治胃火牙痛；一取其轻清升散透发，可宣达郁遏之伏火，有"火郁发之"之意，黄连得升麻，降中寓升，则泻火而无凉遏之弊，升麻得黄连，则散火而无升焰之虞。胃热盛已侵及血分，进而伤耗阴血，故以生地凉血滋阴；丹皮凉血清热，皆为臣药。当归养血活血，以助消肿止痛，为佐药。升麻兼以引经为使。诸药合用，共奏清胃凉血之效，以使上炎之火得降，血分之热得除，于是循经外发诸证，皆可因热毒内彻而解。

《医方集解》载本方有石膏，其清胃之力更强。

【参考】

（1）本方着眼点在于湿热郁遏，若牙宣出血属于肾中虚热而致者，当用六味地黄汤；少阴不足，阳明有余而牙痛者，宜用新加玉女煎，均非本方所宜。

（2）薛立斋用本方治以下三方面证候：第一，用于大肠而齿龈肿痛者。第二，用于善饮酒人，齿痛腮颊焮肿，属胃经湿热者，加葛根。第三，对恣食肥甘美酒，以致胃热太甚口臭不可近，牙根溃烂出血者，本方加茵陈、藿香，少佐白蔻。

（3）可用于牙周炎，若加水牛角、连翘、黄芩、石膏，则清热解毒力量大为增强。亦可加大黄、芒硝，釜底抽薪，导热下行。

【验案】

清胃泻心汤证案：姜某，男，38岁，1958年11月25日初诊。主诉：既往有肝硬化病史，于11月20日忽然上、下前牙缝出血，且出血量很大，并伴有瘀血。在某医院肌内注射仙鹤草素，仍然出血不止，鲜血、瘀血并见。伴头昏，四肢无力。查其面色萎黄，微浮肿，齿龈红肿，口臭，体乏无力，心烦不安，舌暗苔黄，脉和缓。证属胃火炽盛，相火上浮，迫血妄行而致齿衄。师清胃泻心汤化裁。处方：生地60g，黄柏10g，黄芩10g，丹皮10g，焦栀子10g，白茅根10g，川军10g，麦冬10g，黄连6g，牛角屑10g。水煎服。11月26日二诊：服药1剂，诸症豁然，出血遂止，只牙缝见很少一点血迹。脉和缓。处方：生地12g，黄柏12g，黄芩12g，焦栀子12g，丹皮12g，白茅根12g，川军12g，藕节10g，牛角屑10g，水煎服。11月27日三诊：续服1剂，诸症消失，病臻痊可。脉仍和缓。为固疗效，予下方2剂：生地12g，黄柏12g，黄芩12g，白茅根12g，黄连2g，焦栀子12g，川军12g，丹皮12g，牛角屑10g，水煎服。

【歌括】清胃散中配黄连，麻归生地牡丹全，或宜石膏清胃热，口疮吐衄及牙宣。

泻黄散

【出处】《小儿药证直诀》

【组成】藿香叶 21g，山栀仁 3g，石膏 15g，甘草 9g，防风 120g。

【用法】作汤剂，水煎服。

【功用】泻脾胃伏火。

【主治】脾胃伏火证。症见口疮口臭，烦渴易饥，口燥唇干，舌红脉数，以及脾热弄舌等。

【方论】脾属中土，其色为黄，开窍于口，其华在唇、四白，脾火亢盛，则口疮、烦渴诸症由生。本方为"脾胃蕴热而设"，既清泻脾中伏热，又振复脾胃气机，虽名"泻黄"，而独以风药为重，是散火即所以泻火。立此方者，可谓深得《黄帝内经》"火郁发之"之微旨。服本方可使脾火清泻而正气无伤，诸症得愈。"泻黄"，即泻脾经之热，故名"泻黄散"。方中石膏、山栀仁泻脾胃积热为君；防风疏散脾经伏火为臣；藿香叶芳香醒脾为佐；甘草泻火和中为使。配合成方，共奏泻脾胃伏火之功。

【参考】胃阴虚有热者禁用；小儿先天不足，大脑发育不全，舌色淡白而弄舌者禁用。

【验案】

大金花丸合泻黄散、导赤散证案：曲某，女，1961 年 8 月 1 日初诊。患者牙龈溃烂经年，西药治疗数十次仍未见显效，经人介绍求诊于中医。查其上下牙龈多处均见溃烂、红肿、渗血，齿龈萎缩。伴心烦，口渴引饮，大便秘结，小便短赤，舌红苔黄，脉沉数有力。处方：栀子 10g，金银花 10g，连翘 10g，黄连 10g，黄芩 10g，黄柏 10g，大黄 10g，藿香 10g，防风 10g，石膏 10g，生地 10g，木通 10g，竹叶 10g，甘草 10g。水煎服。8 月 3 日二诊：服药 2 剂，创面红肿渗血已止，溃疡面缩小，余症悉除，脉舌如常。予以上方去大黄续服 3 剂。8 月 7 日三诊：患者欣言告之病已痊愈。嘱其忌恚怒，节饮食，自采黄芩叶煮水代茶饮。

【歌括】泻黄甘草与防风，石膏栀子藿香充，

炒香蜜酒调和服，脾热口疮并见功。

玉女煎

【出处】《景岳全书》

【组成】石膏 9~15g，熟地 9~30g，麦冬 6g，知母 5g，牛膝 5g。

【用法】水煎服。

【功用】清胃热，滋肾阴。

【主治】胃热阴虚证。症见头痛，牙痛，齿松牙衄，烦热干渴，舌红苔黄而干。亦治消渴，消谷善饥等。

【方论】"玉女"大约涵义有三：一指古代道家称肾为"玉女"，本方滋补肾水，故名。一指观音菩萨左有"金童"，手持净瓶，右有玉女，手持柳枝，观音用柳枝醮净瓶之水，洒于大地则清凉滋润，喻本方有滋阴降火之功。一指石膏其色白无暇，性阴寒，象征"玉女"。本方以状如"玉女"之石膏为主，既补肾水之不足，又泻胃火之有余，宛若观音大士用柳枝醮净瓶之水洒于大地一样，从而使阴虚火亢之症迅速得以平息，所以名"玉女煎"。本证多由阳明气火有余、胃热耗伤阴精所致，治疗以清胃热、滋肾阴为主。阳明之脉上行头面，入上齿中，阳明气火有余，胃热循经上攻，则见头痛牙痛；热伤胃经血络，则牙龈出血；热耗少阴阴精，故见烦热干渴；舌红苔黄且干，为阴亏症状。方中石膏辛甘大寒，清胃火，故为君药。熟地黄甘而微温，以滋肾水之不足，故为臣药。君臣相伍，清火壮水，虚实兼顾。知母苦寒质润、滋清兼备，一助石膏清胃热而止烦渴，一助熟地滋养肾阴；麦冬微苦甘寒，助熟地滋肾，而润胃燥，且可清心除烦，二者共为佐药。牛膝导热引血下行，且补肝肾，为佐使药，以降上炎之火，止上溢之血。

【参考】火盛极者，加栀子、地骨皮之属；多汗多渴者，加北五味14粒；小水不利或火不能降者，加泽泻4.5g，或茯苓亦可；金水俱亏，因精损气者，加人参6~9g。热性病气血两燔者，应去熟地、牛膝，改为生地30g、玄参5g，则效大。

【歌括】玉女石膏熟地黄，知母麦冬牛膝襄，

　　　　肾虚胃火相为病，牙痛齿衄宜煎尝。

芍药汤

【出处】《素问病机气宜保命集》

【组成】芍药30g，当归、黄连、黄芩各15g，槟榔、木香、炙甘草各6g，大黄9g，肉桂5g。

【用法】水煎，食后温服。

【功用】清热解毒，调气和血。

【主治】湿热痢疾。症见腹痛，便脓血，赤白相兼，里急后重，肛门灼热，小便短赤，舌苔黄腻，脉弦数。

【方论】《黄帝内经》云："溲而便血，气行血止。"刘完素遵照《黄帝内经》微旨，提出了治痢疾的法则，即"行血则便脓自愈，调气而后重自除"。方中以白芍为主

药，专能行血活血。配合当归，则能活血止痛，配合大黄，则能行血散气。槟榔配伍木香则能斡旋中焦的气机。黄芩、黄连在《医宗金鉴》中又名二黄汤，实则出自《伤寒论》之三泻心汤——半夏泻心汤、干姜泻心汤、甘草泻心汤，包括葛根汤、葛根芩连汤。半夏泻心汤是治疗所有慢性肠胃病的最经典的经方，几乎所有的胃病治则，都离不开半夏泻心汤的影子。黄芩、黄连皆是苦寒之品，苦能燥湿，寒能泄热。但不同的是黄连善清湿生之热，而黄芩善解热生之湿，这两味药合用，首先就将上焦与中焦的湿热皆清降下来。官桂，则是专门反佐大黄。大黄得肉桂则行血之力更加，肉桂得大黄则不助湿热火邪。炙甘草和中调药，与芍药相配，又能缓急止痛，亦为佐使。诸药合用，湿去热清，气血调和，故下痢可愈。

【参考】下痢如血者，渐加大黄用量；便血颜色紫暗者，加黄柏15g。

【验案】

芍药汤证案：王某，男，21岁，1974年7月24日就诊。患者2天来自觉畏寒、发热、腹痛、腹泻、脓血便，每天10~15次，伴有里急后重，食减，口味淡，舌苔微黄，脉濡数而短。体温38.7℃，有轻度脱水现象，左下腹明显压痛。大便检验：脓细胞（+++），白细胞（+++），红细胞（+++），巨噬细胞（+）。证属湿热蕴结大肠，腑气阻滞。治宜清热解毒，利湿通下。予芍药汤加味调之。处方：当归12g，白芍10g，青皮6g，广木香4.5g，茯苓10g，川朴6g，枳壳6g，地榆炭15g，白头翁12g，川连10g，金银花20g，大黄10g，秦皮10g，甘草6g。水煎服。7月28日二诊：服药4剂，诸症悉减。为增其清热解毒之功，原方加黄芩、黄柏，以佐黄连之力；加槟榔片、肉桂，以助通结逐秽之效。8月3日三诊：续服4剂，诸症悉除，病臻痊可。时值盛夏，沟洼篱笆之处，葎草遍布，嘱用鲜草半斤许，烧水浴足，可疗泻痢，故嘱用之以善其后。

【歌括】芍药汤中用大黄，芩连槟草归桂香。

　　　　解毒调气兼和血，湿热痢疾自尔康。

白头翁汤

【出处】《伤寒论》

【组成】白头翁15g，黄连6g，黄柏12g，秦皮12g。

【用法】水煎服。

【功用】清热解毒，凉血止痢。

【主治】热毒痢疾。症见腹痛，里急后重，肛门灼热，下痢脓血，赤多白少，渴欲饮水，舌红苔黄，脉弦数。

【方论】本方是治湿热下利的名方，由四味药组成。方中白头翁，清热解毒，凉血止痢，尤善清胃肠湿热和血分热毒，乃治热毒血痢之要药，为君药。黄连苦寒，泻火解毒，燥湿厚肠，为治痢要药；黄柏善清下焦湿热而止痢，两药共助君药清热解毒燥湿，为臣药。秦皮苦寒而涩，既清热解毒，又兼以涩肠止痢，为佐药。四味清热解毒止痢药合用，功专力宏，为治热毒血痢之良方。四味苦寒药中，两味归肝经，两味不归肝经，两味治血分，两味治气分。白头翁、秦皮两味苦寒药归肝经，凉血热，止肝热血痢。黄连、黄柏也是苦寒药，清热燥湿止痢，是治气分的，这两味药不入血分。在《伤寒论》中，这是一张主治厥阴病的方子。围绕着白头翁汤证的下利，厥阴病篇又列了 10 多段条文讲了类似证：四逆汤、通脉四逆汤主治的是寒利，小承气汤主治的是热结旁流，等等。但是真正属于厥阴病的下利就是白头翁汤证。只要明白了白头翁汤治疗的是厥阴病，是凉血热、解血分热毒的一张方，临床上白头翁汤的应用就很广泛了。肝经热毒循经或者横逆导致乳腺炎，或者上攻导致结膜炎，或者下注导致下痢、附件炎、带状疱疹、淋巴腺炎因其病机都是肝经热毒郁结，才有了异病同治的基础。

【参考】外有表邪，恶寒发热者，加葛根、连翘、银花以透表解热；里急后重较甚者，加木香、槟榔、枳壳以调气；脓血多者，加赤芍、丹皮、地榆以凉血和血；夹有食滞者，加焦山楂、枳实以消食导滞；用于阿米巴痢疾，配合吞服鸦胆子（桂圆肉包裹），疗效更佳。白头翁煮水打鸡子一个可治淋巴腺炎（吃蛋喝汤）。

【验案】

白头翁汤证案：尉某，女，26 岁，1973 年 8 月 7 日就诊。患者产后半个月，形体羸瘦，诸不足，于 1 周前急发腹痛，伴里急后重，肛门灼热，痢下脓血，赤多白少，壮热口渴，渴欲饮水，头痛烦躁诸候。经医院肠道门诊确诊为细菌性痢疾，服磺胺剂罔效，3 日后请中医会诊，予以中药治疗。查舌红苔黄，脉滑数。证属疫毒熏灼肠道，耗伤气血，即"热利下重者"之证。治宜清热解毒，凉血止利。予以白头翁汤化裁。处方：白头翁 15g，黄柏 12g，黄连 6g，秦皮 12g，地榆 20g，紫参 20g，水煎服。服药 1 剂，热解痢止。续服 4 剂，诸症若失。因虑其产后血虚痢久伤阴，予以原方加阿胶（烊化）6g，甘草 6g，续服，即以《金匮要略》白头翁加甘草阿胶汤服之。10 剂而病臻痊可。

【化裁】

1. 白头翁加甘草阿胶汤：本方加阿胶、甘草。治产后下痢者。

2. 变通白头翁汤：生山药 30g，白头翁 12g，秦皮 10g，生地榆 10g，生杭芍 12g，甘草 6g，旱三七（研）10g，鸦胆子（去皮）60 粒。先将三七、鸦胆子，用白糖水送服一半，所余一半煎汤服。治热痢下重腹疼。

3. 加减白头翁汤：白头翁 30g，黄连 30g，黄芩 12g，秦皮 12g，银花 30g，地榆 30g，白芍 12g，广木香 10g，甘草 10g。水煎服。治急性细菌性痢疾，大便脓血，里急后重，苔黄脉数者。本方清热、解毒、止痢力量较原方更强。

4.加味白头翁汤：本方加黄芩、白芍。治证同。

【歌括】白头翁汤热痢方，连柏秦皮四药良，

　　　　味苦性寒能凉血，坚阴治痢在清肠。

第六节 清虚热剂

清虚热剂，具有养阴透热、清热除蒸的作用。适用于热病后期，邪留未尽，阴液已伤，出现暮热朝凉，舌红少苔；或由肝肾阴虚，以致骨蒸潮热或久热不退的虚热证。本类方剂常以滋阴清热的鳖甲、知母、生地与清透伏热的青蒿、秦艽、柴胡、地骨皮等配合组方。

青蒿鳖甲汤

【出处】《温病条辨》

【组成】青蒿 6g，鳖甲 15g，细生地 12g，知母 6g，丹皮 9g。

【用法】水煎服。

【功用】养阴透热。

【主治】温病后期，热邪深伏阴分。症见夜热早凉，热退无汗，能食消瘦，舌红少苔，脉细数。

【方论】本方为治邪热余波窜入阴分发生身热日轻夜重之剂。热病后期，阴液已伤，然热未退而伏下焦阴分。卫气日行于阳，夜行于阴，夜属阴，今卫气与邪争故夜热，昼则卫气离阴而行阳不与邪争故早凉。久热阴伤，汗本于阴，阴亏不能作汗，故无汗。久病阴伤，不养形体，故形体消瘦。舌红无苔，脉细数为阴虚有热。夜热早凉，热退无汗，此为邪气深伏厥阴不能从少阳转出的表现。既不同于正虚邪盛，可以养阴泻火的黄连阿胶汤证，又不同于邪少虚多，可以甘润养阴祛邪的复脉汤证。所以必用本方先入厥阴搜邪，再领邪外出少阳。方用气味芳香之青蒿清透邪热外达，因其不能直入阴分，需配鳖甲入肝经阴分，养阴搜邪，但鳖甲不能独出阳分，又需配青蒿领之外出，二药共为君药。生地甘凉，滋阴清热，又凉血分热；知母苦寒而润，滋阴降火，又清气分热，二药助鳖甲养阴退虚热，丹皮辛苦凉，能泻血中伏火，使火退阴生，并助青蒿清透阴分伏热外出，三药共为佐使药。诸药合用，有养阴退热之功。原书认为青蒿、鳖甲兼有引经作用。

青蒿鳖甲汤尚有一方，见《温病条辨》中焦篇，与本方比较有桑叶、花粉，而无生地黄。治"脉左弦，暮热早凉，汗解渴饮，少阳疟偏于热重者"。两方有所不同，一偏养阴透邪，治阴虚伏热；一偏清热生津，治少阳气分有热者。

【参考】对于原因不明之久热不退属阴虚者，可加白薇、玉竹、地骨皮等以退虚热；肺痨骨蒸，阴虚火旺者，可加沙参、麦冬、玄参、赤芍、旱莲草、女贞子以养阴退蒸；小儿夏季热，症见夜热早凉，可用本方加白薇、荷梗、银花、连翘以解暑退热。

【歌括】青蒿鳖甲地知丹，热自阴来仔细看，

　　　　夜热早凉无汗出，养阴透热服之安。

秦艽鳖甲散

【出处】《卫生宝鉴》

【组成】柴胡、鳖甲（去裙襕，酥炙，用九肋者）、地骨皮各 30g，秦艽、当归、知母各 15g。

【用法】上药研为粗末。每次 15g，用水 200ml，加青蒿 5 叶，乌梅 1 个，煎至 140ml，去滓，临卧、空腹各服 1 次。

【功用】滋阴养血，退热除蒸。

【主治】风劳病。症见骨蒸潮热，肌肉消瘦，唇红颊赤，口干咽燥，夜寐盗汗，咳嗽困倦，脉细数。

【方论】风劳骨蒸壮热，肌肉消瘦，此方主之。《医方考》记载："风，阳气也。故在表则表热，在里则里热，附骨则骨蒸壮热，久蒸则肌肉消瘦。无风不作骨蒸，此昆之立言也。"方中柴胡、秦艽，风药也，能驱肌骨之风。地骨皮、知母，寒品也，能疗肌骨之热。鳖，阴类也。甲，骨属也。骨以及骨，则能为诸药之向导。阴以养阴，则能退阴分之骨蒸。乌梅味酸，能引诸药入骨而收其热。青蒿苦辛，能从诸药入肌而解其蒸。复有当归，一以养血，一以导诸药入血而除热于阴分。临床上常用于结核病之潮热，温热病后期阴亏津伤，余热未尽，以及原因不明的长期反复低热属于阴虚证者。

【参考】小儿反复呼吸道感染应用本方加减：秦艽 15g，鳖甲 15g，太子参 15g，百部 10g，地骨皮 10g，知母 6g，青蒿 6g，柴胡 6g，乌梅 6g。气虚甚者，加黄芪 15g，阴虚甚者，加生地 15g，痰热甚者，加黄芩 10g；汗多者，加五味子 5g。每日 1 剂，水煎服。

【歌括】秦艽鳖甲治风劳，地骨柴胡及青蒿，

　　　　当归知母乌梅合，止嗽除蒸敛汗高。

清骨散

【出处】《证治准绳》

【组成】银柴胡 5g，胡黄连、秦艽、鳖甲、地骨皮、青蒿、知母各 3g，甘草 2g。

【用法】水煎服。

【功用】清虚热，退骨蒸。

【主治】肝肾阴虚，虚火内扰证。症见骨蒸劳热，低热日久不退，形体消瘦，唇红颧赤，困倦盗汗，或口渴心烦，舌红少苔，脉细数。

【方论】本方立意：一为内清骨蒸之热；二为透伏热使从外解；三是滋肾填阴，以治阴虚之本。《医方集解》记载："此足少阳厥阴药也。地骨皮、黄连、知母之苦寒，能除阴分之热而平之于内；柴胡、青蒿、秦艽之辛寒，能除肝胆之热而散之于表；鳖阴类而甲属骨，能引诸药入骨而补阴；甘草甘平，能和诸药而退虚热也。"全方共奏补肾而滋阴液之功，使骨蒸潮热得以清退。

【参考】临床主要用本方加减治疗围绝经期综合征、肺结核等病症。血虚甚者，加当归、芍药、生地；嗽多者，加阿胶、麦门冬、五味子。

【歌括】清骨散主银柴胡，胡连秦艽鳖甲辅，

青蒿知母草地骨，骨蒸劳热此方图。

当归六黄汤

【出处】《兰室秘藏》

【组成】当归、生地黄、熟地黄、黄芩、黄柏、黄连各等份，黄芪加倍。

【用法】水煎服。

【功用】滋阴泻火，固表止汗。

【主治】阴虚火旺所致的盗汗。症见发热盗汗，面赤心烦，口干唇燥，大便干结，小便黄赤，舌红苔黄，脉数。

【方论】《兰室秘藏》称其为"盗汗之圣药"。方中当归养血，生、熟地黄滋阴，三味养血补阴，从本而治；再用黄芩清上焦火，黄连清中焦火，黄柏泻下焦火，使虚火得降，阴血安宁，不致外走为汗；又倍用黄芪，固已虚之表，安未定之阴。全方六味，以补阴为主，佐以泻火之药，阴血安定，盗汗自止。后世又用以治疗阴虚火旺之自汗证。

【参考】阴虚而实火较轻者，可去黄连、黄芩，加知母，以泻火而不伤阴；汗出甚者，可加浮小麦、山萸肉增强止汗作用；阴虚阳亢，潮热颊赤突出者，加白

芍、龟甲滋阴潜阳。

【歌括】火炎汗出六黄汤，归柏芩连二地黄，

　　　　倍用黄芪为固表，滋阴清热效堪当。

第六章　温里剂

凡以温热药为主组成，具有温里助阳、散寒通脉作用，用于治疗里寒证的方剂，统称温里剂。本类方剂是依据《素问·至真要大论》"寒者热之""治寒以热"的原则立法，属于"八法"中的"温法"。

里寒证或因素体阳虚，寒从中生；或因外寒直中三阴，深入脏腑；或因过服寒凉，损伤阳气。无论何种成因，总不外乎外寒入里和寒从中生两个方面。里寒证以畏寒肢凉，喜温蜷卧，面色苍白，口淡不渴，小便清长，脉沉迟或缓等为主要临床表现。治疗当从温里祛寒立法，但因病位有脏腑经络之别，病势有轻重缓急之分，故温里剂又分为温中祛寒剂、回阳救逆剂、温经散寒剂三类。

第一节　温中祛寒剂

温中祛寒剂，适用于中焦虚寒证。脾胃位居中州，主运化而司升降。脾胃虚寒，运化无权，升降失常，常见脘腹疼痛，呕恶下利，不思饮食，肢体倦怠，手足不温，舌苔白滑，脉沉细或沉迟等症。

理中丸

【出处】《伤寒论》

【组成】人参、干姜、甘草（炙）、白术各90g。

【用法】蜜丸，一日2~3次，每次9g，开水送下；或按原方比例酌定用量作汤剂，水煎服。

【功用】温中祛寒，补气健脾。

【主治】①中焦虚寒，自利不渴，呕吐腹痛，不欲饮食，以及霍乱等。②阳虚失血。③小儿慢惊，病后喜唾涎沫，以及胸痹等由中焦虚寒所致者。

【方论】本方所治诸证皆由脾胃虚寒，升降失常所致。本方主治广泛，但总属脾胃虚寒。一则失于温煦，症见脘腹疼痛，喜温喜按，畏寒肢冷或胸痹证；二则运化失常，症见腹满食少；三则升降失常，症见呕吐下利；四则摄纳无权，症见阳虚失血，或病后喜唾涎沫等。舌淡苔白润，口不渴，脉沉细或沉迟无力皆为虚寒之象。治宜温中祛寒，补气健脾。方中以干姜为君，大辛大热，温中祛寒，扶阳抑阴，为振奋脾阳之要药。以人参之补，益气健脾，以复运化，为臣药。君臣相配，温养中焦脾胃阳气，以复运化、统摄、升降之能。以白术之燥，健脾燥湿，防脾虚生湿，为佐药。以炙甘草之和，益气和中，为使药。四药相配，一温一补一燥，使脾胃阳气振奋，寒邪祛除，则运化升降功能恢复，诸症自愈。本方在《金匮要略》中作汤剂，称"人参汤"。理中丸方后亦有"然不及汤"四字。盖汤剂较丸剂作用力强而迅速，临床可视病情之缓急酌定使用剂型。

【参考】

（1）病后喜唾，属于脾阳未复，不能摄津，可用本方。亦可加入益智仁。

（2）《金匮要略》以本方治"胸痹，心中痞气，气结在胸，胸满，胁下逆抢心"之偏于虚寒者，其方名人参汤，有温阳宣痹、补益心气之功。

（3）小儿慢惊，因吐泻伤脾，脾虚不能养肝而致，应用本方补脾以养肝，可望获效，若加全蝎、僵蚕等息风解痉之品，肝脾同治，标本并图，疗效更佳。

（4）本方亦治阳虚失血证。对于气虚不能摄血，脾虚不能统血的失血证，投此可以获效。

【验案】

人参汤证案：闫某，男，52岁，1974年8月6日就诊。患者因前几天野外劳动后，腹中饥饿，回家吃冷稀粥2碗后，开始感觉脘腹不适，随后出现便泻，至今半个月不愈，每日大便泻3~5次，脐部微痛有凉感，大便呈蛋花样，时泻下如水，稍有恶臭气味，但无黏陈，无发热，腹肌松弛，时肠鸣有声，舌苔白腻微厚，脉象沉濡。证属脾虚挟湿，中焦寒郁。治宜健脾化湿，温中散寒。予人参汤化裁调之。处方：党参15g，甘草6g，炮姜10g，白术10g，熟附子10g，茯苓12g，陈皮10g，广木香10g，白芍12g，白扁豆20g，陈曲10g，焦楂10g，大枣3枚为引，水煎服。8月12日二诊：服药5剂，诸症悉减，大便仍溏，日3次，于上方合入紫参汤（紫参20g、甘草10g）、诃梨勒散冲服之。8月26日三诊：续服10剂，腹泻腹痛，诸症豁然，病臻痊可。予以紫参汤续服，以预后。

【化裁】

1. **附子理中汤**：本方加附子。治中焦虚寒，腹满泄泻，脘痞而呕，消化不良等。

2. **理中安蛔丸**：本方去甘草，加茯苓、川椒、乌梅。治胃中寒而吐蛔病。

3. **温胃汤**：本方加当归、白芍、陈皮、川朴、蜀椒、生姜。主治忧思郁结，脾肺气凝，胀满上冲，食不能下而呕吐者。

4. 连理汤：本方加黄连、茯苓。治伤暑泄泻，口干作渴之症。

5. 枳实理中丸：本方加枳实、茯苓蜜丸。治寒实结胸，胸胁高起手不可近。

【歌括】理中丸主温中阳，人参白术草干姜，

原为脾胃虚寒设，后人衍化许多方。

吴茱萸汤

【出处】《伤寒论》

【组成】吴茱萸 9g，生姜 18g，人参 9g，大枣 12 枚。

【用法】上 4 味，以水 1000ml，煮取 400ml，去滓，温服，日 3 次。

【功用】温中补虚，降逆止呕。

【主治】肝胃虚寒，浊阴上逆证。症见食后泛泛欲吐，或呕吐酸水，或干呕，或吐清涎冷沫，胸满脘痛，颠顶头痛，畏寒肢冷，甚则伴手足逆冷，大便泄泻，烦躁不宁，舌淡苔白滑，脉沉弦或迟。

【方论】方中吴茱萸又苦又辣，《伤寒论》中写了"洗"，有地方写了"汤洗"，热水洗 7 遍之后，味道相对好一点，有些人吃了还容易引起呕吐，所以一定要加生姜。本方原治：一为阳明寒呕；二为厥阴头痛；三为少阴吐利。其证虽有阳明、厥阴、少阴之别，但其见症均有呕吐，均与中虚寒气上逆有关。治宜温中补虚，降逆止呕。方中吴茱萸辛苦大热，一则温胃止呕；二则暖肝降逆；三则温肾止吐利。一药而三病皆宜，故为君药。生姜为呕家圣药，重用为臣药，温胃散寒，降逆止呕。君臣相配，散寒降逆之功益著。人参甘温，益气健脾，既扶中气之虚，又顾津液之伤，为佐药。大枣甘平，助人参以益脾气，合生姜以调脾胃，并能调和诸药，为佐使药。四药合用，共奏温中补虚、暖肝和胃、降逆止呕之功，为治呕之良方。

【参考】本方以呕吐涎沫、舌质不红、苔白滑、脉细迟或弦细为辨证要点。现代常用于治疗胃及十二指肠溃疡，急、慢性胃炎，胆囊炎，梅尼埃病，原发性高血压，头痛，妊娠恶阻等。如呕多者，加陈皮、砂仁、半夏；头痛者，加川芎、当归、白芍；寒甚者，加干姜、附子；腹胀者，加砂仁、厚朴；吞酸者，加乌贼骨、煅瓦楞子；腹痛者，加白芍。

呕吐剧者，宜少量频服、冷服，以免格拒不纳。有些患者服药后症状反剧，约半小时后可自行消失。

【验案】

吴茱萸汤证案：丁某，女，41 岁，1979 年 12 月 9 日就诊。素体形寒肢冷，月经延后，量少色淡，带下清稀。近 10 余天来，头痛，干呕，吐涎沫，口淡，心

下痞，纳食呆滞。舌淡苔白滑，脉弦迟。证属素体肾阳不足，寒自内生，寒邪内犯足厥阴肝经，循经上冲达颠顶而致头痛。治宜暖肝和胃，温中降逆。师《伤寒论》吴茱萸汤意治之。处方：吴茱萸10g，红参12g，大枣10g，生姜20g，水煎服。12月14日二诊：服药3剂，头痛、干呕、吐涎沫悉去。予以吴茱萸汤化裁作散剂服。以除肝寒犯胃，而致心下痞、纳呆等症。处方：吴茱萸60g，人参30g，苍术60g，炒麦芽30g，陈皮30g，神曲30g，共为细末，每次10g，日3次，食前服。12月25日三诊：续治1周，胃肠无不适，纳食渐馨。

【化裁】

吴茱萸加附子汤：本方加附子组成。功用：温阳暖肝，祛寒止痛。主治：腰痛，寒疝，牵引睾丸，脉沉迟。

【歌括】 吴茱萸汤参枣姜，肝胃虚寒此方商，

　　　　　阳明寒呕少阴痢，厥阴头痛亦堪尝。

小建中汤

【出处】《伤寒论》

【组成】 桂枝9g，甘草6g，大枣6枚，芍药18g，生姜9g，饴糖30g。

【用法】 水煎取汁，兑入饴糖，文火加热溶化，分2次温服。

【功用】 温中补虚，和里缓急。

【主治】 中焦虚寒，肝脾不和证。症见腹中拘急疼痛，喜温喜按，神疲乏力，虚怯少气；或心中悸动，虚烦不宁，面色无华；或伴四肢酸楚，手足烦热，咽干口燥。舌淡苔白，脉细弦。

【方论】 本方证多由中焦虚寒，肝脾失和，化源不足所致。治疗以温中补虚，和里缓急为主。中焦虚寒，肝木乘土，故腹中拘急疼痛、喜温喜按。脾胃为气血生化之源，中焦虚寒，化源匮乏，气血俱虚，故见心悸、面色无华、发热、口燥咽干等。方中重用甘温质润之饴糖为君，温补中焦，缓急止痛。臣以辛温之桂枝温阳气，祛寒邪；酸甘之白芍养营阴，缓肝急，止腹痛。佐以生姜温胃散寒，大枣补脾益气。炙甘草益气和中，调和诸药，是为佐使之用。其中饴糖配桂枝，辛甘化阳，温中焦而补脾虚；芍药配甘草，酸甘化阴，缓肝急而止腹痛。六药合用，温中补虚缓急之中，蕴有柔肝理脾、益阴和阳之意，用之可使中气强健，阴阳气血生化有源，故以"建中"名之。

临床运用时，务必注意方中各药配伍用量之比例，以符立法本意。《伤寒论》用本方治疗"伤寒阳脉涩，阴脉弦，法当腹中急痛""伤寒二三日，心中悸而烦者"，亦皆因中阳已虚，所以先治其里，温建中阳，调和营卫，虚者复而表亦可解，是

仲景辨证论治，不拘于先表后里之又一范例。

【附方】

1.黄芪建中汤：即小建中汤加黄芪 9g。用法同小建中汤。功用：温中补气，和里缓急。主治：虚劳里急，诸不足。

2.当归建中汤：即小建中汤加当归 12g。用法同小建中汤。功用：温补气血，缓急止痛。主治：产后虚羸不足。症见腹中刺痛不止，吸吸少气，或者小腹拘急，痛引腹背，不能饮食。

黄芪建中汤证于虚劳里急外，加"诸不足"三字，是虚的程度比小建中汤证更甚，所以宗"虚者补之""劳者温之"之旨，加甘温益气升阳之黄芪，增强益气建中之力，使阳生阴长，虚不足者得益，里急亦除。对小建中汤证而见气虚自汗时时发热者尤宜。当归建中汤治产后虚羸，以产后百脉空虚，所以加苦辛甘温、补血和血之当归。原书方后注明："若其人去血过多，崩伤内衄不止，加地黄六两，阿胶二两。"更可知小建中汤虽阴阳并补，而以温阳为主；黄芪建中汤则侧重于甘温益气；当归建中汤是气血双补，尤重在补血和血。所以临床用汤，以虚劳里急腹痛为主，或加黄芪、党参，或加当归、地黄，不必拘于男妇之分为是，但视其证属劳倦内伤，审知气血之虚孰甚，便可择宜选用。

【验案】

黄芪建中汤证案：孙某，男，42 岁，1960 年 10 月 12 日初诊。患者既往有十二指肠球部溃疡史，近参加婚宴，因酒食不节脘痛加剧。症见脘腹冷痛，上冲及胸，喜按喜暖，空腹痛甚，得热饮痛减，四肢欠温，纳呆，腹胀，面色不荣，神疲乏力，大便溏薄，舌淡红薄白苔，脉沉弦而细。处方：黄芪 12g，桂枝 10g，白芍 20g，白术（蜜炙）15g，甘松 10g，枳壳 6g，炙甘草 6g，生姜 3 片，大枣 4 枚，饴糖 30g，水煎 2 遍，取汁，兑入饴糖，分 2 次早晚服。经治 3 日，诸症悉减，加赤石脂 10g、党参 10g，续治 1 周，病臻痊可。

【歌括】小建中汤芍药多，桂枝甘草姜枣和，
　　　　更加饴糖补中脏，虚劳腹痛服之瘥。

大建中汤

【出处】《金匮要略》

【组成】蜀椒 3g，干姜 12g，人参 6g。

【用法】水煎取汁，兑入饴糖，文火加热溶化，分 2 次温服。

【功用】温中补虚，降逆止痛。

【主治】中阳衰弱，阴寒内盛之脘腹剧痛证。症见心胸中大寒痛，呕不能食，

腹中寒，上冲皮起，出见有头足，上下痛而不可触近，手足厥冷，舌质淡，苔白滑，脉沉伏而迟。

【方论】本方与小建中汤不同，是大温，既用干姜，又用蜀椒，同时还用人参大补。方中蜀椒温脾胃，助命火，散寒止痛，为君药。以辛热之干姜，温中散寒，助蜀椒散寒之力；饴糖温补中虚，缓急止痛，助蜀椒止痛之功，共为臣药。人参补脾益气，配合饴糖重建中脏，为佐药。本方辛甘温热之性较强，素体阴虚者慎用，寒凝气滞者亦不宜应用。

【参考】咳嗽者，加款冬花；咳血者，加阿胶；便精遗泄者，加龙骨；怔忡者，加茯神。

【歌括】大建中汤建中阳，蜀椒干姜参饴糖，

　　　　阴盛阳虚腹冷痛，温补中焦止痛强。

第二节　回阳救逆剂

回阳救逆剂，适用于阳气衰微，阴寒内盛，甚或阴盛格阳、戴阳的危重病证。症见四肢厥逆，精神萎靡，恶寒蜷卧，甚或冷汗淋漓，脉微欲绝等。常用附子、干姜等温热药物为主组方，或配人参等益气固脱之品。

四逆汤

【出处】《伤寒论》

【组成】甘草 6g，干姜 5g，附子（生用，去皮，破八瓣）1 枚。

【用法】附子先煎 1 小时，再加余药同煎，取汁温服。

【功用】温中祛寒，回阳救逆。

【主治】①少阴病。症见四肢厥逆，恶寒蜷卧，呕吐不渴，腹痛下利，神衰欲寐，舌苔白滑，脉象微细。②太阳病误汗亡阳。

【方论】本方为回阳救逆之代表方剂。凡属阴盛阳衰或阳气将亡而见吐利、脉微肢厥之症，均属本方的适应范围。《素问·厥论》曰："阳气衰于下，则为寒厥。"病至寒邪深入少阴，肾中阳气衰微，阴阳之气不相顺接，故外则四肢厥逆，恶寒蜷卧，神疲欲寐；内则呕吐不渴，腹痛下利。舌苔白滑，脉象微细，是不仅肾阳衰微，而且心脾之阳气亦衰，阴寒独盛之危候。此时非大剂辛热不足以回阳破阴而救逆。《素问·至真要大论》曰："寒淫于内，治以甘热，佐以苦辛，以咸泻之，以辛润之，以苦坚之。""寒淫所胜，平以辛热，佐以苦以咸泻之。"所以用大辛大

热之附子为君药。附子纯阳有毒，为补益先天命门真火之第一型剂，通行十二经，生用尤能迅达内外以温阳逐寒。干姜温中焦之阳而除里寒，助附子升发阳气，为臣药。生附子有大毒，与干姜同用，其性峻烈，故又用益气温中之炙甘草为佐药，既能解毒，又能缓姜、附辛烈之性，合而回阳救逆，又不致有暴散之虞，故方名"四逆"。若服药吐，可用冷服法，即《素问·五常政大论》"气反者……治寒以热，凉而行之"之意。

【参考】本方能兴奋心脏和胃肠功能，促进血液循环，治疗新陈代谢功能低下或衰竭的虚脱，可用于急性肠炎吐泻过多，或急性病大汗出现虚脱者。而对于胃下垂，通过配伍治疗效果也有效。但总在辨证准确，凡一切阳虚俱可应用，不囿于少阴病，太阴或太阳病亦可根据实际情况运用，不必定要等到"脉微细、但欲寐也"，譬如太阳病发汗引起的冷汗淋漓，一身疼痛，太阴病自利不渴，腹满不食，腹部喜温喜按等。使用本方，剂量要大。剂量太小则达不到治疗效果。犹如战场用兵，寡不敌众，一些急症、痛症剂量要大；对一些慢性的阳虚证剂量要小些为宜。本方临床上是一个基础方，一定要注意随症加减。方以药成，药味加减变化直接影响所治病证的主次轻重，所谓"泥其法而不泥其方"，如寒湿困脾者可去甘草之壅滞，加半夏、白术燥湿健脾，伴腹痛者加芍药缓急止痛，下利日久者加赤石脂涩肠，兼外感风寒者加桂枝、羌活解表散寒，呕吐者加半夏、生姜化饮止呕等。

【验案】

四逆汤证案：王某，男，38岁，1974年4月23日就诊。患者素有慢性肠炎史，昨晚赴宴，因食凉拌粉皮等生冷不洁之物，饭后即感脘腹不适，旋即腹痛如厕，下利不止。四肢厥逆，恶寒蜷卧，神衰欲虚。舌淡白苔腻脉沉细。因既往有下利痼疾，因食生冷不洁之物致下利，肾阳式微，阴阳气不相顺接，而致四逆证，故予四逆汤以回阳救逆。处方：炙甘草10g，生附子12g，干姜10g，附子先煎沸30分钟，再入余药同煎。嘱速煎温服。午后家人欣然相告，服药后腹痛息，形寒肢冷去。予原方加红参10g，续服。5剂后诸症悉除。为善其后，嘱其每日服《金匮要略》紫参汤（紫参20g，甘草6g），作饮用之。

【化裁】

1. **通脉四逆汤**：即本方干姜剂量加重一倍。治下利清谷，手足厥逆，身反不恶寒，面色赤，或腹痛，或干呕，或咽痛，脉微欲绝者。

2. **通脉四逆加猪胆汁汤**：即本方干姜量加重一倍，再加猪胆汁。治吐已下断，汗出而厥，四肢拘急不解，脉微欲绝者。

3. **四逆加人参汤**：即本方加人参。治亡阳虚脱，阳俱虚，肢逆冷，沉微者。

为参附汤之先河。

4. **茵陈四逆汤**：即本方加茵陈。治中焦寒湿，苔灰滑四肢逆冷，目俱黄，色晦暗者。再加白术，《医学心悟》的茵陈术附汤。治证同。

5. **回阳急救汤**：即本方加肉桂、人参、白术、茯苓、陈皮、半夏、五味子、麝香。治寒邪直中三阴，寒蜷卧，肢逆冷，腹疼、吐泻不渴，手足指甲唇青，口吐涎沫，沉迟无力，无脉者。

【歌括】四逆汤中附草姜，四肢厥逆急煎尝，

　　　　脉数吐利阴寒盛，救逆回阳赖此方。

参附汤

【出处】《正体类要》

【组成】人参12g，附子（炮，去皮）9g。

【用法】水煎服，阳气脱陷者，倍用之。

【功用】益气回阳救脱。

【主治】正气大虚，阳气暴脱证。症见四肢厥逆，冷汗淋漓，汗出如珠，呼吸微弱，脉微欲绝。

【方论】本方为回阳救逆、益气固脱之要方。《医宗金鉴·删补名医方论》曰："补后天之气，无如人参；补先天之气，无如附子，此参附汤之所由立也，……二药相须，用之得当，则能瞬息化气于乌有之乡，顷刻生阳于命门之内，方之最神捷者也。"方中人参大补元气、益气固脱；附子回阳救逆、补火助阳、散寒止痛。参附配伍，能上助心阳，下补肾阳，中健脾气，气阳同救，起到温而兼润、补而能固的功效，可期峻补阳气以救暴脱之效。临床凡见大病虚极欲脱，产后或月经暴崩，或痈疡久溃，血脱亡阳等，均可用本方救治。

【参考】凡大病虚极欲脱，产后或月经暴崩，或痈疡久溃，血脱亡阳等，均可用本方救治。但一见阳气来复，病情稳定，便当辨证调治，不可多服，免纯阳之品过剂，反致助火伤阴耗血。人参不可用党参等代替。

【验案】

参附汤证案：孙某，男，51岁，1950年端午节前一日就诊。患者于晨起突然昏倒，不省人事，口角歪斜，流涎不止，肢体软瘫，目合口张，鼻鼾息微，大小便自遗，急来院就诊，查血压130/80mmHg，查舌暗红，苔薄白，脉沉细。此乃阳浮于上，阴遏于下，阴阳气不相顺接而成脱证，且有离决之势。治宜益气回阳，救逆固脱。处方：制附子12g，红参10g，干姜10g，炒白术12g，生黄芪90g，赤芍10g，当归10g，地龙10g，川芎6g，桂枝6g，桃仁6g，红花6g，竹沥12g，石

菖蒲 10g，炙甘草 10。水煎服。3 日后家人告知：服药 3 剂，神识清，但左侧肢体仍麻木，不能站立，舌强言謇涩，带有痰声，口眼㖞斜，脉仍沉细，师王清任法，予以补阳还五汤化裁，调方如下：黄芪 120g，赤芍 10g，当归 10g，地龙 10g，川芎 10g，桂枝 10g，桃仁 10g，红花 10g，石菖蒲 10g，天竺黄 10g，人参 10g，制附子 10g，炒白术 10g，炙甘草 10g。水煎冲服牵正散（白附子、僵蚕、全蝎各等份）6g。继服 30 余剂，言语清，面瘫已愈，已能下地行走，然左侧肢体仍行走惟艰。予上方去附子，加鹿角胶（烊化）10g，龟甲胶（烊化）10g，巴戟天 10g，肉苁蓉 10g，水煎服。续服 20 余剂，家人欣然相告，病臻痊可。

【化裁】

1. **芪附汤**：本方去人参，加黄芪。治阳虚自汗。

2. **术附汤**：本方去人参，加白术。治寒湿，腰重痛、冷，小便自利。亦治自汗。

3. **白术附子汤**：即白术、附子、甘草，加姜、枣煎服。治风虚头眩、头重、苦极。

4. **参附龙牡汤**：本方加龙骨、牡蛎。治阳气虚脱，手足发凉，出冷汗，口鼻气冷，舌淡而润，脉细无力。

5. **四柱散**：人参、附子、木香、茯苓。为末，姜、枣煎服。治真阳耗散，两耳常鸣，脐腹冷痛，头晕目眩，四肢倦怠，小便滑数，泄泻不止。

6. **既济丸**：熟附子（《准绳》用童便浸）30g，人参 90g，麝香少许。为细末，陈米饮糊丸，梧子大，每服 1~3g。米饮下。治关格，脉沉细，手足厥冷。此云岐子第三方，用参加麝，单刀直入，以破中下二焦之结，药虽峻而用法最缓。

【歌括】 参附汤是急救方，阳虚暴脱急煎尝，

肢冷脉微气喘急，回阳救脱效力强。

第三节 温经散寒剂

温经散寒剂，适用于寒邪凝滞经脉所致诸病证。本类病证多由阳气虚弱，营血不足，寒邪入侵经脉，血行不畅所致。临床多表现为手足厥寒，或肢体疼痛，或发阴疽等。

当归四逆汤

【出处】《伤寒论》

【组成】 当归 12g，桂枝 9g，芍药 9g，细辛 3g，通草 6g，大枣 8 枚，炙甘草 6g。

【用法】水煎服。

【功用】温经散寒，养血通脉。

【主治】血虚寒厥证。症见手足厥寒，或腰、股、腿、足、肩臂疼痛，口不渴，舌淡苔白，脉沉细或细而欲绝。

【方论】本方证由营血虚弱，寒凝经脉，血行不利所致。四肢为诸阳之末，阳气不足，四末失其温养，所以手足厥寒。然而不见其他阳微阴盛证，却又脉细欲绝，是血虚而又经脉受寒，血脉不利之故。况手足厥寒只是指掌至腕、踝不温，与四肢厥逆有别。正如成无己所云："手足厥寒者，阳气外虚，不温四末；脉细欲绝者，阴血内弱，脉行不利。"所以但用温经散寒，养血通脉为治。本方从组成看，是桂枝汤去生姜，倍大枣，加当归、细辛、通草而成。当归苦辛甘温，补血和血，与芍药合而补血虚。桂枝辛甘而温，温经散寒，与细辛合而除内外之寒。甘草、大枣之甘，益气健脾既助归、芍补血，又助桂、辛通阳。更加通草通经脉，使阴血充，客寒除，阳气振，经脉通，手足温而脉亦复。《伤寒论》中以四逆命名者，有四逆汤、四逆散、当归四逆汤。三方主治与用药皆不同。正如周扬俊云："四逆汤全从回阳起见，四逆散全从和解表里起见，当归四逆汤全从养血通脉起见。"所以本方又能治经脉受寒，血涩不通而致腰、股、腿、足疼痛者。

【参考】《伤寒论》主治：主厥阴伤寒，血脉凝涩，手足厥寒，脉细欲绝；或肠鸣腹痛，下利不止；或阴㿗疝气，睾丸掣痛，牵引少腹。现用于雷诺病、血栓闭塞性脉管炎、坐骨神经痛、风湿性关节炎、腰腿足踝酸痛、胃及十二指肠溃疡、慢性荨麻疹、精索静脉曲张、女子闭经、痛经、月经不调、冻疮、皲裂等属血虚寒凝经脉者。

【验案】

冻疮案（当归四逆汤合阳和汤化裁）：柳某，男，20岁，1963年12月9日初诊。患者于1957年在长岛中学读书，因孟冬骤冷而发冻疮，始之痒痛，手足多处溃破，脓水淋漓，整个严冬不愈，春暖方除。每年入冬必发。今年入冬辄发，尚未溃破。舌淡伴印痕，白薄苔，脉沉。处方：熟地20g，肉桂6g，鹿角胶（烊化）6g，麻黄3g，白芥子6g，桂枝9g，炮姜3g，巴戟天15g，补骨脂15g，细辛2.4g，当归12g，吴茱萸3g，炙甘草9g。水煎服。1964年1月6日告之，经服药20余而愈。

【化裁】

1. 当归四逆加吴茱萸生姜汤：即本方加吴茱萸、生姜，改用水、酒各半去滓，温服。主治：缩阴腹痛，手是厥冷者，亦用于冻疮及妇女的月经不调，伴有腹中寒痛、小腹发冷等。此方温经散寒止痛力量较当归四逆汤强，宜用于寒盛证。

2. 济生通脉四逆汤：即本方加附子。治霍乱多寒，肉冷脉绝。

【歌括】当归四逆芍桂枝，细辛甘枣木通使，

血虚受寒四末冷，温行经脉最相宜。

阳和汤

【出处】《外科全生集》

【组成】熟地30g，肉桂（去皮，研粉）3g，麻黄2g，鹿角胶9g，白芥子6g，姜炭2g，生甘草3g。

【用法】水煎服。

【功用】温阳补血，散寒通滞。

【主治】阴疽。症见漫肿无头，皮色不变，酸痛无热，口中不渴，舌淡苔白，脉沉细或迟细。或贴骨疽、脱疽、流注、痰核、鹤膝风等属于阴寒证者。

【方论】本方证为阳虚血弱，寒凝痰滞，气血不畅，痹阻肌肉、筋骨、关节、经脉所致。营血虚弱，寒凝痰滞，气血不畅，故局部漫肿无头，皮色不变，酸痛无热，并见全身虚寒证候；寒为阴邪，故口不渴；舌淡苔白，脉沉细或沉迟，均为虚寒之象。治宜温阳补血以治其本，散寒通滞以疗其标。此证病理较长，日久不愈，水谷精微多不化生为血而凝结成痰，不仅需要和阳通滞，亦需补血滋阴。故本方重用熟地以滋阴补血，填精补髓；鹿角胶补血益精，温肾助阳。二药相伍，则鹿角胶得补阴之熟地而有充足的物质基础供其生化；熟地得补阳之鹿角胶才有旺盛的阳气使之化育，是阳中求阴、阴中求阳治疗思想的生动体现，此二味着眼于虚。肉桂擅长温肾助阳，通利血脉，化气行水，血得此而温和流畅，津得此而气化蒸腾，不致血郁津凝则阴疽之病根拔矣！姜炭温运脾阳即所以温煦肌肉，白芥子祛皮里膜外之痰即所以宣通腠理，麻黄宣通阳气亦即宣通毛窍，如此配伍，从筋骨到血脉，从血脉到肌肉，从肌肉到腠理，从腠理到皮毛，均有温药层层温煦，层层宣通，以化阴凝而布阳和。阳气布护，阴血宣流，水津无阻，则阴疽等证愈矣！

【参考】王洪绪的《外科证治全生集》刊发后，深受医界欢迎，尤其在中医外科领域影响巨大，形成了以王洪绪学术思想为代表的学派，即全生派，在中医外科学术史上占有重要地位。

王氏创立了以阴阳为主的辨证论治法则，重视疮疡阴阳辨证，简单易行，疗效卓著。治疗上倡导"以消为贵，以托为畏"的治疗原则。自诩"治病历四十余年，用药从无一误""因思痈疽凭经并治，久遍天下；分别阴阳两治，唯余一家。特以祖遗之秘，自己临证，并药到病愈之方、精制药石之法，和盘托出"。主张痈和疽的发病机制不同，痈为阳实热证，疽为阴虚寒证，根据肿瘤皮肤红白两色鉴

别，分别论治。痈为红色，是阳实之证，气血热而毒滞；白疽为阴虚之证，气血寒而毒凝。治疗痈毒需要清热解毒，治疗白疽需要"阳和通腠，温补气血"。王洪绪所创的阳和汤为治疗阴疽的代表方剂，清代外科名医马培之赞曰"此方治阴证，无出其右"。对属于阴证的早期乳腺癌、骨肉瘤、脉管炎、淋巴瘤等有很好的疗效。临床上广泛用于治疗骨结核、腹膜结核、慢性骨髓炎、骨膜炎、慢性淋巴结炎、类风湿关节炎、血栓闭塞性脉管炎、肌肉深部脓肿等属阴疽者。对于血虚寒盛之慢性气管炎、慢性支气管炎哮喘、妇女痛经、慢性关节炎，运用恰当，亦有突出疗效。

【验案】

1.腹痛（阳和汤证案）：丁某，女，34岁，1974年11月4日就诊。患者症见禀赋不足，形体羸瘦，肌肤甲错，面色无华，形寒肢冷，腹部痞满胀痛。舌淡红，薄白苔，脉沉细。既往有肺结核病史，腹部平片见有钙化影，病理检查诊为肠系膜淋巴结结核。证属血虚寒凝，气化失司，瘀毒凝结。治宜益气养血，温阳解凝，化瘀散结。师阳和汤意化裁。处方：熟地30g，桂枝6g，炮姜3g，麻黄3g，鹿角胶（烊化）10g，三棱6g，莪术6g，鸡内金9g，香附12g，夏枯草10g，赤灵芝15g，红参10g，黄芪30g，浙贝10g，甘草6g。水煎服。服药10剂，腹痛悉减，原方加白芥子10g、茯苓20g。服药3个月，复查肿块消失，肌肉丰腴，体质健壮，恢复体力劳动。

2.癥瘕（加味阳和汤证案）：于某，女，1974年12月12日就诊。患者月经16岁初潮，生有二女，月汛后期，色暗量少有块，经行腰腹痛，白带清稀量多。近半年来小腹痛，右侧尤著，痛不喜按，经妇科检查：左侧小腹部有鸡卵大炎性包块。面色苍白，形寒肢冷，舌淡苔白，脉象沉细。证属寒袭胞宫，血滞痰凝。治宜温宫祛寒，化瘀散结。师阳和汤加味。处方：熟地30g，肉桂6g，炮姜3g，麻黄1.5g，鹿角胶（烊化）10g，白芥子6g，三棱6g，莪术6g，白花蛇舌草30g，半枝莲30g，半边莲30g，虎杖30g，炮山甲9g，牛膝9g，炙甘草6g。水煎服。迭进5剂，炎块缩小至鸽卵大，续服10剂，肿块消失，病臻愈可。

3.尪痹（阳和汤证案）：李某，男，28岁，1974年10月6日就诊。患者自1971年开始，下肢及双膝关节肿痛。于今年2月后，开始双手指关节痛，伴晨僵麻木沉重感，倦怠无力，遇冷则重，腰痛，小关节微有变形，指关节出现皮下结节。食欲尚可，二便调，月经正常。舌质淡，苔白薄，脉沉缓。此乃肝肾亏虚，筋骨失濡，寒凝痰滞，痹阻络脉而致尪痹。治宜养肝肾，濡筋骨，温阳解凝，蠲痹通络。师阳和汤意化裁。处方：熟地20g，肉桂6g，桂枝12g，白芍30g，麻黄10g，白芥子6g，炮姜3g，鹿角片15g，阿胶（烊化）10g，黄芪30g，当归15g，茜草 10g，片姜黄 10g，防风 10g，苍术 12g，桑枝 30g，大枣 4 枚，炙甘草 10g，水煎服。11 月 6 日二诊：服药 1 个月，晨僵、肿痛减轻，予原方去桑枝、苍术，加威灵仙 15g、鸡血藤 30g、海风藤 30g，续服。1974 年 12 月 2 日三诊：守方服用 20 剂，诸症豁然。尽管小关节仍微有变形，然晨僵、肿痛悉除，为促其病进一步恢复，予以阳和汤合当归补血汤、桂枝倍芍药汤继服，以固疗效。处方：熟地 18g，肉桂 6g，鹿角胶（烊化）10g，麻黄 6g，白芥子 6g，炮姜 3g，当归 15g，黄芪 30g，桂枝 12g，白芍 30g，地龙 10g，全蝎 10g，鸡血藤 30g，炙甘草 10g，大枣 4 枚，水煎服。

4. 瘰疬（阳和汤证案）：黄某，女，29 岁，1967 年 10 月 5 日就诊。左侧颈部淋巴结肿大，数枚贯珠而列。大若杏核，小若黄豆，皮色不变，经病理切片确诊为颈淋巴结核。症见面色苍白，形体肢冷，体倦神疲，神情抑郁。舌质暗红少苔，脉象弦细。证属血虚寒凝，痰气瘀滞。治宜益血解凝，化痰散结。予以阳和汤加味。处方：熟地 30g，鹿角片 30g，炮姜 3g，炮山甲 10g，肉桂 3g，白芥子（炒，打）6g，麻黄 6g，浙贝 9g，木灵芝 30g，黄芪 30g，红参 10g，夏枯草 15g，制香附 10g，甘草 6g。水煎服。外敷泽漆膏（单味泽漆制膏）。迭进 45 剂，瘰疬消退，病臻痊愈。

5. 乳癖（阳和汤证案）：牟某，女，41 岁，1980 年 9 月 16 日就诊。患者素体阳虚，形寒肢冷，双侧乳房触痛，双侧乳房外侧均有一鸽卵大之肿块，中等硬度，边缘清楚，表面光滑。外科确诊为乳腺囊性增生症，因患者不愿手术摘除，故请中医治疗。患者月经延后，量少，有 2 次流产史。舌淡红少苔，脉沉细而涩。证属肝肾不足，冲任失调，血虚寒凝痰滞，郁于肝胃之经，积于乳络，而致乳癖。予以阳和汤合当归芍药散治之。处方：熟地 20g，鹿角胶（烊化）15g，白芥子（炒，打）6g，肉桂 6g，麻黄 6g，炮姜 3g，王不留行 12g，炮山甲 10g，生麦芽 15g，橘叶 6g，全瓜蒌 15g，当归 15g，赤芍 12g，川芎 10g，茯苓 15g，泽泻 15g，白术 12g，香附 10g，浙贝 10g，炙甘草 6g。水煎服。9 月 27 日二诊：服药 10 剂，诸症豁然，乳房无触痛，肿块软且明显缩小，要求续调。予原方加山慈菇 6g，续服。10 月 20 日三诊：续服 20 剂，患者欣然相告，经外科检查，乳房肿块已消。

【歌括】阳和汤来治阴疽，鹿角胶和熟地需，
　　　　甘草麻黄姜芥桂，煎时记用酒杯余。

第七章　表里双解剂

凡以解表药配合泻下药或清热药、温里药等为主组成，具有表里同治作用，用于治疗表里同病的方剂，统称表里双解剂。从八纲来分，表里同病有表实里虚、表虚里实、表寒里热、表热里寒，以及表里俱热、表里俱寒、表里俱虚、表里俱实等。对于表证未除，里证又急者，如仅用表散，则在里之邪不得去；若仅治其里，则在外之邪亦不解。在这种情况下，就必须考虑使用表里双解剂以表里同治，使病邪得以分消。

表里双解剂主要分为解表攻里剂、解表清里剂、解表温里剂三类。使用表里双解剂时，应当注意：①必须具备既有表证，又有里证者，方可应用，否则即不相宜。②辨别表证与里证的寒、热、虚、实，然后针对病情选择适当的方剂。③分清表证与里证的轻重主次，而后权衡表药与里药的比例，方无太过或不及之弊。

第一节　解表攻里剂

解表攻里剂，适用于外有表邪，里有实积的证候，临床既有表寒或表热的症状，又有里实之证。常用解表药如麻黄、桂枝、荆芥、防风、柴胡、薄荷，配伍泻下药如大黄、芒硝等共同为主组方。

大柴胡汤

【出处】《伤寒论》

【组成】柴胡 12g，黄芩、芍药、半夏、枳实各 9g，大黄 6g，生姜 15g，大枣 4 枚。

【用法】水煎，去滓，再煎，温服。

【功用】和解少阳，内泻热结。

【主治】少阳阳明合病。症见往来寒热，胸胁苦满，呕不止，郁郁微烦，心下痞硬，或心下满痛，大便不解，或协热下利，舌苔黄，脉弦数有力。

【方论】本方证多由病邪已入阳明，化热成实所致。治疗以和解少阳，内泻热结为主。往来寒热、胸胁苦满，表明病变部位仍未离少阳；呕不止与郁郁微烦，则较小柴胡汤证之心烦喜呕为重，再与心下痞硬或满痛、便秘或下利、舌苔黄、脉弦数有力等合参，说明病邪已进入阳明，有化热成实的热结之象。本方在临床多用于调理治疗肝胆系统疾病、胃肠疾病，或其他杂病属于少阳兼阳明病机的。本方可以理解为小柴胡汤和小承气汤的合方加减。方中重用柴胡为君药，配臣药黄芩和解清热，以除少阳之邪；轻用大黄配枳实以内泻阳明热结，行气消痞，亦为臣药。芍药柔肝缓急止痛，与大黄相配可治腹中实痛，与枳实相伍可以理气和血，以除心下满痛；半夏和胃降逆，配伍大量生姜，以治呕逆不止，共为佐药。大枣与生姜相配，能和营卫而行津液，并调和脾胃，功兼佐使。

【参考】

（1）本方在经文中治"呕不止"，用于治疗胃实热型的呕吐有良效，是天然的胃肠动力药。

（2）原文中记载有"心下急""心下痞硬""按之心下满痛"等，可见本方病位均不离"心下"。方中有枳实、白芍，此即"枳实芍药散"可治腹挛痛，仲景原文治妇人"腹痛烦满不得卧"，其中枳实之治，又以心下为目标，枳术汤可证。临床运用以肝、胆、胰感染性疾病为主，是治疗胆囊炎、胰腺炎的专方。大凡形体壮实，心下按之满痛的患者，多半都要考虑使用大柴胡汤。

（3）本方还有减肥的作用，肥胖虽无腹胀腹痛，但此类患者多体质壮实，属"实胖"之体型。腹部充实，按压有力，如果伴有失眠、心烦等精神症状及便秘者可用本方。

（4）本方用于治疗协热下利，也合符法度。观仲景条文有"下利"反无便秘，且此方又可治细菌性痢疾，可见大黄之用在泻热而非通便。仲景用大黄攻下通便多有"大剂，生用，后下"的特点，大柴胡汤用大黄既非大剂，也不后下，显然不是攻下。

（5）本方可治疗肝火上攻的狂证。《类聚方广义》谓本方"治狂证，胸胁苦满，心下痞塞，膻中动甚者，加铁粉，奇效"。

【验案】

1. **大柴胡汤证案**：孙某，女，47岁，1993年11月7日就诊。患者腹部不适经年，近因情志不舒，症状加剧。自觉左下腹部胀痛，纳食减少，大便秘结，欲便不得，嗳气频作，胸胁苦满，口苦咽干，头目眩晕，神昏烦躁。舌苔白腻，脉弦。此乃情志失和，枢机不利，肝脾之气郁结，导致肠腑传导失司而致气滞便秘。治宜枢转气机，调和肝脾，理气导滞。师大柴胡汤合脾约丸意化裁。处方：柴胡 10g，党参 10g，姜半夏 10g，枳实 10g，白芍 12g，陈皮 10g，厚朴 10g，槟榔 10g，广木香 10g，竹茹 6g，香附 15g，炒莱菔子 10g，麻仁 12g，炙甘草 10g，小麦 30g，生姜 3 片，大枣 4 枚。水煎服。11 月 14 日二诊：服药 5 剂，诸症悉减，大便畅通，每日 1 次。仍宗原法，加陈皮 10g。11 月 20 日三诊：续服 5 剂，诸症悉除，大便爽，病臻痊可。

2. **柴胡茵陈蒿汤证案**：刘某，男，41 岁，1974 年 7 月 2 日就诊。患者就诊前感心下痞满，食欲不振，尿黄，急来医院就诊，查肝功能：血清总胆红素 205μmol/L，谷丙转氨酶 200U/L，诊断为急性黄疸型肝炎，收传染科住院治疗。经用保肝和支持疗法，治疗半个月，病情未见明显好转，继而出现腹水、昏迷，经各种急救处理和输血，仍未见效，病情危重，血清总胆红素已达 683μmol/L，凡登白试验双相反应阳性，以亚急性肝坏死、肝昏迷，而请中医会诊。查其体温不高，心律快，呼吸急，神志昏迷，巩膜深度黄染，舌苔黄腻中心黑，脉弦数。证属肝胆蕴热，湿热郁蒸阳明，内陷心包，上蒙清窍，病属中医急黄之候。治宜清热解毒，疏肝利胆。师茵陈蒿汤、栀子柏皮汤、大柴胡汤意化裁。处方：茵陈 30g，栀子 15g，大黄 10g，黄柏 10g，柴胡 20g，黄芩 10g，炙甘草 6g，大枣 4 枚，水煎服。服药 1 剂，当天连续排大便 3 次，色黑如糊，小便亦通利，腹软，神志略清。续服 3 剂，已省人事，黄疸减轻，能进食，口干索水。续服 5 剂，黄疸减退明显，腹水亦基本消退，神志清。予以上方加垂盆草 15g、虎杖 15g、郁金 10g、茯苓 15g，续服 5 剂，诸症若失。住院月余，以病愈出院。

【化裁】

1. **加味大柴胡汤**：即本方加桃仁、赤芍。治经水适断，热入血室，兼见腰胁及少腹满痛者。

2. **加减大柴胡汤一**：柴胡 9g，黄芩 9g，枳壳 9g，白芍 18g，大黄 9g，川楝子 9g，玄胡 9g，木香 9g，蒲公英 30g，生甘草 6g。腹腔感染重者，加银花、连翘等清热解毒药；便秘者，加芒硝；瘀血重者，加桃仁、红花、生蒲黄、川芎等活血祛瘀药。水煎服。每日 1~2 剂，早晚分服。本方用于溃疡穿孔，症状缓解之后，辨证属中焦郁热，出现上腹部满痛、口苦、苔黄、便秘、溺赤、脉弦数或滑数者。

3. **加减大柴胡汤二**：柴胡、木香、枳壳、川楝子、延胡索、生大黄（后下）、黄芩各 9g。治气滞型胆囊炎，症见右胁胀痛，嗳气则舒，胸闷纳呆，反复发作，无明显发热和黄疸，苔薄，脉弦。

4. **柴胡陷胸汤**：柴胡 12g，半夏 9g，黄芩 9g，广木香 10g，郁金 9g，炒枳实 9g，黄连 6g，熟大黄 9g，玄明粉（冲服）9g，白芍 30g。水煎服。用治急性胆囊炎或慢性胆囊炎急性发作，见发冷发热、右上腹痛拒按、大便秘结、苔黄腻等症状均可获效。

5. 加减茵陈大柴胡汤：茵陈 30g，柴胡 9g，生山栀 12g，黄芩 9g，大黄（后下）9g，芒硝（冲）9g，枳壳 6g，青、陈皮各 6g，木香 9g。治湿热型胆囊炎、胆石症。症见右胁绞痛，苦口纳呆，高热畏寒，大便秘结，小便短赤，或伴有黄疸，舌苔黄腻，脉弦滑数。

【歌括】 大柴胡汤用大黄，枳芩夏芍枣生姜，

少阳阳明同为病，和解攻里是良方。

防风通圣散

【出处】《黄帝素问宣明论方》

【组成】 防风、川芎、当归、芍药、大黄、薄荷叶、麻黄、连翘、芒硝各 15g，石膏、黄芩、桔梗各 30g，滑石 90g，生甘草 60g，荆芥穗、白术、栀子各 7.5g。

【用法】 作汤剂，水煎服。

【功用】 发汗达表，疏风退热。

【主治】 风热郁结，气血蕴滞证。症见憎寒壮热无汗，口苦咽干，二便秘涩，舌苔黄腻，脉数。

【方论】 本方从方药组成分为三大类：一类是以麻黄、荆芥、防风、薄荷叶为代表的解表药；一类是以调胃承气、凉膈散、六一散为代表的清热泻火药；还有一类是以当归、川芎、芍药、白术为代表的调和气血药。吴崑在《医方考》中对防风通圣散的方解较为精彩："防风、麻黄，解表药也，风热之在皮肤者，得之由汗而泄；荆芥、薄荷，清上药也，风热之在颠顶者，得之由鼻而泄；大黄、芒硝，通利药也，风热之在肠胃者，得之由后而泄；滑石、栀子，水道药也，风热之在决渎者，得之由溺而泄。风淫于膈，肺胃受邪，石膏、桔梗，清肺胃也，而连翘、黄芩，又所以祛诸经之游火；风之为患，肝木主之，川芎、归、芍，和肝血也，而甘草、白术，又所以和胃气而健脾。刘守真氏长于治火，此方之旨，详且悉哉！"本方上下、表里分消，气血、三焦同治，充分体现了刘河间治热"不使少有怫郁"的组方用药特点。正如《王旭高医书六种·退思集类方歌注》中所云："汗不伤表，下不伤里，名曰通圣，极言其用之效耳。此为表里、气血、三焦通治之剂。"

【参考】 防风通圣散自创立以来，成为治病救人的良方。作为春季"防疫"与四季"脱敏"药服用，疗效极佳。被人们称为"有病没病，防风通圣"。现代常用来治疗重症感冒、流行性感冒、猩红热、腮腺炎、扁桃体炎等疾病，还可以用来治疗牛皮癣、荨麻疹、风疹、瘙痒症、湿疹、面部蝴蝶斑、疮疖、扁平疣、斑秃

等皮肤病。

【歌括】防风通圣大黄硝，荆芥麻黄栀芍翘，

甘桔芎归膏滑石，薄荷芩术力偏饶，

表里交攻阳热盛，外科疮毒总能消。

第二节　解表清里剂

解表清里剂，是由解表药与清里药为主共同组成的方剂，主治外有表证，同时里热已盛的证候。

葛根芩连汤

【出处】《伤寒论》

【组成】葛根 15g，黄连 9g，甘草 6g，黄芩 9g。

【用法】上 4 味，以水先煮葛根，再纳诸药，续煎，去滓，分温再服。

【功用】解表清里。

【主治】协热下利。症见身热下利，胸脘烦热，口干作渴，喘而汗出，舌红苔黄，脉数或促。

【方论】本方证在《伤寒论》中称为太阳阳明协热下利。其因是太阳表邪未解，误用下法，表邪内陷阳明所致。表邪内陷，致阳明大肠热盛，肠失传导，故见身热下利，臭秽稠黏，肺与大肠相表里，大肠热盛，迫肺蒸表伤津，则胸脘烦热，口渴，喘而汗出。治宜外解表邪，内清肠胃之热。方中葛根解肌退热，升脾胃清阳而止泻，其先煮葛根使"解肌之力优而清中之气锐"，重用为君。黄芩、黄连清热燥湿，善清胃肠湿热而止利，共为臣药。甘草甘缓和中，调和诸药，为使药。四药合用，外疏内清，表里同治，可使表解里和，身热下利得愈。本方虽能解表清里，但从药物配伍来看，应以清里热为主，故对热泻、热痢，不论有无表证，皆可用之。

【参考】临床常用于治疗急性肠炎、细菌性痢疾、肠伤寒、胃肠型感冒等属表证未解，里热甚者。

【验案】

葛根芩连汤证案：姜某，女，12 岁，1986 年 8 月 16 日就诊。患者 1 周前突然发热，腹痛腹泻，大便先为稀便，旋即转为典型脓血样，每日 10 余次，伴里急后重，全腹压痛，以下腹为著。经医院肠道门诊确诊为"细菌性痢疾"，收入院经

西药治疗诸症缓解，然仍腹痛，日数次大便，仍较稀，带黏液和少量脓血。故出院延余中药治疗。其母代述仍腹痛，里急后重，下痢赤白相杂，肛门灼热，小便短赤，舌苔微黄，脉滑数。证属表证未解，邪陷阳明，致湿热之邪壅滞肠中，气机不畅，传导失司。治宜解表清热，解毒化浊。师葛根芩连汤意予之。处方：葛根 20g，黄芩 6g，黄连 6g，地榆 20g，紫参 20g，萆草 20g，炙甘草 6g。水煎服。服药 1 剂后，腹痛已除，未见脓血便。续服 3 剂，诸症豁然若失。予以上方药量减半服之。1 周后其母欣然相告，病臻愈可。

【歌括】葛根黄芩黄连汤，再加甘草同煎尝，

　　　　邪陷阳明成热痢，清里解表保安康。

石膏汤

【出处】《深师方》（录自《外台秘要》）

【组成】石膏 30g，黄连、黄柏、黄芩各 6g，香豉（绵裹）9g，栀子（擘）9g，麻黄（去节）9g。

【用法】水煎服。

【功用】清热泻火，发汗解表。

【主治】伤寒表证未解，里热已炽。症见壮热无汗，身体沉重拘急，面红目赤，鼻干口渴，烦躁不眠，神昏谵语，鼻衄，脉滑数。

【方论】本方为伤寒表证未解，里热炽盛而设。表证经久不解，邪郁营卫，虽未成实，但三焦俱热，毒火炽盛，故见壮热无汗、身体沉重拘急等表实的症状，以及鼻干口渴、烦躁不眠、神昏谵语等三焦热盛之症。如邪热迫血妄行，则吐衄、发斑皆可出现。对此表里俱盛之证，仅治其里，则表不能解；欲发其表，则里证又急。因此，治宜解表与清里兼顾。方中石膏味辛性大寒，清热除烦，用为君药。配合麻黄、豆豉发汗解表，使在表之邪从外而解；黄连、黄芩、黄柏、栀子四味（即黄连解毒汤），具有泻火解毒作用，使三焦之火从里而泄。且麻黄、豆豉得石膏、三黄，则发表热而不助里热；三黄、石膏得麻黄、豆豉，则清热而不失治表，是为表里俱实三焦火盛之良剂。

本方在陶氏《伤寒六书》中更名为"三黄石膏汤"，方中增加姜、枣、细茶三味，治疗伤寒吐下误治后，三焦俱热，身目俱痛之证。时行热病中，初起表证未解，即见热毒鸱张之象，本方亦较适用。

【参考】本方以口渴烦躁、壮热无汗、神昏谵语、脉滑数为辨证要点。现代常用于治疗肺炎、斑疹伤寒、慢性肺源性心脏病急性发作等。如壮热不退者，则加知母、寒水石；咽喉肿痛者，加玄参、马勃；肺热咳喘者，加鱼腥草、金银花、

杏仁、苏子；皮肤发斑者，加丹皮、赤芍。

【歌括】石膏汤中栀三黄，麻黄豆豉共煎尝，

　　　　伤寒壮热脉滑数，里清表解真良方。

第三节　解表温里剂

解表温里剂，是由解表药与温里药为主共同组成的方剂，主治外有表证，同时里有寒象的证候。从伤寒六经的关系讲，适用于太阳表证未解，而邪已入太阴，或发病即太阳与太阴同病。以里寒为主，表证为次。若以表证为主，里寒为次，则属解表剂之范畴。

五积散

【出处】《太平惠民和剂局方》

【组成】白芷、川芎、甘草（炙）、茯苓（去皮）、当归（去芦）、肉桂（去粗皮）、芍药、半夏（汤洗七次）各90g，陈皮（去白）、枳壳（去瓤、炒）、麻黄（去根、节）各180g，苍术（米泔浸、去皮）720g，干姜120g，桔梗（去芦头）360g，厚朴（去粗皮）120g。

【用法】酌量为汤剂，水煎服。

【功用】散寒祛湿，理气活血，化痰消积。

【主治】外感风寒，内伤生冷证。症见脾胃宿冷，腹胁胀痛，胸膈停痰，呕逆恶心；或外感风寒，内伤生冷，心腹痞闷，头目昏痛，肩背拘急，肢体怠惰，寒热往来，饮食不进；及妇人血气不调，心腹撮痛，经候不调，或闭不通。

【方论】本方证系寒、湿、气、血、痰五积所致。外感风寒，郁于肌表，腠理闭塞，故见发热恶寒、无汗、头痛身疼、项背拘急等表实证。内伤生冷，或宿有积冷，中阳受损，脾胃运化失常，停湿生痰，阻滞气机，气血不和，故胸满恶食、呕吐腹痛。妇人以血为本，寒凝气滞，气血不和，妇人又可见月经不调、心腹疼痛。寒为五积之始，五积形成亦以寒为中心，故治疗应以表散外寒、温化里寒为主，兼以行气活血、祛湿化痰。寒积，用麻黄、白芷发表祛寒治表寒积；用干姜、肉桂温里祛寒治里寒积；气积，枳壳、桔梗一升一降，配合陈皮厚朴调畅气机；血积，用当归、芍药、川芎养血活血，化瘀理血；湿积，用平胃散祛湿合胃助运；痰积，用二陈汤理气化痰消积。诸药合用，共收表里同治、散寒温里、气血痰湿并行之功，使脾运复健，气机通畅，痰消湿化，血脉调和，诸症得解。

【参考】时人有"五积散，房上不喊房下喊"之说，可见其受欢迎的程度。同为大名鼎鼎的表里之剂，此方和后世刘完素《黄帝素问宣明论方》中防风通圣丸可谓是姐妹剂。《医方集解》云本方"为解表温中除湿之剂，去痰消痞调经之方也。一方统治多病，惟活法者变而通之"。本方乃示人以治疗大法，临证之时宜随证加减变通。若心胁脐腹胀满刺痛、反胃呕吐、泻利清谷，加煨姜，盐；头痛体痛，恶寒发热，项背强痛，加葱白、豆豉；但觉寒热，或身不甚热，肢体拘急，或手足厥冷，加炒吴茱萸；寒热不调，咳嗽喘满，加大枣；妇人难产，加醋一合，不拘时服。现代临床常用来治疗感冒、鼻炎、皮肤病、胃肠病、月经不调、多囊卵巢等病症。

【附方】

柴胡桂枝干姜汤：柴胡 15g，桂枝 12g，干姜 6g，栝楼根 12g，黄芩 9g，牡蛎 20g，甘草 3g。水煎服。初服微烦，复服，汗出便愈。功用：和解散结、温里祛寒。主治：伤寒胸胁满微结。症小便不利，渴而不呕，但头汗出，往来寒热，心烦。亦治疟疾寒多微有热，或但寒不热。

本方系小柴胡汤化裁而成。方中柴胡、黄芩和解少阳，栝楼根生津止渴，牡蛎化痰开结，桂枝、干姜温散里寒，甘草调和诸药，合而成为和解散结、温里祛寒之方。

【歌括】五积散治五般积，麻黄苍芷归芍齐，
枳桔桂苓甘草朴，川芎两姜半陈皮，
发表温里活血瘀，祛湿化痰兼顺气。

第八章　补益剂

补益剂可补虚扶弱。虚证，包括气虚、血虚、气血两虚、阴虚、阳虚、阴阳两虚等。主治各种虚证的方剂，统称补益剂。先天不足者宜补肾（六味丸）；后天不足者宜补脾（四君子汤）；气弱者宜补肺，用人参；血弱者宜补肝，用当归；神弱者宜补心，用枣仁。补剂相当于今之强壮剂。

气虚补气，血虚补血，自是常法。"气为血之帅，血为气之母。"气虚重者应适当补血，血虚重者应适当补气。若血虚急证与大失血者，尤当着重补气。

阴虚补阴，阳虚补阳，自是常法。"善补阳者，必于阴中求阳，则阳得阴助而生化无穷；善补阴者，必于阳中求阴，则阴得阳升而源泉不竭。"补阴方中常佐以温阳之品，补阳方中每配补阴之味。

人体五脏之虚，除直接补其虚外，按照五行相生，"虚则补其母"，乃间接补益的治法。

肾为先天之本，脾为后天生化之源，补益先天和后天，使先后天充盛，此也是治本之法。

补益之药常黏腻碍胃，常少佐行气活血调胃之品，以使其补而不滞。

第一节　补气剂

脾胃为气血生化之源，脾虚气必弱，气虚当以补气健脾为治，使中焦健运，正气壮旺，身体自然康健。常选用党参、黄芪、白术、太子参、山药、茯苓、甘草等组成方剂，以治脾胃气虚，中气不足，运化力弱所致的脾胃气虚证。凡临床见饮食减少，神疲乏力，少气懒言，面色萎黄，形体消瘦，腹胀便溏，舌淡苔白，脉象濡弱等均可应用。

脾主气，气贵流通。脾虚不运，易导致气机不畅而脘痞腹胀，呈为虚中挟滞。所以补气健脾法每配醒脾利气的陈皮、木香、枳壳之类。脾的另一特点是喜燥恶湿，脾虚不运，易导致湿浊停滞，成为虚中挟湿证。所以本类治法又每配燥湿、芳化、淡渗药物如半夏、砂仁、茯苓之属以期恢复脾运。

由于脾胃为后天之本，脾虚气弱导致各种疾病，故补气健脾，实是许多治疗方法的基础。

四君子汤

【出处】《太平惠民和剂局方》

【组成】人参 10g，白术 9g，茯苓 9g，炙甘草 6g。

【用法】水煎服。

【功效】益气健脾。

【主治】脾胃气虚证。症见面色萎白，语声低微，气短乏力，食少便溏，舌淡苔白，脉虚弱。

【方论】脾胃为后天之本，气血生化之源，脾胃气虚，运化失常，则饮食减少，大便溏薄；脾虚化源不足，脏腑组织器官失养，则面色萎白，语声低微；脾主肌肉，脾胃四肢肌肉无所禀受，故四肢乏力；舌淡苔白，脉虚弱皆为气虚之象。治宜补益脾胃之气，以复其运化受纳之功。方中人参大补元气，健脾养胃，为君药。脾喜燥恶湿，脾虚不运，则易生湿，故用甘苦温的白术，健脾燥湿以助运化，为臣药。茯苓渗湿健脾，为佐药。炙甘草补气和中，调和诸药，为使药。四药配伍，共奏益气健脾之功。本方药性平和，不热不燥，品性中正，不偏不倚，犹如君子有冲和之德、中庸之道，故得名"四君子"。正是由于其有"四君子"之德，药味平淡，不偏寒热，是补气的基础方剂。

方中人参一般可用党参代之。若是气虚重症，或气虚不能摄血的失血证，则用人参。

【验案】

四君既济汤证案：姜某，男，42 岁，1982 年 8 月 7 日就诊。患者素脾胃虚弱，1 周前患暑令感冒，经治体温正常。然仍烦躁口渴，汗出，胃脘当心而痛，纳食呆滞，大便干。舌红，苔黄白相兼，脉弦数。此乃暑病气津两伤，热邪伤及阳明，胃失濡养而致胃脘痛。予四君子汤合《张氏医通》既济汤。处方：党参 20g，白术 12g，茯苓 10g，佛手 10g，麦冬 12g，石膏 30g，知母 10g，丹皮 10g，玄参 20g，肉苁蓉 15g，鸡内金 10g，神曲、麦芽各 10g，甘草 10g，水煎服。粳米粥佐服。8 月 13 日二诊：服药 5 剂，药后诸症悉减，胃脘微痛。予以石膏减半量继服。8 月 20 日三诊：续服中药 5 剂，诸症悉除，予以竹叶、石斛各 10g，粳米 20g，小麦 20g，前 2 味药煎汁熬麦米粥为预后之施。

【化裁】

1.**五味异功散**：本方加陈皮，则有行滞进食之效。为病后调补之良方。治疗呕吐、泻下、不欲饮食。

2. **六君子汤**：本方加陈皮、半夏。脾胃气虚，食少纳呆，致成痰癖，时有咳喘而呕者，亦即五味异功散加姜半夏。

3. **香砂六君子汤**：本方加陈皮、半夏、木香、砂仁。治虚寒胃痛或腹痛泄泻，及脾胃素虚之怀孕呕吐等证。

4. **四兽饮**：本方加陈皮、半夏、乌梅、草果。治五脏气虚，七情兼痰饮结聚，发为疟疾。

5. **竹麦六君子汤**：六君子汤加竹沥、麦冬。治四肢不举，手足不能为用。

6. **十味人参散**：六君子汤加柴胡、葛根、黄芩、白芍。主治虚热烦躁，潮热体倦，四肢沉懒。

7. **黄芪六君子汤**：六君子汤加黄芪、山药。治病后脾虚，食少纳呆，体弱，可理气健脾进食。

8. **枣仁六君子汤**：六君子汤加炒枣仁。治病后心脾两虚，心悸，不得眠并虚烦之症。

9. **姜沥六君子汤**：六君子汤加姜汁、竹沥。治半身不遂之在左者。气虚不能行血而筋脉失养，以致左身不能转侧。

10. **三白汤**：四君子汤去参加白芍。为调理内伤，外感之虚烦渴泄效方。

11. **六神散**：四君子汤加山药、白扁豆，合以姜枣。治小儿脾胃虚损，饮食不振，表热去后又发热者。

【歌括】参术苓草四君汤，补气健脾用此方，
　　　　食少便溏体羸瘦，甘平宜胃效相当。

补肺汤

【出处】《永类钤方》

【组成】人参 9g，黄芪 24g，熟地 24g，五味子 6g，紫菀 9g，桑白皮 9g。

【用法】水煎服。

【功效】补肺益气，止咳平喘。

【主治】肺虚气短证。症见咳嗽无力，痰清稀，身倦自汗、舌淡脉虚而无力。

【方论】本方以熟地、人参、黄芪扶助正气。《医方集解》曰："肺虚而用参、芪者，脾为肺母，气为水母也，虚则补其母；用熟地者，肾为肺子，子虚必盗母气以自养，故用肾药先滋其水，且熟地亦化痰之妙品也。"以五味子酸温敛肺；桑白皮甘寒泻肺；紫菀辛能润肺，补虚、宣敛并用，祛痰而不伤正。本方主治肺虚咳嗽，如为实热咳嗽则不宜应用。自汗严重者可加五味子、煅牡蛎各等份。

【歌括】补肺五味与参芪，熟地紫菀配桑皮，

　　　　肺气虚损喘嗽汗，益气固表莫迟疑。

参苓白术散

【出处】《太平惠民和剂局方》

【组成】莲子肉（去皮）500g，薏苡仁500g，缩砂仁500g，桔梗（炒令深黄色）500g，白扁豆（姜汁浸，去皮，微炒）750g，白茯苓1000g，人参1000g，甘草（炒）1000g，白术1000g，山药1000g。

【用法】上为细末。每服6g，大枣汤调下。小儿量岁数加减服之。

【功用】益气健脾，渗湿止泻。

【主治】脾虚夹湿证。症见饮食不化，胸脘痞闷，肠鸣泄泻，四肢乏力，形体消瘦，面色萎黄，舌淡苔白腻，脉虚缓。

【方论】本方属调理脾胃、益气安胎之剂，后世有所发展，加减衍化成多种方剂，用于治疗脾胃虚弱证。对治疗脾虚腹胀、饮食不消、呕吐泄泻、胸脘满闷，功效尤为显著。本方在四君子汤基础上加山药、莲子、白扁豆、薏苡仁、砂仁、桔梗而成。方内人参、白术、茯苓益气健脾渗湿为君。配伍山药、莲子肉助君药以健脾益气，兼能止泻；并用白扁豆、薏苡仁助白术、茯苓以健脾渗湿，均为臣药。更用砂仁醒脾和胃，行气化滞，是为佐药。桔梗宣肺利气，通调水道，又能载药上行，培土生金；炒甘草健脾和中，调和诸药，共为佐使。综观全方，补中气，渗湿浊，行气滞，使脾气健运，湿邪得去，实为健脾利湿扶正之良方。

【附方】

七味白术散：人参6g，茯苓12g，炒白术12g，甘草3g，藿香叶12g，木香6g，葛根15g。功用：健脾益气，和胃生津。主治：脾胃虚弱，津虚内热证。症见呕吐泄泻，肌热烦渴。现代常用于治疗慢性消化不良，婴幼儿腹泻，小儿疳症，小儿多尿、遗尿、流涎，肾病水肿等属脾胃虚弱者。

【验案】

胃脘痛案：隋某，男，30岁，1962年11月12日初诊。患者患胃脘痛2~3年，经X线钡餐透视确诊为胃溃疡，经服药、针灸、肌内注射等西医治疗皆无效，且病情日剧。近日脘腹胸胁痞满且痛，按之则痛减，食入即吐，胸闷短气，完谷不化，面色萎黄，形体消瘦，四肢无力，舌淡、白薄苔，脉沉而无力。处方：人参3g，炒白术10g，茯苓10g，山药10g，制白芍10g，当归12g，何首乌10g，鸡内金10g，砂仁6g，肉苁蓉6g，酒大黄6g，炙甘草3g，水煎服。服药10剂，诸症悉除。为使胃之溃疡愈合，予以无比山药丸作散剂服。处方：赤石脂、熟地、山

茱萸、牛膝、泽泻各30g，山药60g，五味子180g，肉苁蓉120g，杜仲、菟丝子各90g，共为细末，每次15g，米粥送服。

【歌括】 参苓白术薏砂仁，甘桔怀山扁豆陈，

再加莲子枣汤送，脾虚湿盛此方珍。

补中益气汤

【出处】《脾胃论》

【组成】 黄芪15g，人参15g，白术10g，炙甘草15g，当归10g，陈皮6g，升麻6g，柴胡12g，生姜9片，大枣6枚。

【用法】 水煎服。

【功用】 补中益气，升阳举陷。

【主治】 ①脾虚气陷证。症见饮食减少，体倦肢软，少气懒言，面色萎黄，大便稀溏，舌淡，脉虚；以及脱肛、子宫脱垂、久泻久痢，崩漏等。②气虚发热证。症见身热自汗，渴喜热饮，气短乏力，舌淡，脉虚大无力。

【方论】 本方证系脾胃气虚、清阳下陷所致。脾胃气虚，纳运乏力，故饮食减少、少气懒言、大便稀薄；脾主升清，脾虚气陷，故见脱肛、子宫下垂等；清阳陷于下焦，郁遏不达则发热，因非实火，故其热不甚，病程较长，时发时止；气虚腠理不固，阴液外泄则自汗。治宜补中益气，升阳举陷。方中重用黄芪补中益气，固表止汗，升阳举陷，为君药。人参、白术、炙甘草甘温益气健脾，共为臣药。血为气之母，故用当归养血和营；陈皮理气行滞，使补而不滞，行而不伤，共为佐药。少入柴胡、升麻升阳举陷，佐助君药以升提下陷之中气，又能透表退虚热，且引芪、参走外以固表，二药兼具佐使之用。炙甘草调和诸药，亦作使药。全方补气与升提并用，使气虚得补，气陷得升，为治脾虚气陷之要方，又为"甘温除热"的代表方。

【参考】《中医治法与方剂》临床应用加减法：中气下陷常表现为在外、在内、在上、在下四个方面的气虚下陷、津液不固、背血外溢、阴精失守证象，兹分气分病变、血分病变、津液病变、精液病变、脏器下垂、禁忌六个方面叙述于下。

1.气分病变是气虚下陷本身反映出来的证象。①气虚生热：中气下陷，阳气内郁，可以出现身热、自汗、渴喜热饮、脉大而虚等假热证，用此法升举下陷之阳，使清阳上升，阳气外达，则热象可除，此即甘温除热的道理之一。②反复感寒：卫气有固护体表，防御邪侵的功能。卫阳既虚且陷，不能卫外，所以常患感冒。通过益气升阳，可使阳气外达，表卫得固，自无反复感冒之忧。③眩晕、耳鸣：气虚下陷，清阳不能上头，津血也就不能濡养清空（实际是因心气不足，无

力输送阴血上头，西医称为低血压），空窍失其温煦和濡养，所以出现耳鸣。故《灵枢·口问》曰："人之耳鸣者，何气使然？耳者，宗脉之所聚也，故胃中空则宗脉虚，虚则下溜，脉有所竭者，故耳鸣。"如果测其血压低下，可用此方。④便秘、腹胀：中气下陷，胃肠传导乏力而致便秘；或因无力推动气行，因虚而滞，因滞而呈腹胀，用此方可使脾气健运，传导正常。此种阻塞不通证候而用补法治疗，体现塞因塞用的治疗方法。四肢不用或十指与面部麻木：有脾虚证象的，可用本方补中益气，气充则四肢得荣，面部得养。但应与湿浊鉴别，无湿方可投之。

2. **血分病变**：气能摄血，气虚且陷，血失气摄，可见便血、尿血、血崩、肌衄。此方因有益气升陷、实卫固表之功，所以易于下窍及体表出血。

3. **津液病变**：津随气行，气充则津液内守，气虚则津液外泄；气升则津随气升，气陷则津液下流。设若气虚下陷，可呈津液外泄和下流证象。①自汗：《张氏医通》谓，脾虚而自汗者，壮其中气，可以使用本方。俾卫气充盛则津为气固而不外泄。②小便不通、淋涩：是气虚下陷，湿浊随气下流，引起水液失调的病理改变。可在此法的基础上加茯苓、泽泻、木通、车前之类成为升清降浊双管齐下、升降并调的配伍形式。③小便频数、失禁：是气虚不能摄水与阳虚不能化气所致。可用本方加温阳化气的附子，固精敛气的山药、五味子，或与缩泉丸同用。④久泻：《张氏医通》谓"久泻谷道不合，或脱肛，乃元气下陷，大肠不行收令而然，补中益气加诃子、肉果、五味、乌梅肉为丸"，是益气升陷法与收涩止泻法合用的化裁。

4. **精液病变**：包括溺后常有精出、乳汁自出等症，用此方益气摄精，可以获效。溺后精出，是前列腺炎，可加黄柏、萆薢；乳汁自出，可加山药。

5. **脏器下垂**：包括子宫脱垂、脱肛、肾下垂、胃下垂、胞睑下垂等病证。气虚不举仅是引起脏器下垂的原因之一，联系内脏的系膜或管道因受湿而松弛才是引起脏器下垂的重要原因，所以治疗脏器下垂，可用本方加燥湿化浊的苍术、半夏、砂仁、枳壳，或收涩的白矾之类提高疗效。

6. **禁忌**：张景岳云："表不固而汗不敛者不可用；外无表邪而阴虚发热者不可用；阳气无根而格阳戴阳者不可用；脾肺虚甚而气促似喘者不可用；命门火衰而虚寒泄泻者不可用；水亏火亢而衄血吐血者不可用；四肢厥而阳虚欲脱者不可用。总之，元气虚极者不可泄，阴阳下竭者不可升。"

【附方】

1. **举元煎**：人参10g，炙黄芪20g，炙甘草6g，升麻4g，白术6g。主治：气虚下陷，血崩血脱，亡阳垂危等证。

2. **升陷汤**：生黄芪18g，知母9g，柴胡4.5g，桔梗4.5g，升麻3g。主治：胸中大气下陷，气短不足以息，或努力呼吸，有似乎喘；或气息将停，危在顷刻。其兼证，或寒热往来，或咽干作渴，或满闷怔忡，或神昏健忘，其脉象沉迟微弱，关前尤甚。其剧者，或六脉不全，或参伍不调。

【验案】

1.**加味补中益气汤证案（癃闭）**：张某，男，64 岁，1974 年 8 月 12 日就诊。患者患前列腺肥大经年，症见小腹坠胀，小便不利，欲解不爽，点滴不畅，伴茎中痛，神疲乏力，纳呆，气短而语声低微，舌淡苔薄白，脉细。证属脾虚中气不足，气化失司，清阳不升，浊阴难降，而致癃证。治宜补中益气、升清降浊之剂，佐以养血通脉、理气止痛之味。师加味补中益气汤治之。处方：黄芪 30g，红参 10g，炒白术 15g，柴胡 6g，升麻 6g，茯苓 15g，泽泻 15，当归 12g，川芎 10g，熟地黄 12g，酒元胡 10g，川楝子 6g，炮山甲 6g，王不留行 10g，皂角刺 6g，生甘草 10g，水煎服。8 月 19 日二诊：服药 7 剂，小便通利，小腹坠胀茎中痛之候均缓予以原方加川牛膝 12g、车前子 30g、木通 10g，续服。9 月 11 日二诊：患者欣然相告，续服 21 剂，小便通畅，已无纳呆、气短、小腹坠胀、茎中痛之症。嘱服补中益气丸、金匮肾气丸，以固疗效。

2.**加味补中益气汤证案（鼻渊）**：孙某，女，43 岁，1975 年 8 月 14 日就诊。以慢性副鼻窦炎（双侧上颌窦、额窦炎症），中、下鼻甲肥大，由耳鼻喉科转中医科治疗。症见涕黏白量多，无臭味，鼻塞较重，无寒热，肢倦神疲，少气懒言，食少腹胀，胸腹痞满，便溏，面色萎黄，舌淡伴印痕，舌苔白微腻，脉濡缓。证属脾气虚弱，运化失司，湿浊上泛，浸淫鼻之窦窍。治宜健脾益气，渗湿化浊。予补中益气汤加味治之。处方：黄芪 15g，党参 12g，炒白术 12g，当归 10g，陈皮 6g，柴胡 10g，升麻 3g，茯苓 10g，辛夷 6g，白菊花 10g，煅龙骨 15g，桔梗 10g，炙甘草 6g，生姜 3 片，大枣 4 枚，水煎服。8 月 20 日二诊：服药 5 剂，涕量明显减少，鼻塞减轻，余症若失，加白芷 10g、细辛 3g、桂枝 12g，水煎服。续服 15 剂，诸症悉除。予以补中益气丸，佐服奇授藿香汤，以固疗效。

【歌括】补中参草术归陈，芪得升柴用更神，
　　　　劳倦内伤力独甚，气虚下陷效更珍。

人参蛤蚧散

【出处】《卫生宝鉴》

【组成】蛤蚧（全者，以河水浸五宿，逐日换水，浸洗净，去腥气，酥炙香熟）1 对、甘草（炒紫）150g，杏仁（炒，去皮尖）150g，人参、茯苓、贝母、桑白皮、知母各 60g。

【用法】上为细末，净瓷盒子内盛，每日6~9g，与茶点服，一料永除。

【功用】益气清肺，止咳定喘。

【主治】久咳气喘，痰稠色黄，或咳吐脓血，胸中烦热，身体日渐消瘦，或面目浮肿，脉浮虚，或日久成为肺痨。

【方论】本方证为肺肾虚衰，痰热内蕴，气逆不降所致。久病不已，肺虚不降，肾虚不纳，故喘咳俱甚；痰热阻肺，故咯痰色黄且稠，胸中烦热，甚则损伤血络，以致咳吐脓血。治宜补肺益肾，以固其本；清热化痰，止咳定喘，以治其标。方中蛤蚧咸平，归肺、肾二经，功能补肺益肾，定喘止嗽；人参大补元气，而益脾肺，共为君药。茯苓渗湿健脾，以杜绝生痰之源，为臣药。佐以杏仁、桑白皮肃降肺气，以定喘咳；知母、贝母清热润肺，化痰止咳。甘草调和诸药，为使。诸药合用，补益肺肾，清热化痰，止咳定喘，标本兼顾。

【附方】

人参胡桃汤：人参6g，胡桃30g，加姜、枣水煎。主治：喘促日久，肺肾两虚。

【验案】

益气复脉定喘汤证案：衣某，男，70岁，1994年2月26日就诊。患者咳喘频作，已有20余年。近2周来，咳喘剧，夜寐不宁，气喘不能动，有喘憋欲死之感，面唇甲紫绀，足跗浮肿。心电图示"肺型P波，心律失常"。X线检查诊为"慢性喘息性支气管炎，肺气肿，肺心病"。舌暗，舌下紫络粗大，苔白腻，脉濡细无力。证属肺肾气虚，心阳衰微，虚阳挟痰浊上扰而致喘证。予以益气扶阳，温阳化饮，纳气定喘之治。予人参蛤蚧散易汤化裁（今名益气复脉定喘汤）调之。处方：红参10g，肉桂6g，制附子10g，蛤蚧1对，麦冬20g，五味子10g，肉苁蓉12g，熟地15g，茯苓12g，炙黄芪20g，赤灵芝10g，黄精20g，炒白芥子6g，炒苏子12g，葶苈子10g，陈皮10g，枳壳6g，炒白术15g，炙甘草10g。水煎服。3月5日二诊：服中药1周，气逆稍平，仍动则气喘，足跗浮肿未消，予以上方去麦冬，加补骨脂10g、核桃仁10g、茯苓皮20g、泽泻15g，续服。4月2日三诊：续服中药3周，气逆渐平，足跗之肿消退，唯夜寐不安，平卧则喘加重。拟续以益阳扶阳，纳气定喘之法。处方：红参10g，蛤蚧1对，炙黄芪20g，五味子10g，肉桂6g，陈皮10g，制半夏10g，炒白术15g，补骨脂12g，核桃仁10g，麦冬15g，炙甘草10g，水煎服。佐服金匮肾气丸。

【歌括】人参蛤蚧治喘咳，肺虚痰血与胸烦，

　　　　桑皮二母杏苓草，若非虚热慎勿餐。

生脉散

【出处】《医学启源》

【组成】人参 9g，麦门冬 9g，五味子 6g。

【用法】水煎服。

【功效】益气生津，敛阴止汗。

【主治】①热病后期，气阴两虚，心悸、气短，动则尤甚，神倦眩晕，心烦不寐，舌红少苔，脉象细数者。②暑天汗出过多，气耗津伤，肢体倦怠，气短懒言，眩晕少神，口干作渴，脉象虚数。③久咳肺虚，咳呛少痰，短气自汗，口干舌燥，脉虚。

【方论】本方证多由温热、暑热之邪耗气伤津所致。治疗以益气生津，敛阴止汗为主。汗为人身津液之一，《灵枢·决气》云："腠理发泄，汗出溱溱，是谓津。"肺主皮毛，暑伤肺气，卫外失固，津液外泄，故汗多；肺主气，肺气受损，故气短懒言，神疲乏力；阴伤而津液不足以上承，则咽干口渴。舌干红少苔，脉虚数或虚细，乃气阴两伤之象。方中人参甘温，益元气，补肺气，生津液，故为君药。麦门冬甘寒养阴清热，润肺生津，故为臣药。人参、麦门冬合用，则益气养阴之功益彰。五味子酸温，敛肺止汗，生津止渴，为佐药。此即"肺欲收，急食酸以收之"之意。三药合用，一补一润一敛，益气养阴，生津止渴，敛阴止汗，使气复津生，汗止阴存，气充脉复，故名"生脉"。《医方集解》云："人有将死脉绝者，服此能复生之，其功甚大。"至于久咳肺伤，气阴两虚证，取其益气养阴，敛肺止咳，令气阴两复，肺润津生，诸症可平。

本方对心肺气耗津伤之证，效果颇佳。但对暑病热炽，气阴未伤者，及表邪未解而咳者，禁用本方，误用有闭门留寇之患。汗出过多，小便赤涩，慎勿用利水药以重亡其津液，宜用本方加黄芪、当归。

【验案】

加味生脉散证案：王某，男，57 岁，1974 年 6 月 8 日就诊。患者胸闷，心前区绞痛阵作，夜间憋醒，怔忡，气短乏力，虚烦不寐，纳食呆滞，口干、面红、眩晕，耳鸣，头痛，二便自调。查：舌红少苔，脉细数。X 线胸透示：主动脉迂曲延伸。心电图示：冠状 T 波。入中医科病房住院治疗。证属气阴两虚，心脉痹阻之胸痹证。治宜益气养阴，通脉导滞。予加味生脉散易汤化裁。处方：红参 10g，寸冬 30g，玉竹 30g，桑椹子 30g，茯苓 12g，当归 12g，五味子 12g，白术 15g，炒枣仁 15g，黄芪 15g，白芍 15g，炙甘草 10g，大枣 4 枚为引，水煎服。7 月 26 日二诊：迭进 30 余剂，诸症豁然，但仍有心悸，舌淡红少苔，脉沉细。仍宗原法，予以上方加柏子仁 15g、首乌 15g，水煎服。8 月 13 日三诊：上方续进 12 剂，病情稳定，唯纳食不馨，仍宗原意。处方：红参 10g，首乌 12g，寸冬 15g，桑椹子 30g，神曲 10g，麦芽 10g，柏子仁 5g，茯苓 12g，瓜蒌 12g，陈皮 10g，白术 12g，炙甘草 10g，水煎服。9 月 29 日四诊：经治 3 个月，服汤药近百剂。诸症悉除，心电图亦示正常。

【化裁】

1.**五味麦门冬汤**：本方加石膏、甘草。适用于本方证而有内热未除，烦渴引饮；热病下后，余热未尽而津液已亏，脉虚数，口干、汗出，咳逆之证。

2.**加减生脉散**：沙参、麦冬、五味子、丹皮、细生地。水煎，分 2 次温服。治太阴伏暑，舌赤口渴，汗多。此方酸甘化阴，养阴清热力量较好，若将沙参改为人参，治热病后的心力衰竭，症见舌绛少苔，脉虚数，入夜尤甚者，亦可获效。

【歌括】 生脉麦味与参使，热伤气阴此方医，

气短神疲口干渴，益气生津法最宜。

第二节 补血剂

补血剂，适用于血虚证。症见面色无华，头晕眼花、心悸失眠，唇甲色淡，舌淡，脉细等。常用熟地、当归、白芍、阿胶等补血药为主组成。因气为血帅，气能生血，故常配补气之人参、黄芪等，以益气生血；血虚易致血滞，故又常与活血化瘀之川芎、红花等相伍，以祛瘀生新；阴血不足而生虚热者，配丹皮、地骨皮以清虚热；补血药多阴柔腻滞，易碍胃气，故常配少许醒脾理气和胃之品，以防滋腻滞气。

四物汤

【出处】《太平惠民和剂局方》

【组成】 熟地黄 24g，当归 12g，白芍 12g，川芎 8g。

【用法】 水煎服。

【功效】 补血和血，调经化瘀。

【主治】 冲任虚损。症见月经不调，脐腹疼痛，崩中漏下；血瘕块硬，时发疼痛；妊娠胎动不安，腹痛血下，及产后恶露不下，结生瘕聚，少腹坚痛，时作寒热；跌打损伤，腹内积有瘀血。

【方论】 四物汤是妇产科临床常用方剂之一。元代名医王好古治疗妇科疾病，

不论内伤、外感、胎前、胎后都随证加二味药物于四物汤中，名曰"六合"。明代吴崑在《医方考·调经用四物汤》中说："妇女月事不调，以四物汤为主至变通之。"《医方新解》更强调："四物汤其调经作用明显，且对胎前、妊娠、产后诸疾多可运用，故不仅是调经要方，而且是妇科良方。"

四物汤最早记载于唐代蔺道人著的《仙授理伤续断秘方》，是从《金匮要略》胶艾汤化裁而来，为补血调经的基础方剂。即以原方去阿胶、艾叶、甘草三味。仲景胶艾汤本为治疗妇人冲任虚损，阴血不能内守而致的多种出血证而设，蔺道人减去其中暖宫调经、养血止血之阿胶、艾叶和甘草，将生地易为熟地、芍药定为白芍，保留原方之当归、川芎，并名之以"四物汤"，从而使养血止血、调经安胎之方变为治疗伤科血虚血滞证候之剂。

四物汤即是补血的基础方，又是调经的基础方。若用本方补血，应重用滋阴补血的熟地黄为主药，补血养血的当归、白芍为辅药，佐少许活血的川芎，使地黄、白芍补血而不滞血。若用本方调经，则应重用当归。当归既能补血和肝，又能调经止痛，一药具备两种作用，故为主药；熟地助当归滋阴补血，川芎、白芍助当归调经止痛，是辅助药。

【验案】

清经四物汤证案： 吕某，女，39岁，1994年3月11日就诊。患者3个月前因小产，月经淋漓漏下不止，复行刮宫术后遂止。因失子之痛，而情绪不佳，抑郁烦躁，月经先期而致，经量多，色深红稠黏，并夹有血块，腰腹胀痛，面红唇干，口渴心烦，夜寐不安，大便秘结，小便短黄，舌红苔黄，脉象沉数。末次月经于3月9日结束。证属阴血亏虚，肝郁血热而致月经先期。治当补血清热之剂。予清经四物汤治之。处方：当归6g，白芍12g，川芎3g，生地15g，黄芩10g，黄连3g，黄柏6g，香附3g，知母10g，阿胶（烊化）10g，艾叶炭10g，炙甘草3g。水煎服。予以上方治疗，每周服药5剂，月经按期而致，经量适中，余症悉除。又予原方去黄芩、黄连，于经后1周服5剂，经期中5剂；经前1周去黄柏、知母，亦服5剂，其后月经亦如期而致。遂予胶艾汤作水丸续服。3个月后怀孕，足月产一男婴，母子平安。

【化裁】

1. 知柏四物汤：本方加黄柏、知母。治疗血热阴虚、月经量多。知柏四物为末蜜丸，名谓坎离丸，治阴虚咳血。

2. 滋阴降火汤：本方加黄柏、知母、元参。治疗肾阴不足之虚火炽盛。

3. 二连四物汤：本方加黄连、胡连。治气旺血虚、五心烦热、热入血室、夜间发热。

4. **三黄四物汤**：本方加黄柏、黄芩、黄连。治阴虚潮热。

5. **三黄补血汤**：本方加生地、黄芪、黄芩、黄柏、丹皮、升麻、柴胡。治亡血，血虚，六脉芤大。

6. **桃仁四物汤**：本方加桃仁、红花。又名元戎四物汤。治血结便秘，仆打损伤，瘀血作痛。

7. **治风六合汤**：本方加羌活、防风。治风虚眩晕，血虚眩晕，及死血眩晕。

8. **治气六合汤**：本方加木香、槟榔。治妇人血气上冲，心腹肋下满闷。

9. **神应养真丹**：本方加羌活、天麻，蜜丸。治足厥阴经受风寒暑湿，瘫痪不遂，言语謇涩及血虚脚气等。

10. **竹花四物汤**：本方加桃仁、红花、竹沥、姜汁。治半身不遂在右者，属于血瘀阻络，气不宣通。

11. **防风当归散**：本方去白芍加防风。治发汗过多，而成痉病，本祛风养血之义。

12. **四神汤**：本方去地黄加干姜。治妇人血虚心脉疼痛。

13. **艾附暖宫丸**：本方加艾叶、香附子、吴茱萸、肉桂、续断、黄芪。治子宫虚冷，月经不调。

14. **妇宝丹**：本方加炒艾叶、香附、阿胶。治胞宫虚寒，月经不调，血少气短。

15. **除蒸四物汤**：本方加丹皮、地骨皮。治妇人骨蒸劳热，心烦自汗。

16. **归芎汤**：本方去白芍、地黄。为末名佛手散，又名一奇散。治产后血虚头痛或胎死不下，有催生作用。

17. **玉烛散**：本方加大黄、芒硝、甘草、当归改用尾，白芍改赤芍。治妇女经闭腹痛，体瘦善饥。

【**歌括**】四物归地芍川芎，营血虚滞此方宗，

妇人经病凭加减，养血调血再变通。

当归补血汤

【**出处**】《内外伤辨惑论》

【**组成**】黄芪 30g，当归 6g。

【**用法**】水煎去滓，空腹时温服。

【**功用**】补气生血。

【**主治**】血虚阳浮发热证。症见肌热面红，烦渴欲饮，脉洪大而虚，重按无力。亦治妇人经期、产后血虚发热头痛；或疮疡溃后，久不愈合者。

【**方论**】本方证多由劳倦内伤，血虚气弱，阳气浮越所致。治疗以补气生血为

主。血虚气弱，阴不维阳，故肌热面赤、烦渴引饮，此种烦渴，常时烦时止，渴喜热饮；脉洪大而虚、重按无力，是血虚气弱、阳气浮越之象。方中重用黄芪，其用量五倍于当归，用意有二：一是滋阴补血固里不及，阳气外亡，故重用黄芪补气而专固肌表；一是有形之血生于无形之气，故用黄芪大补脾肺之气，以资化源，使气旺血生。配以少量当归养血和营，则浮阳秘敛，阳生阴长，气旺血生，虚热自退。至于妇人经期、产后血虚发热头痛，取其益气养血而退热。疮疡溃后，久不愈合，用本方补气养血，扶正托毒，有利于生肌收口。

【验案】

当归通乳汤证案：李某，女，31 岁，1960 年 9 月 13 日初诊。患者产后月余，初乳时乳少，乳汁清稀，乳房软，无胀感，继而全无。面色少华，肢体疲惫，情志抑郁，纳谷不馨，舌淡少苔，脉沉细。处方：黄芪 45g，当归 18g，人参 10g，麦冬 10g，皂角刺 6g，王不留 6g，炮山甲 10g，花粉 12g，木通 10g，通草 3g，白芷 10g，益母草 10g，甘草 10g，纱布包好备用。猪蹄 1 对，纳药入内，砂锅煮熟，喝汤。经治 3 日，乳汁回。继治 1 周，乳汁足，形体可，脉舌正常。

【化裁】

1. 加味当归补血汤：本方加党参、白术、山甲珠、通草、玉竹、甘草。炖猪蹄服。治产后乳少，属气血不足者。

2. 加减当归补血汤：本方加三七 10g，桑叶 14 片。治老年血崩。

3. 固本止崩汤：本方加人参、白术、黑姜、熟地。治气虚崩漏血流不止，两目昏暗，或眩晕跌仆，脉细弱者。

4. 四妙汤：本方加银花、甘草。治疮疡溃后，余毒未尽。

【歌括】 当归补血君黄芪，芪归用量五比一，

补气生血代表剂，血虚发热此方宜。

归脾汤

【出处】《济生方》

【组成】白术、茯神（去木）、黄芪（去芦）、龙眼肉、酸枣仁（炒，去壳）各 30g，人参、木香（不见火）各 15g，甘草（炙）7.5g，当归 9g，远志（蜜炙）3g（当归、远志两味，是从《校注妇人良方》补入）。

【用法】加生姜 5 片，枣子 1 枚，水煎温服。

【功用】健脾益气，补血养心。

【主治】①心脾两虚之心悸、失眠；对于脾虚血少的血证，可加入阿胶、首乌、鹿角霜等补血、止血药同用。②月经后期，色淡量少，或停经再生，淋沥不断，

以及月经过多，伴有头晕、心悸、体倦等心脾两虚见症，可用本方治疗。③久病体虚遗精、盗汗、自汗、脏躁等。

【方论】本方始载于宋代严用和之《济生方》，用治思虑过度，劳伤心脾，健忘，怔忡。元代危亦林在《世医得效方》中对本方有所发挥，它既载明了原方所治诸证，又增补了治疗脾不统血而妄行之吐血、下血。明代薛立斋之《校注妇人良方》，在原方中又增加了当归、远志两味。从此一直沿用至今。清代汪昂之《医方集解》更扩充其适应范围，先后用于惊悸、盗汗、食少、妇人经带、肠风崩漏等症。现代用本方治疗神经衰弱、心脏病、贫血、子宫功能性出血、血小板减少性紫癜等。本方配伍特点：一是心脾同治，重点在脾，使脾旺则气血生化有源，方名归脾，意在于此；二是气血并补，但重在补气，意即气为血之帅，气旺血自生，血足则心有所养；三是补气养血药中佐以木香理气醒脾，补而不滞。方中黄芪甘微温，补脾益气；龙眼肉甘温，既能补脾气，又能养心血，共为君药。人参、白术甘温补气，与黄芪相配，加强补脾益气之功；当归甘辛微温，滋养营血，与龙眼肉相伍，增加补心养血之效，均为臣药。茯神、酸枣仁、远志宁心安神；木香理气醒脾，与补气养血药配伍，使之补不碍胃，补而不滞，俱为佐药。张璐曾云："减食者，以其纯阴无阳，不能输化药力故耳。"炙甘草补气健脾，调和诸药，为使药。用法中加姜、枣调和脾胃，以资生化。方中黄芪配当归，寓当归补血汤之意，使气旺则血自生，血足则心有所养。所以《沈氏女科辑要笺正》记载："归脾汤方确为补益血液专剂。"

【歌括】归脾汤中参术芪，归草茯神远志齐，
　　　　酸枣木香龙眼肉，煎加姜枣益心脾。

炙甘草汤

【出处】《伤寒论》

【组成】甘草（炙）12g，生姜（切）9g，桂枝（去皮）9g，人参6g，生地黄50g，阿胶6g，麦门冬（去心）10g，麻仁10g，大枣（擘）10枚。

【用法】水煎服，阿胶烊化，冲服。

【功效】益气滋阴，通阳复脉。

【主治】①气虚血弱，心脉失养。症见脉结代，心动悸，虚羸少气，舌光少苔，或质干而瘦小者。②虚劳肺痿。症见干咳无痰，或咳吐涎沫，或咳痰不多，痰中带有血丝，形瘦短气，虚烦不眠，自汗盗汗，咽干舌燥，大便干结，脉虚数。

【方论】本方是《伤寒论》治疗心动悸、脉结代的名方。其证是由伤寒汗、吐、下或失血后，或杂病阴血不足，阳气不振所致。阴血不足，血脉无以充盈，加之

阳气不振，无力鼓动血脉，脉气不相接续，故脉结代；阴血不足，心体失养，或心阳虚弱，不能温养心脉，故心动悸。治宜滋心阴，养心血，益心气，温心阳，以复脉定悸。方中重用生地黄滋阴养血为君，《名医别录》谓地黄"补五脏内伤不足，通血脉，益气力"。配伍炙甘草、人参、大枣益心气，补脾气，以资气血生化之源；阿胶、麦冬、麻仁滋心阴，养心血，充血脉，共为臣药。佐以桂枝、生姜辛行温通，温心阳，通血脉，诸厚味滋腻之品得姜、桂则滋而不腻。用法中加清酒煎服，以清酒辛热，可温通血脉，以行药力，是为使药。诸药合用，滋而不腻，温而不燥，使气血充足，阴阳调和，则心动悸、脉结代，皆得其平。

【验案】

炙甘草汤证案：刘某，男，28 岁，1974 年 10 月 30 日就诊。主诉晨起全身乏力，眩晕，懒言，心悸，曾去某医院就诊，理化检查未见异常。唯心电图示窦性心律不齐，细询之，1 个月前曾因发热、身痛、心慌之症，在当地医院以感冒治疗，发热等症除，唯时有心悸未愈，且伴胸闷气短，时自汗出，心躁烦，动则心悸剧，查：口干舌燥，舌红少津，脉代。证属外感邪毒，伤及气阴，稽留不去，宗气不足，失其贯心脉行血气之职，而发心悸、脉代之症。治宜益气养阴，助心阳以复脉。予以炙甘草汤加味。处方：炙甘草 15g，红参 10g，黄芪 30g，生地 30g，麻仁 12g，麦冬 12g，桂枝 10g，生龙骨 30g，生牡蛎 30g，阿胶（烊化）10g，桑仁 30g，炒枣仁 30g，远志 10g，柏子仁 12g，夜交藤 30g，当归 15g，钩藤 10g，生姜 3 片、大枣 4 枚为引，5 剂，水煎服。11 月 6 日二诊：药后心悸、胸闷、短气、眩晕诸症悉减，查心律整，脉虚数。予原方去二藤，加黄精 15g，继服。11 月 17 日三诊：服药 10 剂，胸闷、心悸悉除，予以炙甘草汤继服以善其后。

【附方】

加减复脉汤（《温病条辨》）：组成：炙甘草、干地黄、生白芍各 18g，麦冬（不去心）15g，阿胶、麻仁各 9g。水煎分 3 次服。本方由炙甘草汤（复脉汤）加减而成，故名之。因温病后期，热灼阴伤，故去益气温阳之参、枣、桂、姜，加养血敛阴之白芍，故全方重在滋液敛阴而复脉，它与炙甘草汤同一"复脉"中而有温凉通敛之异。

【歌括】 炙甘草汤参桂姜，麦地阿枣麻仁囊，
　　　　　　心悸动兮脉结代，虚劳肺痿服之良。

第三节 气血双补剂

气血双补，即补气与补血同时进行，适用于表现为气血两虚的疾病。气血两虚，多因久病消耗，气血两伤所致；或先有失血，气随血耗；或先因气虚，血化障碍而日渐衰少，从而形成气血两虚。"气主煦之""血主濡之"。气血两虚，则脏腑经络、形体官窍失之濡养，各种功能失之推动及调节，故可出现不荣或不用的病证。临床上主要表现为肌体失养及感觉运动失常的病理征象，如面色淡白或萎黄、少气懒言、疲乏无力、形体瘦怯、心悸失眠、肌肤干燥、肢体麻木，甚至感觉障碍、肢体痿废不用等。

气血双补，不能等量齐观。除八珍、十全等方剂无所偏倚外，绝大多数方剂都有所偏重。

八珍汤

【出处】《正体类要》

【组成】人参 10g，白术 10g，白茯苓 12g，当归 12g，川芎 6g，白芍药 12g，熟地黄 15g，甘草（炙）3g。

【用法】加生姜 3 片，大枣 2 枚，水煎服。

【功效】益气补血。

【主治】气血两虚证。症见面色苍白或萎黄，头晕耳眩，四肢倦怠，气短懒言，心悸怔忡，饮食减少，舌淡苔薄白，脉细弱或虚大无力。临床常用于治疗病后虚弱、各种慢性病，以及妇女月经不调等属气血两虚者。

【方论】本方所治气血两虚证多由久病失治，或病后失调，或失血过多而致，病在心、脾、肝三脏。心主血，肝藏血，心肝血虚，故见面色苍白、头晕目眩、心悸怔忡、舌淡脉细；脾主运化而化生气血，脾气虚，故面黄肢倦、气短懒言、饮食减少、脉虚无力。治宜益气与养血并重。方中人参与熟地黄相配，益气养血，共为君药。白术、茯苓健脾渗湿，助人参益气补脾。当归、白芍药养血和营，助熟地滋养心肝，均为臣药。川芎为佐，活血行气，使地、归、芍补而不滞。炙甘草为使，益气和中，调和诸药。吴崑之《医方考》记载："血气俱虚者，此方主之。人之身，气血而已。气者百骸之父，血者百骸之母，不可使其失养者也。是方也，人参、白术、茯苓、甘草，甘温之品也，所以补气；当归、川芎、芍药、地黄，质润之品也，所以补血。气旺则百骸资之以生，血旺则百骸资之以养。形体既充，则百邪不入，故人乐有药饵焉。"

【验案】

阳和八珍汤证案：徐某，男，62岁，1976年11月21日就诊。患者患血栓闭塞性脉管炎年余，在当地医院医治罔效。足趾喜暖怕凉，右足大、二趾皮色泛红，有片状瘀血，足大趾胀痛，趺阳脉弱，六脉微细。证属血虚寒凝，气滞血瘀。治宜温阳通脉，活血化瘀。予阳和八珍汤调之。处方：熟地15g，肉桂6g，麻黄6g，制附子10g，干姜6g，鹿角片10g，白芥子6g，当归30g，川芎12g，赤芍15g，制白芍12g，红参10g，炒白术15g。茯苓15g，白芷10g，炙甘草10g，黄酒为引，水煎服。11月27日二诊：服药5剂，足胀痛减。予原方加炮甲10g、川牛膝15g、苏木10g、泽兰10g，续服。12月8日三诊：续服10剂，足趾怕凉、胀痛、瘀斑悉除，效不更方，原方继服。又服30剂，患者来诊，欣言相告，足趾无不适。诊趺阳脉复，迟而缓，六脉虽沉，然有力。嘱每日制附子10g，红参6g，黄芪15g，水煎服，续治月余，以固疗效。

按：此案乃血栓闭塞性脉管炎之营养障碍期，为中医寒凝血瘀证者。故合阳和汤、八珍汤二方之效，名之曰"阳和八珍汤"。方以阳和汤温阳散寒，养血通脉；八珍汤大补气血活瘀通脉；加附子一味，又寓参附汤，四逆汤二方之效，以成温阳复脉之用。故服药5剂，而"足胀痛减"。二诊时药加炮甲、川牛膝，以增其通脉散结之功；入苏木、泽兰，以倍活血化瘀渗湿之效。故续治2个月，而病臻痊可。嘱服附子、人参、黄芪作饮者，乃参附汤、参芪汤、参附汤三方之用也。以其大补元气、温阳通脉之法，以固疗效。

【化裁】

1. 十全大补汤：本方加肉桂、黄芪。治男子、妇人诸虚不足，五劳七伤，不进饮食，久病虚损，时发潮热，气攻骨脊，拘急疼痛，夜梦遗精，面色萎黄，脚膝无力，一切病后气不如旧，忧愁思虑伤动血气，喘嗽中满，脾肾气弱，五心烦闷，并皆治之。为体虚，气血两损及疮疡溃后体虚之主方。

2. 人参养荣汤：八珍汤去川芎加黄芪、陈皮、桂心、远志、五味子，姜枣引，名人参养荣汤。主治脾虚食少味乏，身倦肌瘦，气短色枯，毛发脱落，憔悴不荣，小便赤涩，惊悸健忘，睡中自汗，发热，筋惕肉瞤大虚之象。

3. 泰山磐石散：十全大补汤减肉桂、茯苓，加续断、黄芩、砂仁、糯米。治妇人妊娠胎动不安，面色淡白，倦怠无力，不思饮食，舌淡，脉浮滑无力（或沉弱），或屡有堕胎史者。

以上三方均由八珍汤加减而成，皆具益气补血作用而主治气血两虚之证。其中十全大补汤较之八珍汤多芪、桂，偏于温补！人参养荣汤较之八珍汤多志、陈、五味，并去川芎之辛窜，复增静养血分、宁心安神之功！泰山磐石散系八珍汤减去茯苓之渗利，而加续断补肝肾、益冲任，黄芪益气升阳以固胎元，黄芩、糯米、砂仁清热养胃安胎，成为颐养胎元之专方。

4. 大防风汤：十全大补汤加防风、羌活、附子、杜仲、牛膝。为治疗鹤膝风效方。

5. 红色补汁：党参、鸡血藤、大枣，水煎 100ml，每服 10ml，日 3 服。主治气血两虚，面色萎黄，气虚无力，食少心悸，妇女月经不调。此方并治 X 线从业人员之白细胞减低症。

【歌括】气血双补八珍汤，四君四物合成方，

　　　　煎加姜枣调营卫，气血亏虚服之康。

第四节　补阴剂

补阴剂是治疗阴虚证的方剂。阴虚证是指可见于多种疾病的阴液不足，阴精亏耗之证。阴虚的临床表现为肢体羸瘦，面容憔悴，口燥咽干，虚烦不眠，大便干燥，小便短黄，甚则骨蒸盗汗，呛咳无痰，颧部发红，梦遗滑精，腰酸背痛，脉沉细数，舌红少苔、少津等。

六味地黄丸

【出处】《小儿药证直诀》

【组成】熟地黄 24g，山茱萸 12g，干山药 12g，泽泻 9g，茯苓 9g，丹皮 9g。

【用法】上为末，炼蜜为丸，如梧桐子大。每次服 3 丸，空心温水化下。日服 2~3 次。亦可作汤剂。

【功用】滋阴补肾。

【主治】手足心热，腰脊酸疼，为肝肾不足，真阴亏虚，自汗、盗汗，头晕目眩，精髓不足引起之体质衰弱、失血、失音、舌燥喉痛，虚火牙痛，足跟作痛，下部疮疡之阴虚火旺。

【方论】本方是出自宋代钱乙之《小儿证治直诀》中的一首千古名方，原为治小儿"肾怯失音，囟开不合，神不足，目中白睛多，面色㿠白等症"，后世扩大为治疗肝肾阴虚的基础剂。系将《金匮要略》的肾气丸减桂枝、附子，生地黄易熟地黄而成。方中熟地黄滋阴补肾、填精益髓，重用为君药。山茱萸补养肝肾，并能涩精；山药补益脾阴，亦能固肾，两者共为臣药。三药配合，肾肝脾三阴并

补，但熟地黄量大，故以补肾为主。泽泻利湿而泄肾浊，并能减熟地之滋腻；茯苓淡渗脾湿，并助山药之健运，与泽泻共泻肾浊，助真阴得复其位；丹皮清泄虚热，并制山萸肉之温涩。均为佐药。六味合用，三补三泻，以补为主，三阴并补，以补肾为主。

【验案】

肾虚风动案：韩某，男，2岁。7月中旬，患儿由儿科转来，确诊为脑积水。视其颅缝开解，前囟逾期不合，头颅胖大白亮，头皮光急，青脉显露，面色㿠白，形羸色败，白睛显露，目光昏昧，神情呆钝，伴有四肢瘘疭，项强肢厥。病儿继发于春温证，口唇红，指纹紫，脉象弦细。证属肾虚髓热，虚风内动，而致解颅。治宜益肾清热，养血息风。方用加味封囟散一料，如法外敷。内服加味补肾地黄丸：熟地45g，山药24g，山萸肉30g，泽泻30g，茯苓24g，丹皮15g，牛膝24g，鹿茸15g，钩藤24g，龙骨30g，牡蛎30g。共研细末，蜜丸如梧子大，每服5g，日3次。10月初，患儿家长陈述经治2个月余，颅缝闭，囟门合，痉厥止，病臻痊可。

【附方】

加味封囟散：柏子仁120g，天南星30g，防风30g，羌活30g，白芷30g。共为细末，每次用60g，以猪胆汁调匀，按颅裂部位摊纱布包扎，干则润以淡醋，每日一换。

【化裁】

1.**知柏地黄丸：**治阴虚火旺，骨瘘髓枯，尺脉浮洪而大者。

2.**七味地黄丸：**本方加肉桂能引火归原。治肝经气痛，筋骨酸痛，脚软懒行及手足牵引，结核瘰疬，遵经旨辛以润之，即此方也。

3.**都气丸：**本方加五味子。可治劳咳（益肺之源，以生肾水），慢性气管炎。

4.**加减八味丸：**本方加肉桂、五味子。治肾水不足，虚火上炎，发热作渴，口舌生疮或牙龈溃烂，咽喉作痛，体质憔悴，睡中汗出发热，五脏俱亏等症。

5.**八仙长寿丸：**本方加五味子、麦冬。为专治虚损劳热、气虚怯病主方。

6.**六味地黄丸**加杜仲、牛膝。可治肾虚腰膝酸软作痛。

7.**六味地黄丸**去泽泻，加益智仁。可治肾亏元阳不足之小便频数症。

8.**益阴肾气丸：**原用六味双对减半分两，而加柴胡、白术、甘草、当归、五味。治目神水宽大渐散，或如雾露中行，渐睹空中有黑花，视物二体，久则光不收，及内障，神水淡白色。

9.**滋肾生肝饮：**本方加柴胡、五味子、白术、当归、甘草。治血虚气滞，或肩背拘痛，胃脘痛当心处，或肝火郁胃，倦怠嗜卧，饮食不振，口渴咽燥及妇人小便自遗，及妇女郁怒伤肝，胁胀腹痛，左关弦洪，右关弦数之怒伤肝脾，血虚气滞之证。

10. **人参补气汤**：本方去泽泻，加人参、黄芪、白术、陈皮、甘草、五味、麦冬。主治肾水不足虚火上炎，咳嗽吐脓血，发热作渴，小便不利等症。

11. **抑阴地黄丸**：本方加生地、柴胡、五味各等份。主治肝肾阴虚，耳内痒痛出水或目昏痰喘，热渴便涩等症。

12. **抑阴肾气丸**：本方加五味、生地、当归各等份。主治脏腑亏损，胸膈痞闷，潮热、晡热或寒热往来，五心烦热，口干作渴，月经不调或筋骨酸痛，纳呆食少，头目蒙昏不清，痰气上壅，咳嗽晡甚，小便赤数，两足热痛，腰膝酸软，肢体乏力等症。

13. **九味地黄丸**：本方去泽泻，加川楝子、当归、使君子、川芎、白茯苓改赤茯苓。治肾疳。肾疳之发，由于哺乳不调、脏腑伏热，多见肌肤消瘦，牙龈溃烂、寒热时作，鼻口干燥，脑热如火、脚冷如冰，喜卧冷地，乳食减少，泄痢频数，肛门溃疡，治宜补肾健脾、益阴填精。

14. **疏肝益肾汤**：本方加柴胡、白芍各等份。可治胃脘痛而大便燥结者（此乃肝血虚而不能荣于脾胃）。用逍遥散不能愈者用此方甚妙。

15. **滋水清肝饮**：本方加当归、白芍、柴胡、枣仁、山栀各等份。治胃脘胀痛，气逆左胁，呕吐酸水，忽热忽冷。六味乃滋阴药，肝阳有余，脾胃壮健者宜之（若气虚脾胃弱者用之病增）。

16. **杞菊地黄丸**：本方加菊花、枸杞。治肝肾不足，头晕目眩，目涩视物昏花，等症。

【歌括】六味地黄山药萸，泽泻苓丹三泻侣，
　　　　三阴并补重滋肾，肾阴不足效可居。

左归丸

【出处】《景岳全书》

【组成】大怀熟240g，山药（炒）120g，枸杞120g，山茱萸肉120g，川牛膝（酒洗，蒸熟）90g，菟丝子（制）120g，鹿胶（敲碎，炒珠）120g，龟胶（切碎，炒珠）120g（无火者不必用）。

【用法】上先将熟地蒸烂杵膏，炼蜜为丸，如梧桐子大。每服百余丸，食前用滚汤或淡盐汤送下。

【功用】壮水之主，培左肾之元阴。

【主治】真阴不足，肾精亏虚证。症见头目眩晕，腰膝酸软，遗精滑泄，自汗

盗汗，口燥舌干，舌红少苔，脉细等。

【方论】《难经》谓左肾属水，右肾属火，景岳此方，取其滋水，故名左归。所治为真阴肾水不足之证，其中以腰酸腿软，头目眩晕，舌光少苔，脉细为主症；遗精滑泄，自汗盗汗，口燥舌干为次要症状。其病因为肾阴不足，虚热内扰。肾藏精，主骨生髓，上充于脑。阴虚内热，相火妄动，扰动精室，故遗精滑精；肾阴亏虚，精髓不足，故头目眩晕，耳鸣，腰腿酸软，形体消瘦；荣卫失养，虚热迫津外泄，可见自汗、盗汗；阴不足而虚火上炎则有口燥舌干；舌红少苔，脉细为阴虚内热之象。方中重用熟地，滋肾益精，以填真阴，为君药。龟鹿二胶，血肉有情之品，峻补精髓，其中龟甲胶偏于补肝肾之阴，鹿角胶偏于益精养血补肾阳，二胶并用，益精补髓，补阴中包含"阳中求阴"之义，共为臣药。山萸肉养肝滋肾，涩精敛汗；枸杞子补肾养精，清肝明目；菟丝子助阳益阴，补肾固精；山药补脾益阴，滋肾固精；川牛膝益肝肾，强腰膝，健筋骨，共为佐药。诸药配伍，有滋阴补肾、养精益髓之效。

左归丸是从《小儿药证直诀》地黄丸加减衍化而成。六味地黄丸以补肾阴为主，寓泻于补，补力平和，适用于肾虚不著而兼内热之证。左归丸纯甘壮水，补而无泻，补力较峻，适用于真阴不足、精髓亏损之证。故《王旭高医书六种·医方证治汇编歌诀》中云："左归是育阴以涵阳，不是壮水以制火。"偏虚者宜用本方，偏阴虚火旺者，宜用六味地黄丸，尤盛者，则宜用知柏地黄丸。

【附方】

左归饮：熟地6~9g（或加至30~60g），山药、枸杞各6g，炙甘草3g，茯苓4.5g，山茱萸3~6g（畏酸者少用之）。水煎，空腹服。功用：壮水，养阴补肾。主治：腰酸遗泄，盗汗，口燥咽干，口渴欲饮，舌尖红，脉细数。

本方与左归丸同属治肾阴虚之剂，两方组合大体相同，左归丸在滋阴之中又配以血肉有情之味及助阳之品，补力较峻，常用于肾阴亏损较重者，意在以丸剂缓图之。左归饮皆以纯甘壮水之品滋阴填精，补力较缓，故用饮以取其急治，适宜于肾阴不足较轻之证。

【验案】

左归丸合下瘀血汤证案：徐某，男，33岁，1963年1月29日初诊。患者半个月前伐树，被撞击头部，当时晕厥，不省人事1小时，等醒后遂感眩晕，恶心欲吐，头痛剧烈，心悸，健忘。时作时止。舌边有瘀斑，舌下赤络暗，苔白腻，脉沉迟。处方：熟地18g，山萸肉10g，山药10g，枸杞子10g，川牛膝10g，菟丝子12g，鹿角胶（烊化）10g，龟甲胶（烊化）10g，酒大黄10g，桃仁12g，土鳖虫15g，天麻10g，天竺黄10g，石菖蒲10g，以蜜60ml，与黄酒、水各半煎2遍，

早晚各 1 次温服。12 月 1 日复诊：服药 1 剂，头痛、眩晕止，续服 2 剂，诸症豁然，病臻痊可。为固疗效，予以原方加工成细末作散剂，每次 10g，日 2 次，温开水冲服。

【歌括】左归丸内山药地，萸肉枸杞与牛膝，

菟丝龟鹿二胶合，壮水之主方第一。

大补阴丸

【出处】《丹溪心法》

【组成】熟地黄（酒蒸）180g，龟甲（酥炙）180g，黄柏（炒褐色）120g，知母（酒浸，炒）120g。

【用法】上 4 味，碾为细末，猪脊髓适量蒸熟，捣如泥状；炼蜜，混合拌匀和药粉为丸，每丸约重 15g，每日早晚各服 1 丸，淡盐水送服，或水煎服，用量按原方比例酌减。

【功用】滋阴降火。

【主治】阴虚火旺证。症见骨蒸潮热，盗汗遗精，咳嗽咯血，心烦易怒，足膝疼热，舌红少苔，尺脉数而有力。

【方论】本方证是由肝肾亏虚，真阴不足，相火亢盛所致。肾中水火，本应既济以生存，肾水亏虚，相火失制乃亢盛而生虚火、虚热诸证。故骨蒸潮热、盗汗遗精，足膝疼热，甚则虚火上炎灼伤肺金，损伤肺络，故咳嗽咯血；虚火上扰心神，则心烦易怒。治宜大补真阴以治本，佐以降火以治标，标本兼治。本方以滋阴降火为法，以"阴常不足，阳常有余，宜常养其阴，阴与阳齐，则水能制火"。方中重用熟地、龟甲滋阴潜阳，壮水制火，即所谓培其本，共为君药。继以黄柏苦寒泻相火以坚阴；知母苦寒而润，上能清润肺金，下能滋清肾水，与黄柏相须为用，苦寒降火，保存阴液，平抑亢阳，均为臣药，即所谓清其源。应用猪脊髓、蜂蜜为丸，此乃血肉甘润之品，填精益髓，既能助熟地、龟甲以滋阴，又能制黄柏之苦燥，俱为佐使。诸药合用，滋阴精而降相火，培其本而清其源。本证若仅滋阴则虚火难清，单清热则犹恐复萌，故须培本清源，使阴复阳潜，虚火降而诸症悉除。正如《医宗金鉴·删补名医方论》所云："是方能骤补真阴，以制相火，较之六味功效尤捷。"本方的配伍特点是：滋阴药与清热降火药相配，培本清源，两相兼顾。其中龟甲、熟地用量较重，与知、柏的比例为 3∶2，表明是以滋阴培本为主，降火清源为辅。

【参考】《时方歌括》曰："知、柏寒能除热，苦能降火，苦者必燥，故用猪脊髓以润之，熟地以滋之，此治阴虚发热之恒法也。然除热只用凉药，犹非探源之

治方中以龟甲为主，是介以潜阳法。丹溪此方，较六味地黄丸之力更优。李士材、薛立斋、张景岳辈，以苦寒而置之，犹未参透造化阴阳之妙也。"

【验案】

大补阴丸合七宝美髯丹证案：闫某，男，42 岁，1959 年 11 月 3 日初诊。半年前，患者因思虑忧愁而突然脱发，继而眉毛、胡须亦开始脱落，脱发始如钱大，其后头发眉毛全部脱光，脱光处头皮平滑光亮。伴头目眩晕、耳鸣、心烦、少寐、腰膝酸软、面色潮红、手足心热、口燥咽干、大便微干、舌红少苔、脉细数无力。处方：生地 24g，熟地 24g，制龟甲 10g，首乌 30g，当归 10g，栀子 10g，黄柏 10g，知母 10g，肉苁蓉 10g，石斛 10g，元参 10g，玉竹 10g，甘草 10g，水煎服。11 月 12 日二诊：服药 4 剂，始发纤细柔软眉发，续服 4 剂，头发增多，眉毛长齐，心烦少寐，眩晕耳鸣，面色潮红，手足心热，口舌干燥诸候悉除。仍宗原意，减栀子柏皮汤续服。处方：生地 24g，熟地 24g，制龟甲 10g，首乌 12g，当归 10g，肉苁蓉 10g，玉竹 10g，石斛 10g，玄参 10g，枸杞子 15g，枸杞子 10g，补骨脂 10g，怀牛膝 10g，甘草 10g，水煎服。11 月 21 日三诊：续服药 8 剂，头发长齐如初，予原处方去玉竹、石斛、元参，加女贞子 15g、旱莲草 15g，续服以固疗效。

【歌括】大补阴丸是妙方，阴虚火旺此方彰，

　　　　地黄知柏猪脊髓，龟甲沉潜制亢阳。

二至丸

【出处】《医方集解》

【组成】冬青子（即女贞子。冬至月采，不拘多少阴干，蜜酒拌蒸，过一夜，粗袋擦去皮，晒干为末，瓦瓶收贮。或先煎旱莲草膏，旋配用），旱莲草（夏至日采，不拘多少，捣汁熬膏和前药为丸）。一方加桑椹干为丸，或桑椹熬膏和入。

【用法】女贞子不定量，蒸熟阴干，碾细筛净，将旱莲草不拘量，水煮 3 次，取汁煎熬，浓缩成流浸膏，适量加蜜搅匀；或加旱莲草与干桑椹混合煎熬，如上法浓缩成膏，仍适量加蜜搅匀，女贞子粉末拌入和为丸，每丸约重 15g。早晚各服 1 丸，开水送下。

【功用】补益肝肾，滋阴止血。

【主治】肝肾阴虚。症见口苦咽干、头昏眼花、失眠梦多、腰膝酸软、遗精、早年白发等。

【方论】本方用治肝肾阴虚证。肾主骨生髓，肾阴虚，阴精不能濡润于下，故下肢痿软阴精不荣于上，则头昏。足少阴之脉贯舌循喉，阴精不升，故舌燥咽干。肝开窍于目，肝血不滋于上故眼花。肝藏魂，肝阴虚，魂不守舍，故多梦。肝肾

阴虚，相火不藏，精关不固，故梦遗或滑诸症乃生也。本方取女贞子甘苦凉，滋肾养肝，配旱莲草甘酸寒，养阴益精凉血止血。全方药味少而性平和，补肝肾养阴血而不滋腻，为平补肝肾之剂。至于又方加甘寒之桑椹滋阴补血，与原方女贞、旱莲协作，更加强了滋肾益肝之效。尤以配作丸剂常服，缓缓收功，更宜。

【验案】

倒经案：杨某，女，21 岁，1976 年 3 月 4 日初诊。19 岁月经来潮时即鼻衄，曾因出血过多而晕倒。此后每值月经来时即鼻衄，至今未愈。经来量少，月经常不按期。查面色萎黄无华，两颧及唇周均有色素沉着。舌淡无苔，六脉沉涩。证属肝肾亏虚，冲任失濡，阴亏于下，冲脉之气浮越于上而致倒经。治宜养肝肾，调冲任，益血降冲。师芎归胶艾汤意化裁。处方：当归 15g，阿胶（烊化）10g，艾叶 10g，白芍 10g，川芎 10g，生地 30g，血余炭 10g，小蓟炭 10g，怀牛膝 10g，丹皮 10g，旱莲草 30g，女贞子 30g，陈皮 10g，焦栀子 10g，甘草 10g，大枣 3 枚为引。水煎服。服中药 15 剂，经治当月，经行未见鼻衄。嘱当归丸平时服，经前 1 周服药 7 剂。经调治 3 个月，病未见复发。

【歌括】医方集解二至丸，女贞旱莲等份善，

肝肾阴虚腰膝痛，头晕发白耳鸣痊。

一贯煎

【出处】《柳州医话》

【组成】北沙参 10g，麦冬 10g，当归 10g，生地黄 30g，枸杞子 12g，川楝子 5g。

【用法】水煎服。

【功用】滋阴疏肝。

【主治】肝肾阴虚，肝气不舒。症见胸脘胁痛，嗳气吞酸，咽干口燥，舌红少津，脉细弱或虚弦。亦治疝气瘕聚。

【方论】肝藏血，主疏泄，体阴而用阳，喜条达而恶抑郁。肝肾阴血亏虚，肝体失养，则疏泄失常，肝气郁滞，进而横逆犯胃，故胸脘胁痛、吞酸吐苦；肝气久郁，经气不利则生疝气瘕聚等症；阴虚津液不能上承，故咽干口燥、舌红少津；阴血亏虚，血脉不充，故脉细弱或虚弦。肝肾阴血亏虚而肝气不舒，治宜滋阴养血、柔肝舒郁。方中重用生地黄滋阴养血、补益肝肾为君，内寓滋水涵木之意。当归、枸杞子养血滋阴柔肝；北沙参、麦冬滋养肺胃，养阴生津，意在佐金平木、扶土制木，四药共为臣药。佐以少量川楝子，疏肝泄热，理气止痛，复其条达之性。该药性虽苦寒，但与大量甘寒滋阴养血药相配伍，则无苦燥伤阴之弊。诸药

合用，使肝体得养，肝气得舒，则诸症可解。

在大队滋阴养血药中，少佐一味川楝子疏肝理气，补肝与疏肝相结合，以补为主，使肝体得养，而无滋腻碍胃遏滞气机之虞，且无伤及阴血之弊。全方组方严谨，配伍得当，照顾到"肝体阴而用阳"的生理特点，诚为滋阴疏肝之名方。

【参考】本方与四逆散、逍遥散均能疏肝理气，治疗肝郁不舒之胁痛。然四逆散疏肝理气作用较强，主治肝郁气滞之胁痛，并伴有四肢厥逆症者；逍遥散疏肝健脾作用较强，主治肝郁脾虚之胁痛，并伴见神疲食少、舌淡红等症；本方对于阴虚血燥，肝气横逆，久患胁痛、胃痛，而兼见口苦吞酸，咽干口燥，舌红少津，脉弦细等症，疗效确切，适应广泛，但务须掌握肝肾阴虚、津液亏损这一基本指征，并应随症加减。如大便秘结者，加瓜蒌仁；有虚热或汗多者，加地骨皮；痰多者，加贝母；舌红而干，阴亏过甚者，加石斛；胁胀痛，按之硬者，加鳖甲；烦热而渴者，加知母、石膏；腹痛者，加芍药、甘草；脚弱者，加牛膝、薏苡仁；不寐者，加枣仁；口苦燥者，加黄连。

【验案】

吐血案：潘某，女，32岁，1962年9月14日初诊。患者素体性情急躁，往有胃溃疡病史，因昨晚中秋节饱食，且饮黄酒3大杯，遂感脘腹胀闷，继而于半夜作痛，感咽部不适，阵咳后即发吐血，色略暗红，夹有食物残渣。伴胸胁痛，口苦咽干，大便色黑。查：舌红苔黄腻，弦数有力。处方：犀角3g，生地30g，丹皮10g，栀子10g，黄柏10g，黄芩10g，黄连10g，槐花10g，金银花10g，藕节10g，小蓟10g，三七3g，川军炭10g，侧柏炭10g，地榆炭10g，麦冬10g，沙参10g，甘草10g。3剂，水煎服。9月17日二诊：服药1剂，大便未见黑色，吐血即止，续服2剂，胸胁、脘腹不适诸候豁然，未见黑色大便，舌红，舌苔微黄，脉弦微数。处方：栀子10g，黄柏10g，沙参10g，麦冬10g，枸杞子10g，三七3g，当归10g，丹皮10g，生甘草6g。3剂，水煎服。4月20日三诊：药后诸症悉除，病臻痊可。嘱其戒恚怒，节饮食。因有胃溃疡病史，故予以白术、白及、白蔹、白薇、三七各等份，共为细末，每次6g，早晚冲服。

白术、白及、白蔹、白薇、三七合用谓"四白三七散"，专为消化道炎症或溃疡而设方。《本草求真》谓"白术味苦而甘，既能燥湿实脾，复能缓脾生津"，故"为脾脏补气第一要药"；白及，《本草便读》谓其味苦辛甘性平，具"止血生肌，散结敛疮"之效；白蔹，黄宫绣称其"敛疮疡，清热解毒，散结止痛""为外科所用之要药"；张秉成谓白薇"咸苦入阳明，寒能胜热，芳香入血分"，故长于清解血分之邪热；三七甘苦而温，瘀血可行，新血可安，故有止血、化瘀、消肿、止痛之效。五药合用，对肠胃之慢性炎症，或溃疡，有良好的治疗作用。

【歌括】一贯煎中生地黄，沙参归杞麦冬藏，

少佐川楝泻肝气，肝肾阴虚胁痛尝。

龟鹿二仙胶

【出处】《医方考》

【组成】鹿角（新鲜麋鹿杀，角解的不用，马鹿角不用，去角脑梢骨二寸绝断，劈开，净用）5000g，龟甲（去弦，洗净，捶碎）2500g，人参450g，枸杞子900g。

【用法】上用铅坛熬胶，初服酒服4.5g，渐加至9g，空腹时服用。

【功用】滋阴填精，益气壮阳。

【主治】真元虚损，精血不足证。症见腰膝酸软，形体消瘦，两目昏花，发脱齿摇，阳痿遗精，久不孕育。

【方论】本方证为任、督俱虚，阴阳精血不足所致。方中鹿角，味甘、咸，性温，归肝、肾经，《本草崇原》曰："主治恶疮痈肿，逐邪恶气，留血在阴中，除少腹血痛，腰脊痛，折伤恶血，益气。"龟甲，味甘、咸，性寒，归肝、肾、心经，《神农本草经》认为该药"味咸，平。主漏下赤白，破癥瘕，痎疟，五痔，阴蚀，湿痹，四肢重弱，小儿囟不合。久服轻身，不饥"。人参，味甘、微苦，性微温，归心、肺、脾经，具有大补元气、补脾益肺之功效，《神农本草经》曰："味甘，微寒，主补五脏，安精神、定魂魄、止惊悸；除邪气；开心益智，久服轻身延年。"枸杞子，味甘，性平，归肝、肾经，《神农本草经》曰："味苦，寒，主五内邪气，热中消渴；周痹，久服坚筋骨，轻身不老。"方中以鹿角通督脉而补阳，龟甲通任脉而补阴。阳生于阴，阴生于阳，阴阳并补，此精之所由生也。故龟、鹿两味并进，二者为异类血肉有情之品，能峻补阴阳以生气血精髓；人参大补元气；枸杞子滋补肾阴。诸药合用，为阴阳气血交补之剂，共具填补精髓、益气壮阳之功。

【参考】《古今名医方论》记载："人有三奇，精、气、神，生生之本也。精伤无以生气，气伤无以生神。精不足者，补之以味。鹿得天地之阳气最全，善通督脉，足于精者，故能多淫而寿；龟得天地之阴气最厚，善通任脉，足于气者，故能伏息而寿。二物气血之属，又得造化之玄微，异类有情，竹破竹补之法也。人参为阳，补气中之怯；枸杞为阴，清神中之火。是方也，一阴一阳，无偏胜之忧；入气入血，有和平之美。由是精生而气旺，气旺而神昌，庶几龟鹿之年矣，故曰二仙。"

【验案】

喘证案：张某，女，49岁，1975年3月11日就诊。患者气喘经年，时发时止，

近日发作，嗽而痰多，清稀有泡沫，呼吸急促，张口抬肩，伴脘痞纳呆，胸闷短气，动则心悸，腰膝酸软，舌质淡，苔薄白，舌体胖伴印痕，脉沉细微弦。X线示：慢性支气管炎并肺气肿。证属肺肾气虚，痰浊壅滞，肺气膹郁而致咳喘。治宜益肾宣肺，豁痰化饮，止咳平喘。予右归阳和饮化裁。处方：熟地20g，肉桂3g，制附子10g，鹿角胶（烊化）10g，龟甲胶（烊化）10g，炙麻黄6g，白芥子6g，茯苓15g，红参6g，菟丝子15g，山萸肉12g，芦根15g，葶苈子10g，陈皮10g，胡桃仁10g，海浮石6g，白果10g，川贝6g，炙甘草10g。水煎服。3月18日二诊：服药7剂，咳嗽痰多已减，动则仍见气喘，脉仍见弦。予以原方加黄芪15g、赤灵芝10g，继服。3月26日三诊：继服7剂，咳息喘平，胸闷、脘痞症悉除，唯动则仍有短气心动悸之感。予以原方加蛤蚧1对，制成蜜丸以为续治。

【歌括】龟鹿二仙最守真，补人三宝精气神，

　　　　人参枸杞和龟鹿，益寿延年实可珍。

七宝美髯丹

【出处】《医方集解》

【组成】赤白何首乌（米泔水没三四日，去皮切片，用黑豆2升同蒸至豆熟，取出去豆，晒干，换豆再蒸，如此九次。晒干）各500g，赤白茯苓（去皮，研末，以人乳拌匀晒干）各500g，牛膝（酒没一日，同何首乌第七次蒸至第九次，晒干）250g，当归（酒没，晒）240g，枸杞子（酒浸，晒）240g，菟丝子（酒浸生芽，研烂，晒）240g，补骨脂（以黑芝麻拌炒）120g。

【用法】上药石臼捣为末，炼蜜为丸，如梧桐子大。每服9g，盐汤或温酒送下。

【功用】补肾，固精，乌发，壮骨，续嗣延年。

【主治】肝肾不足证。症见须发早白，齿牙动摇，梦遗滑精，崩漏带下，肾虚不育，腰膝酸软。

【方论】本方由何首乌等七味药物组成，借其温养肝肾、益精补血以滋养须发，使其乌黑华美，故名"七宝美髯丹"。方中赤白何首乌并用为君，以补肝肾、益精血、乌须发、壮筋骨；枸杞、当归、牛膝、菟丝子、补骨脂、白茯苓七味药物同用，寓阴阳并补、肝脾同治、精血共滋之效。

【歌括】七宝美髯何首乌，菟丝牛膝茯苓俱，

　　　　骨脂枸杞当归合，专益肝肾精血虚。

第五节 补阳剂

补阳剂是治疗肾阳虚的方剂。若肾阳不足，命门火衰而见腰酸腿软、头晕耳鸣、形寒怯冷、小便清长，或尿频，或失禁，以及阳事不举、舌淡脉弱等症，宜选用肉桂、附子、巴戟天、锁阳、肉苁蓉、补骨脂、杜仲、菟丝子、淫羊藿、鹿茸、黄狗肾等补阳药为主；熟地、山药、龟甲胶等补阴药物为辅，组成温补肾阳之剂治疗。此类补阳方剂，常配补阴药物，即阴阳互根，补阳宜兼补阴，以成阳生阴长之义。肾阳虚所反映的症状颇多，在配伍本类方剂时，应根据不同的证候，选择不同的药物进行配伍。

肾气丸

【出处】《金匮要略》

【组成】干地黄240g，山药120g，山茱萸120g，泽泻90g，茯苓90g，牡丹皮90g，桂枝30g，附子（炮）各30g。

【用法】亦可作汤剂，用量按原方比例酌减。

【功用】补肾助阳。

【主治】肾阳不足证。症见腰痛脚软，身半以下常有冷感，少腹拘急，小便不利，或小便反多，入夜尤甚，阳痿早泄，舌淡而胖，脉虚弱，尺部沉细或沉弱而迟，以及痰饮，水肿，消渴，脚气，转胞等。

【方论】《金匮要略》用此方凡五条：①中风历节病篇："脚气上入，少腹不仁。"②痰饮篇："夫短气有微饮，当从小便去，苓桂术甘汤主之，肾气丸亦主之。"③虚劳篇："虚劳腰痛，少腹拘急，小便不利者，八味肾气丸主之。"④消渴篇："男子消渴，小便反多，以饮一斗，小便亦一斗，肾气丸主之。"⑤妇人杂病篇："妇人饮食如故，烦热不得卧，而反倚息者何也？师曰：此名转胞，不得溺也。以胞系了戾，故致此病，但利小便则愈，宜肾气丸。"

上述诸证，均由肾阳不足所致。肾阳为人身阳气的根本，有化气行水的作用。腰为肾之府，肾阳虚衰，经脉失于温养，则腰脊膝胫酸痛乏力，身半以下常有冷感；肾主水，肾阳虚弱，不能化气行水，水湿内停，则小便不利，少腹拘急，甚则发为水肿、痰饮、脚气等；若阳虚膀胱失约，则小便反多，夜尿尤频；肾阳不足，水液失于蒸化，津不上承，则口渴不已；舌质淡而胖，尺脉沉细或沉弱而迟，皆为肾阳虚弱之象。诸症皆由肾阳不足，温煦无能，气化失司，水液代谢失常而致，治宜补肾助阳，"益火之源，以消阴翳"，辅以化气利水。方中附子大辛大热，温阳补火；桂枝辛甘而温，温通阳气，二药相合，补肾阳，助气化，共为君药。肾为水火之脏，内舍真阴真阳，阳气无阴则不化，"善补阳者，必于阴中求阳，则阳得阴助，而生化无穷"，故重用干地黄滋阴补肾生精，配伍山茱萸、山药补肝养脾益精，阴生则阳长，同为臣药。方中补阳药少而滋阴药多，可见其立方之旨，并非峻补元阳，乃在于微微生火，鼓舞肾气，即取"少火生气"之义。泽泻、茯苓利水渗湿，配桂枝又善温化痰饮；牡丹皮活血散瘀，伍桂枝则可调血分之滞，此三味寓泻于补，俾邪去而补药得力，并制诸滋阴药碍湿之虞，俱为佐药。诸药合用，助阳之弱以化水，滋阴之虚以生气，使肾阳振奋，气化复常，则诸症自除。

【参考】此方应用范围甚广，上述诸证，但见一证便是，不必悉具。《张氏医通》记载了张石顽应用本方的经验，有很好的借鉴意义。

（1）小便不通因于火虚者，非温补之剂则水不能行，宜《金匮》肾气丸。

（2）血淋，若色瘀淡者，属肾与膀胱虚冷，生料六味丸加肉桂、芦根，水煎，候冷服。

（3）冷淋者，寒气客于下焦，水道不宣，满于胞内，淋漓而白，先发寒栗而后便数成淋，宜《金匮》肾气丸加鹿茸、沉香。

（4）小便多者，乃下元虚冷，肾不摄水，乃致渗泄；小便不禁，夜甚者，为阳虚，并宜八味丸。若夜起小便多者，八味丸加五味子。

（5）小便数而多，色白体羸，为真阳虚，升气少而降气多，须补右肾相火，八味丸加补骨脂、鹿茸。

（6）病后服苦寒泻利药太过，小便不禁，或如稠泔色者，加减八味丸（即本方减泽泻、加五味子）。

（7）遗精茎中痒而水道不禁，是阳虚有火（按：指阳虚相火动），加减八味丸。

（8）阴痿当责之精衰，斫丧太过所致，经云："足厥阴之经伤于内则不起是也。"仲景八味丸特妙。甚者加人参、鹿茸，或加巴戟、苁蓉、锁阳、枸杞。

（9）呕血，其症面赤足冷、烦躁口渴，生脉散合加减八味丸；阳衰不能内守者，异功散研服八味丸。

【验案】

肾气阳和饮案：李某，女，36 岁，1974 年 11 月 2 日就诊。患者自幼病喘，届时 20 余年，嗽而痰多，清稀有泡沫，呼吸急促，甚则张口抬肩，纳呆脘痞，腰膝酸软，动则心悸，脑转耳鸣，诸药鲜效。查：舌质淡，苔薄白，体浮胖伴齿痕，脉象沉细。X 线诊断：慢性支气管炎并肺气肿。证属肺肾阳虚，痰浊壅滞。治宜：补肾益肺，纳气归元，豁痰平喘。处方：熟地 30g，肉桂 3g，鹿角胶（烊化）

10g，制附子 10g，炙麻黄 1.5g，白芥子 6g，山萸肉 15g，菟丝子 15g，红参 15g，茯苓 12g，胡桃仁 30g，白果 9g，海浮石 10g，炙甘草 9g，水煎服。上方进 5 剂后，喘咳大减，痰声渐息，仍宗原意服。续进 5 剂，喘咳平，诸症豁然，嘱服肾气丸缓补，以资巩固。

【化裁】

1. 济生肾气丸：本方加牛膝、车前。治肾虚腰重足肿，小便不利。

2. 十补丸：本方加鹿茸、五味子。治肾阳虚损，症见面色黧黑、足冷足肿、耳鸣耳聋、肢体消瘦、足膝软弱、小便不利、腰膝疼痛等。

3. 新加八味地黄汤：本方加紫石英、铁落、黑锡丹，减丹皮。治下虚上实证。

【歌括】肾气丸补肾阳虚，地黄山药及萸，

苓泽丹皮合桂附，水中生火在温煦。

右归丸

【出处】《景岳全书》

【组成】大怀熟地 250g，山药（炒）120g，山茱萸（微炒）90g，枸杞（微炒）120g，鹿角胶（炒珠）120g，菟丝子（制）120g，杜仲（姜汤炒）120g，当归 90g（便溏勿用），肉桂 60g（可渐加至 120g），制附子 60g（可渐加至 150~160g）。

【用法】上为细末，先将熟地蒸烂杵膏，加炼蜜为丸，如弹子大。每服 2~3 丸，以滚白汤送下。

【功用】温补肾阳，填精止遗。

【主治】①肾阳不足，命门火衰证，症见神疲气怯，畏寒肢冷，阳痿遗精，不能生育，腰膝酸软、小便自遗、肢节痹痛、周身浮肿；②火不能生土，脾胃虚寒证。症见饮食少进，或呕恶膨胀，或翻胃噎膈，或脐腹多痛，或大便不实，泻痢频作。

【方论】本方在原书主治"元阳不足，先天禀衰，以致命门火衰，不能生土，而为脾胃虚寒"或"寒在下焦，而水邪浮肿"或"阳衰无子"等证。本方主治诸证，虽有病起中焦或下焦不同，临床症状表现不一，但其总的病因病机，仍如原书所说："元阳不足。"故本方立法"宜益火之原，以培右肾之元阳"。培补肾中元阳，必须"阴中求阳"，即在培补肾阳中配伍滋阴填精之品，方可具有培补元阳之效。方中桂、附加血肉有情的鹿角胶，均属温补肾阳、填精补髓之类；熟地、山茱萸、山药、菟丝子、枸杞、杜仲，俱为滋阴益肾、养肝补脾而设；更加当归补血养肝。诸药配伍，共具温阳益肾、填精补血以收培补肾中元阳之效。本方组成，是在《金匮》肾气丸的基础上减去"三泻"（茯苓、泽泻、丹皮），增加鹿角胶、菟丝子、杜仲、枸杞子而成，加强补益肾中阴阳的作用，减少用"泻"妨补之力，以使药效更能专功于补。

【参考】本方在原书加减："如阳衰气虚，必加人参以为之主，或二三两，或五六两，随人虚实以为增减。盖人参之功，随阳药则入阳分，随阴药则入阴分，欲补命门之阳，非人参不能捷效。如阳虚精滑，或带浊便溏，加补骨脂酒炒三两。如飧泄、肾泄不止，加北五味子三两、肉豆蔻三两，麸炒去油用。如饮食减少或不易消化，或呕恶吞酸，皆脾胃虚寒之证，加干姜三四两炒黄用。如腹痛不止，加吴茱萸二两，泡半日炒用。如腰膝酸痛，加胡桃肉连皮四两。如阴虚阳痿，加巴戟肉、肉苁蓉，或加黄狗外肾。

【附方】右归饮。熟地6~9g（或加至30~60g），山药（炒）6g，山茱萸3g，枸杞6g，甘草（炙）3~6g，杜仲（姜制）6g，肉桂3~6g，制附子3~9g。水煎，空腹温服。功用：温肾填精。主治：肾阳不足，腰膝酸痛，气怯神疲，大便溏薄，小便频多，手足不温，及阳痿遗精，舌苔淡薄，脉象沉细者。加减：如气虚血脱，或厥，或昏，或汗，或运，或虚，或短气者，必大加人参、白术，随宜用之；如火衰不能生土，为呕哕吞酸者，加炮干姜6~9g；如阳衰中寒，泄泻腹痛，加人参、肉豆蔻，随宜用之；如小腹多痛者，加吴茱萸2~3g分；如淋带不止，加补骨脂6g；如血少血滞，腰膝软痛者，加当归6~9g。

【验案】

右归四二五汤证案（右归丸辅以四物汤、二仙汤、五子衍宗丸同用，简称"右归四二五汤"）：张某，男，27岁，1994年5月25日就诊。患者结婚2年，因精子存活率低而无嗣，诸医调治未果，而求治。诉精液常规检查示精液量少，精子数稀少，活动力弱，且精子畸形较多。症见腰膝酸软，头晕耳鸣，失眠健忘，神疲乏力，性欲淡漠，阳痿早泄之候。舌淡伴印痕，苔薄白而润，脉沉细尺部弱。证属肾元亏虚，命门火弱，精血不足而致不育。治宜益肾温阳，佐以补养精血。予以右归丸合四二五汤调之。处方：熟地20g，山药20g，山萸肉15g，枸杞20g，鹿角胶（烊化）10g，菟丝子20g，覆盆子15g，五味子15g，胡芦巴子12g，车前子（包煎）15g，杜仲15g，当归15g，肉桂10g，制附子12g，川芎10g，制白芍12g，仙茅10g，仙灵脾12g，炙甘草10g。水煎服。每日1剂。另予羊外肾补丸：黄芪120g，当归120g，熟地120g，枸杞200g，五味子60g，茯苓60g，泽泻90g，菟丝子120g，补骨脂100g，韭菜子100g，桑椹子120g，红参120g，车前子100g，甘草60g。上药共为细末备用。另取羊外肾（羊睾丸）1对，切薄片，烤箱烘干亦为细末，诸药合之。炼蜜为丸，梧子大，每服10g，日2次，饭前淡盐水送服。6月30日复诊，治疗月余，自觉形体健壮，阳痿早泄症已无。仍予上方治之，嘱每日生食葵花籽以补阳益精。9月6日，患者欣言相告，经治疗3个月，其妻已怀孕。

【歌括】右归丸中地附桂，山药茱萸菟丝归，

杜仲鹿胶枸杞子，益火之源此方魁。

第九章　安神剂

凡以金石贝类重镇药为主组成，具有安神作用主治因气血不足、痰热内扰等引起的心神不安，虚烦失眠，心悸怔忡，健忘，或惊狂癫痫，躁扰不宁等证的方剂，统称安神剂。

本类方剂在临床运用时，一般是按虚实分类论治，但在病因、病机方面常是互为因果，症状上每夹杂出现，在遣药选方方面，又必须标本兼顾，如重镇与滋养同时使用。

安神剂中的重镇安神类多由金石药物组成，不宜久服，以免有碍脾胃运化；素体脾胃不健，服用安神方剂皆应注意，必用时要结合补脾和胃药并投。

第一节　重镇安神剂

重镇安神剂，适用于心肝阳亢，热扰心神证。症见心烦神乱，失眠多梦，惊悸怔忡，癫痫等。常用重镇安神药，如朱砂、磁石、珍珠母、龙齿等为主组方。

朱砂安神丸

【出处】《医学发明》

【组成】朱砂（另研，水飞为衣）15g，黄连（去须，净，酒洗）18g，炙甘草16g，生地黄 5g，当归 7g。

【用法】上药研末，炼蜜为丸，每次 6~9g，临睡前温开水送服；亦可作汤剂，用量按原方比例酌减，朱砂研细末水飞，以药汤送服。

【功用】镇心安神，清热养血。

【主治】心火亢盛，阴血不足证。症见失眠多梦，惊悸怔忡，心烦神乱，或胸中懊恼，舌尖红，脉细数。

【方论】本方证为心火亢盛，灼伤阴血所致。心为君火之脏，若五志过极，心火旺盛，心神被扰，则心神烦乱，惊悸不安，失眠多梦；心火内炽，灼伤胸膈，则胸中烦热；热灼阴伤，阴虚生热，故舌红，脉细数。治宜镇心安神，清热养阴。

方中朱砂甘寒质重，专入心经，寒能清热，重可镇怯，既能重镇安神，又可清心火，治标之中兼能治本，是为君药。黄连苦寒，入心经，清心泻火，以除烦热为臣。君、臣相伍，重镇以安神，清心以除烦，以收泻火安神之功。佐以生地黄之甘苦寒，以滋阴清热；当归之辛甘温润，以补血，合生地黄滋补阴血以养心。使以炙甘草调药和中，以防黄连之苦寒、朱砂之质重碍胃。诸药合用，则心火得清，阴血得养，心神自安，故以"安神"名之。

【歌括】安神丸剂不寻常，归草朱连生地黄，

　　　　烦乱怔忡时不寐，镇心安神病能康。

磁朱丸

【出处】《备急千金要方》

【组成】神曲 120g，磁石 60g，朱砂 10g。

【用法】上药研末，炼蜜为丸，每服 6g，每日 2 次，开水送服。

【功用】摄纳浮阳，镇心明目。

【主治】水火不济。症见心悸失眠，耳鸣耳聋，视物昏花。亦治癫痫。

【方论】本方中，磁石为君药，取其益阴潜阳、震摄心神之功；朱砂为臣药，用其重镇安神、清心定志之力；神曲为佐药，健胃和中，以消重镇之药损伤胃气；用蜂蜜为丸，亦有缓和药性之意。除用治失神、耳目之疾外，对癫痫亦有疗效，清代医家柯琴赞之为"治癫痫之圣剂"。但癫痫病一般有"癫"与"痫"之分，本方对痫症见有肝风内动时使用较适合；如在发作期应与化痰之剂结合使用。

【验案】

惊风案：张某，男，4 岁，1982 年 6 月 4 日就诊。患儿头围 58cm，未见颅裂痕迹，形神疲惫，面色萎黄，四肢不温，行动时站立不稳，出现头重脚轻之象，时有烦躁发惊，夜间惊恐，睡觉尚可，醒后则哭闹不休。舌质淡苔白，脉沉弱。证属禀赋不足，脾阳不振，土虚木亢而致慢惊风。治宜温运脾阳、扶土抑木，佐以滋肾填阴、柔肝息风。师琥珀定志丸合磁朱丸易汤化裁。处方：琥珀 12g，朱砂 6g，羚羊粉 6g，牛黄 2g，全蝎 10g，党参 10g，茯苓 10g，茯神 10g，九节菖蒲 10g，郁金 10g，远志 10g，犀角尖 20g，胆星 6g，天竺黄 10g，神曲 10g，上药共研细末分 20 份，每次 1 份，日 3 次，饭前服。7 月 20 日，家人代诉：患儿精神、睡眠均好转，有时走路仍有头重脚轻之状，活动时有时跌倒，调方如下：天竺黄 8g，九节菖蒲 10g，郁金 10g，全蝎 10g，蝉蜕 12g，茯苓 10g，胆星 10g，朱砂 6g，磁石 12g，琥珀 10g，鹿茸 3g，羚羊角粉 5g。共为细末，每次 2g，日 2 次。10 月 21 日，家人欣然相告，经治疗 5 个月，诸症悉除，无惊厥，可行走。

【歌括】磁朱丸中有神曲，安神潜阳治目疾，

　　　　心悸失眠皆可用，癫狂痫证宜服之。

第二节　滋养安神剂

滋养安神剂，适用于阴血不足，心神失养，虚阳偏亢证。症见虚烦不眠，心悸怔忡，健忘多梦，舌红少苔等。常以滋养安神药如酸枣仁、柏子仁、五味子、茯神、远志、小麦等为主，配伍滋阴养血药如生地、当归、麦冬、玄参等组方。

酸枣仁汤

【出处】《金匮要略》

【组成】酸枣仁（炒）15g，甘草3g，知母、茯苓、川芎各6g。

【用法】水煎，分3次温服。

【功用】养血安神，清热除烦。

【主治】肝血不足，虚热内扰证。症见虚烦失眠，心悸不安，头目眩晕，咽干口燥，舌红，脉弦细。

【方论】《金匮要略》用本方治疗"虚烦虚劳不得眠"。本方证皆由肝血不足，阴虚内热而致。肝藏血，血舍魂；心藏神，血养心。肝血不足，则魂不守舍；心失所养，加之阴虚生内热，虚热内扰，故虚烦失眠、心悸不安。血虚无以荣润于上，每多伴见头目眩晕、咽干口燥。舌红，脉弦细乃血虚肝旺之征。治宜养血以安神，清热以除烦。方中重用酸枣仁为君，以其甘酸质润，入心、肝之经，养血补肝，宁心安神。茯苓宁心安神；知母苦寒质润，滋阴润燥，清热除烦，共为臣药。与君药相伍，以助安神除烦之功。佐以川芎之辛散，调肝血而疏肝气，与大量之酸枣仁相伍，辛散与酸收并用，补血与行血结合，具有养血调肝之妙。甘草和中缓急，调和诸药为使。

【验案】

加味酸枣仁汤证案：郝某，女，32岁，1981年2月7日就诊。患者心烦意乱，不寐，纳呆，大便微结，舌淡无苔，脉沉弱无力，余均正常，西医诊为神经衰弱症。证属枢机不利，肝郁化火，扰动心神而致不寐。治宜理气导滞、透达郁阳，佐以养血安神、清热除烦。予加味酸枣仁汤调之。处方：炒枣仁30g，远志10g，桑椹子30g，柴胡10g，白芍12g，枳壳10g，木香10g，白术12g，瓜蒌12g，陈皮12g，知母10g，菖蒲12g，党参30g，夜交藤20g，川芎10g，龙骨、牡蛎各

20g，焦三仙各 10g，茯神 10g，甘草 10g，生姜 3 片、大枣 3 枚为引，水煎服。3 月 9 日二诊：经治 1 个月，诸症悉减，然仍心烦不得眠。处方：柴胡 10g，桂枝 9g，龙骨、牡蛎各 20g，白芍 12g，炒枣仁 30g，桑椹子 30g，磁石 30g，陈曲 15g，郁金 10g，党参 15g，白术 10g，茯苓 12g，夜交藤 20g，麦芽 10g，龙胆草 6g，甘草 10g，生姜 3 片、大枣 5 枚、小麦一把为引。10 剂，水煎服。4 月 16 日三诊：药后睡眠可，心烦、纳呆诸症悉除。为固药效，嘱服天王补心丹。

【歌括】酸枣仁汤治失眠，川芎知草茯苓煎，

养血除烦清虚热，安然入睡梦香甜。

天王补心丹

【出处】《校注妇人良方》

【组成】人参（去芦）、茯苓、玄参、丹参、桔梗、远志各 15g，当归（酒浸）、五味子、麦门冬（去心）、天门冬、柏子仁、酸枣仁（炒）各 30g，生地黄 120g。

【用法】上药共为细末，炼蜜为小丸，用朱砂（水飞）9~15g，为衣，每服 6~9g，温开水送下，或用桂圆肉煎汤送服；亦可改为汤剂，用量按原方比例酌减。

【功用】滋阴清热，养血安神。

【主治】阴虚血少，神志不安证。症见心悸怔忡，虚烦失眠，神疲健忘，或梦遗，手足心热，口舌生疮，大便干结，舌红少苔，脉细数。

【方论】本方证多由忧愁思虑太过，暗耗阴血，使心肾两亏，阴虚血少，虚火内扰所致。阴虚血少，心失所养，故心悸失眠、神疲健忘；阴虚生内热，虚火内扰，则手足心热、虚烦、遗精、口舌生疮；舌红少苔，脉细数是阴虚内热之征。治当滋阴清热，养血安神。方中重用甘寒之生地黄，入心能养血，入肾能滋阴，故能滋阴养血，壮水以制虚火，为君药。天门冬、麦门冬滋阴清热，酸枣仁、柏子仁养心安神，当归补血润燥，共助生地滋阴补血，并养心安神，俱为臣药。玄参滋阴降火；茯苓、远志养心安神；人参补气以生血，并能安神益智；五味子之酸以敛心气，安心神；丹参清心活血，合补血药使补而不滞，则心血易生；朱砂镇心安神，以治其标，以上共为佐药。桔梗为舟楫，载药上行以使药力缓留于上部心经，为使药。

【附方】

柏子养心丸：柏子仁、茯神、菖蒲、当归、熟地、枸杞、麦冬、玄参、甘草。治疗心虚血少之惊悸、失眠、健忘证，对神经衰弱之心悸不宁并失眠烦躁者有效。

【验案】

天王补心丹证案：孙某，男，47 岁，1974 年 10 月 10 日初诊。患者神经衰弱

十几年，伴有十二指肠球部溃疡、慢性肝炎病史。经常膝关节疼痛，心悸，气短，胸闷，头晕，失眠，耳鸣，面色萎黄。心电图大致正常，血压140/90mmHg，肝功能正常。舌质紫绛无苔，脉沉短无力。证属心营不畅，致心悸时发；清窍失荣，致头晕耳鸣。予天王补心丹易汤化裁。处方：红参10g，白术15g，杭菊12g，麦冬20g，生地15g，当归15g，茯苓15g，龙骨、牡蛎各20g，夜交藤30g，远志12g，丹皮10g，桑椹子30g，瓜蒌15g，炙甘草10g，生姜3片、大枣4枚为引。水煎服。10月15日二诊：诸症悉减，仍宗原意。处方：红参10g，白术15g，黄芪20g，瓜蒌20g，桑椹子30g，麦冬15g，当归15g，白芍10g，茯苓15g，龙骨、牡蛎各20g，柏子仁30g，枳壳10g，木香10g，炒枣仁30g，远志15g，丹皮12g，五味子10g，炙甘草10g，生姜3片、大枣4枚为引，水煎服。10月30日三诊：药后症状较前明显减轻，胸闷、气短已除，合枕中丹续服。处方：红参10g，白术15g，茯苓15g，柏子仁30g，龙骨、牡蛎各20g，生白芍20g，生龟甲15g，麦冬20g，当归15g，生地20g，桑椹子30g，炒枣仁30g，远志10g，木香10g，陈皮10g，牛膝15g，炙甘草10g，生姜3片，大枣4枚为引。水煎服。11月12日四诊：患者欣然相告，续服药10剂，诸症豁然，心悸、眩晕息，胸闷、短气除，入寐可。予以天王补心丹、柏子养心丸以善后。

【歌括】 补心丹用柏枣仁，二冬生地当归身，

　　　　三参桔梗朱砂味，远志茯苓共养神。

甘麦大枣汤

【出处】《金匮要略》

【组成】 甘草9g，小麦15g，大枣10枚。

【用法】 水煎服。

【功用】 养心安神，和中缓急。

【主治】 脏躁。症见精神恍惚，常悲伤欲哭，不能自主，心中烦乱，睡眠不安，甚则言行失常，呵欠频作，舌淡红苔少，脉细微数。

【方论】 妇女情志不宁，变幻不定，无故悲伤哭泣，或喜笑无常，不能自制，频作呵欠，谓之"脏躁"。发生于妊娠期者，则称"孕悲"；发生于产后者，则名"产后脏躁"，其证大致相同。其病机主要为阴血亏耗，五脏失于濡养，五志之火内动，尤以心肝火旺为主。心肝之阴不足，则神不守也。沈金鳌论妇女发病："妇女之病，难治于男子数倍也……妇女之病，多由伤血……系恋爱憎，入之深著之固，情不自抑，不知解脱。由阴凝之气，郁结专滞，一时不得离散……故其为病根深也。"方中小麦为君药，养心阴，益心气，安心神，除烦热。甘草补益心气，和中

缓急（肝），为臣药。大枣甘平质润，益气和中，润燥缓急，为佐使药。本方组成看似平淡无奇，且系日常普通食物，然三物相伍，则健脾养心、宁神缓急之力甚佳，其效多出乎意外，临床中屡屡建功。至于"小麦"，通常用小麦的成熟果实；而当阴虚夜间盗汗严重时，则可用小麦未成熟的干瘪果实"浮小麦"取代，益气除热之余还可以敛汗、止汗。

【验案】

柴胡加龙牡汤证案：于某，女，37 岁，1974 年 10 月 26 日就诊。家人代述，患者 2 周前情志不舒，思虑过多，遂发病难入寐，且做噩梦。继而胸闷气痞，食欲欠佳，心中躁动不安。1 周前夜间 1 点时，听小牛叫而惊醒，于 3 点时开始哭笑，狂躁不安，手足舞动约 2 小时许。继而数欠伸，神态复常。其后每日发作 1~2 次。查患者精神萎靡不振，言谈问答与常人无异。诊病间，患者始有躁动不安之象。舌红苔薄黄，脉沉缓微弦。证属情志内伤，肝郁化火，伤阴耗津，心神惑乱，而致脏躁。治宜调达枢机、镇惊除躁，兼以补益心脾、安神宁心。予以柴胡加龙骨牡蛎汤合甘麦大枣汤化裁。处方：柴胡 10g，黄芩 10g，桂枝 10g，大黄 10g，桑椹子 30g，夜交藤 30g，石菖蒲 10g，麦冬 12g，远志 10g，胆星 10g，人参 10g，白术 12g，茯苓 15g，龙骨、牡蛎各 30g，磁石 30g，神曲 12g，陈皮 12g，炙甘草 15g，生姜 3 片、大枣 4 个、小麦一把为引。8 剂，水煎服。11 月 6 日二诊：药后诸症豁然，家人代述：唯 11 月 2 日晨 2 点左右躁动难以入睡，然无哭笑狂躁，倏尔复常。原方加龟甲 10g，续服。11 月 21 日三诊：续服药 2 周，其间未发脏躁。患者神识一如常人，并与家人一起致谢。嘱甘麦大枣汤送服天王补心丹，以交心肾、宁心神为防病之法。

【歌括】《金匮》甘麦大枣汤，妇人脏躁喜悲伤，
　　　　精神恍惚常欲哭，养心安神效力彰。

第十章　开窍剂

凡以芳香开窍药物为主组成，具有开窍醒神作用，治疗神昏窍闭之证的方剂，统称开窍剂。

神昏窍闭之证，有虚、实之分。属于实证者，称为闭证，多由邪气壅盛、蒙蔽心窍所致。闭证根据其临床表现，可分为热闭与寒闭两种。热闭由温邪热毒内陷心包所致，治宜清热开窍，简称凉开。寒闭由寒邪或气郁、痰浊蒙蔽心窍引起，治宜温通开窍，简称温开。本类方剂分为凉开和温开两类。但由于所有药物，物稀而价昂，多有成药，故而只做简介。

1. **牛黄清心丸**：药物组成：牛黄、朱砂、黄连、黄芩、山栀子、郁金。功效：清热解毒，开窍安神。主治：热入心包之高热神昏，对于乙型脑炎、流行性脑脊髓膜炎、小儿高热急惊热性病之神志昏迷等证亦有疗效。

2. **安宫牛黄丸**：上方加犀角、雄黄、梅片、麝香、珍珠等。功效：清热解毒，开窍醒神。主治：热性病之热入心包，神志昏迷，谵语，烦躁不安，小儿惊厥中风窍闭等。开窍之力较上药力强。

3. **紫雪丹**：药物组成：寒水石、磁石、滑石、石膏、犀角、羚羊角、青木香、沉香、玄参、升麻、甘草、丁香、朴硝、硝石、麝香、朱砂。功效：清热解毒，镇痉开窍。主治：热入心包，发热烦躁，昏狂谵语，四肢抽搐，尿赤便闭及小儿热盛，惊痫等证。

4. **局方至宝丹**：药物组成：犀角、玳瑁、琥珀、朱砂、雄黄、金箔、银箔、龙脑、麝香、牛黄、安息香。功效：清热开窍，镇疼解毒。主治：痰热内闭心包，神昏谵语，痰盛气阻，痰厥抽搐。为镇痛力较强之品。

5. **苏合香丸**：药物组成：白术、青木香、诃黎勒、香附、朱砂、白檀香、安息香、麝香、沉香、丁香、荜茇、苏合香油、梅片、犀角、乳香。功效：温中开窍，行气化痰。主治：痰湿秽浊之气阻寒气机，胸脘痞闷，脘腹胀痛，吐泻交作或突然昏倒不省人事等。此为温性开窍剂，寒中经络之气机阻塞者为宜。

上五方，根据其功效和主治病证，分为凉开和温开两类：①安宫牛黄丸、紫雪丹、至宝丹合称"三宝"，是凉开法中的常用代表方剂，均用于治疗热闭心包之证。但具体运用，略有区别。安宫牛黄丸长于清热解毒，开窍安神，适用于热陷心包，神昏谵语之证；至宝丹以开窍安神为主，主治一切热闭昏厥之证；紫雪丹清热解毒之效虽不及安宫牛黄丸，开窍之力不及至宝丹，但优于息风镇痉，故对热陷厥阴，神昏而有痉厥者，较为合适。②苏合香丸是温开法中的常用代表方剂，治疗寒闭之证，并长于行气止痛，故对气滞寒凝所致的心腹疼痛，有较好疗效。

第十一章　固涩剂

固涩剂是以收敛固涩药物为主组成，具有敛汗、固脱、涩精、止泻、止遗、止带等作用的一类方剂。主要用于治疗阳气虚弱，卫外不固，汗出不止；肾虚失藏，精关不固，或膀胱失约，以致遗精滑泄、尿频遗尿；脾胃虚寒，久泻久痢、滑脱不禁、带下量多色白等症。根据作用不同，可分为敛汗固表剂、涩精止遗剂、涩肠止泻剂、固崩止带剂。

第一节　敛汗固表剂

敛汗固表剂，适用于阳虚气虚，卫外不固的自汗证。汗证有自汗、盗汗，阴虚、阳虚之分，一般认为，自汗为阳虚，盗汗为阴虚。阴虚火旺的盗汗已在清虚热一节中介绍，本节只叙述自汗不止的治法。黄芪是最理想的实卫固表药物，故一般固表止汗方剂，多以黄芪为主药。其次，由于卫气不固所表现的主要症状是自汗，所以本法除用益气实卫的参、芪等以治其本外，又常配伍牡蛎、麻黄根、五味子、浮小麦等敛汗止汗之品治其标。

玉屏风散

【出处】《丹溪心法》

【组成】防风 30g，黄芪 30g，白术 60g。

【用法】研末，每日 2 次，每次 6~9g，大枣煎汤送服；亦可作汤剂，水煎服，用量按原方比例酌减。

【功用】益气固表止汗。

【主治】风邪久留不散及卫虚自汗不止。症见汗出恶风，面色㿠白，舌淡苔薄白，脉浮虚。亦治虚人腠理不固，易感风邪。

【方论】本方证多由卫虚腠理不密，感受风邪所致。而卫表之所以虚，实由正气不足、卫气不固而致。治疗此证，不仅应当固表，尤需益气扶正，使正气充盈，不为风邪所袭，才能达到实卫固表的目的。本方专用益气固表之药，不用止汗药而汗可止，意即在此。黄芪大补肺脾元气，固表实卫，为方中主药。但是，自汗虽属于表虚不固，风邪乘虚扰其卫阳，亦为因素之一，故配入善于祛风的防风，使邪去而后黄芪固表实卫。再者，肺虽主气，其气却来源于后天水谷所化，欲补肺气，当先补脾，故配白术补气健脾以为黄芪之辅助。如此配伍，黄芪得防风的祛风而外无所扰，得白术的补而内有所据，共奏实卫固表之效。

至于虚人易感风邪，柯韵伯曰："不患无以驱之，而患无以御之，不畏风之不去，而畏风之复来。何则？玄府不闭故也。"本方有防风解表以祛邪，黄芪实卫固表，白术健脾益气以扶正，俾邪去表固，庶无反复感冒之忧。

【验案】

自汗案：臧某，女，48 岁，1973 年 11 月 2 日就诊。患者因学校教学质量考评频繁，精神高度紧张，近感心悸，怔忡，不寐，神疲力乏，不时自汗出，劳作则更甚。查面色无华，形体消瘦，舌淡红苔薄白，脉缓。证属阳虚卫外失司而致自汗。处方：黄芪 15g，白术 15g，茯苓 10g，炒枣仁 10g，制白芍 10g，五味子 6g，煅龙骨 10g，煅牡蛎 10g，米壳 6g，炮附子 6g，炙甘草 3g，浮小麦 30g，水煎服。11 月 8 日二诊：服药 5 剂，诸症悉减，然劳作仍汗出不减，予原方加麻黄根 10g、乌梅 10g、山萸肉 10g，水煎服。11 月 24 日三诊：续治 2 周，病臻痊可，唯劳作时有微汗。予以芪术甘草粥：黄芪 10g，白术 10g，甘草 3g，水煎 2 遍，取汁 500ml，煮小麦 60g，成稀粥，每日早晚服用，以固疗效。

【化裁】

1. 白术散：本方加牡蛎，对自汗尤为适宜。

2. 自汗不止：防风（去芦）为末，每服 6g，浮麦煎汤服。

3. 防风、川芎、人参为末，每服 9g，临睡时服，治睡中盗汗。

【歌括】玉屏风散术芪防，脾虚气弱汗多尝，

守中实卫又疏表，补散兼使意须祥。

牡蛎散

【出处】《太平惠民和剂局方》

【组成】黄芪（去苗土）、麻黄根（洗）、牡蛎（米泔浸，刷去土，火烧通赤）各 30g。

【用法】为粗散，每服 9g，加小麦 30g，水煎温服；亦作汤剂，用量按原方比例酌减，加小麦 30g，水煎温服。

【功用】敛阴止汗，益气固表。

【主治】诸虚不足，自汗、盗汗证。症见常自汗出，夜卧更甚，心悸惊惕，短

气烦倦，舌淡红，脉细弱。

【方论】《素问·阴阳应象大论》曰："阴在内，阳之守也；阳在外，阴之使也。"卫气不固，则表虚而阴液外泄，故常自汗出；夜属阴，睡时卫阳入里，肌表不固，加之汗出过多，心阴不足而阳不潜藏，故汗出夜卧更甚；汗出过多，不但心阴受损，亦使心气耗伤，故心悸惊惕、短气烦倦。自汗虽属卫不固于外，亦由阴气之不藏于内，故又宜敛汗，潜阳，于法始称完备。方中煅牡蛎咸涩微寒，敛阴潜阳，固涩止汗，为君药。生黄芪味甘微温，益气实卫，固表止汗，为臣药。君臣相配，是为益气固表、敛阴潜阳的常用组合。麻黄根甘平，功专收敛止汗，为佐药。小麦甘凉，专入心经，养气阴，退虚热，为佐使药。

【验案】

劳而汗出案：贾某，女，46岁，1979年4月就诊。患者无明显诱因，自感1年来多汗，初起时，活动后或情绪激动时汗出，以头部、上半身为著，近几个月来，汗出加重，稍活动即汗出，劳动或情绪激动时则汗流浃背，汗后身倦乏力，嗜卧多寐，少气懒言，纳呆，脘痞。舌淡、苔白，脉细弱。证属气虚失摄，津液耗散。处方：黄芪30g，白术12g，党参15g，当归12g，陈皮10g，木香10g，柴胡6g，升麻3g，五味子12g，白芍15g，牡蛎30g，炙甘草10g。水煎服。服用5剂，诸症悉减，上方加浮小麦30g、大枣10g。续服药20余剂，症状基本消失。嘱服补中益气丸，浮小麦30g，大枣10g，煎汤作饮服，以善其后。

【化裁】

牡蛎散（《证治准绳》）：本方去黄芪，加赤石脂、糯米粉、冰片，研为极细末，外用，扑于汗多处，可止盗汗，此为敛汗固表剂的外用形式。

【歌括】牡蛎散中用黄芪，小麦麻黄根最宜，

卫虚自汗或盗汗，收敛固表此方奇。

第二节　敛肺止咳剂

敛肺止咳剂，适用于久咳肺虚，气阴耗伤，以致喘促自汗、脉虚数之证。常用敛肺止咳药如五味子、罂粟壳、乌梅等与益气养阴药如人参、阿胶等组成方剂。

九仙散

【出处】《医学正传》

【组成】人参、款冬花、桑白皮、桔梗、五味子、阿胶、乌梅各30g，贝母

15g，罂粟壳（去顶，蜜炒黄）240g。

【用法】为末，每服9g，温开水送下。亦可作汤剂，水煎服，用量按原方比例酌定。

【功用】敛肺止咳，益气养阴。

【主治】久咳肺虚证。症见咳嗽日久不已，甚则气喘自汗，痰少而黏，脉虚数。

【方论】本方所治之证乃为久咳伤肺，气阴两亏之证。肺主气，久咳不已，每致肺气耗散，肺虚不敛，必致久咳不愈，甚则气喘；肺外合皮毛，肺虚卫表不固，则腠理疏松，故见自汗；久咳既伤肺气，亦耗肺阴，肺阴亏损，虚热内生，炼津为痰，故痰少而黏；脉虚数，是气阴耗伤之象。治宜敛肺止咳，益气养阴，兼以降利肺气，化痰平喘。方中罂粟壳味酸而涩，入肺经而善于敛肺止咳，用量独重，故为君药。配伍五味子、乌梅两者亦为酸敛之品，均能收敛肺气，生津养肺，可助君药敛肺止咳之功；人参益气生津而补肺，阿胶滋阴养血而润肺，可两补肺之气阴，共为臣药。款冬花、桑白皮降气化痰而止咳，桔梗宣肺祛痰以止咳，贝母润肺化痰以止咳，四药合用，化痰止咳，利气平喘，故共为佐药。诸药配伍，共奏敛肺止咳、益气养阴之功。

【歌括】九仙散中罂粟君，参胶梅味共为臣，

　　　　款冬贝桑桔佐使，敛肺止咳益气阴。

第三节　涩肠止泻剂

涩肠止泻剂，即运用具有收涩作用的药物为主组成，用于治疗久泻或久痢不止，大便滑脱不禁的方剂。适用于脾肾阳虚所致的久泻久痢不止，大便滑脱不禁之证。

真人养脏汤

【出处】《太平惠民和剂局方》

【组成】人参、当归（去芦）、白术（焙）各18g，肉豆蔻（面裹，煨）15g，肉桂（去粗皮）、甘草（炙）各24g，白芍药48g，木香（不见火）42g，诃子（去核）36g，罂粟壳（去蒂萼，蜜炙）108g。

【用法】共为粗末，每服6g，水煎去滓，饭前温服；亦作汤剂，水煎去滓，饭前温服，用量按原方比例酌减。

【功用】涩肠固脱，温补脾肾。

【主治】久泻久痢，脾肾虚寒证。症见泻痢无度，滑脱不禁，甚至脱肛坠下，脐腹疼痛，喜温喜按，倦怠食少，舌淡苔白，脉迟细。

【方论】久泻久痢，积滞虽去，但脾肾虚寒、肠失固摄，以致大便滑脱不禁，甚至中气下陷，脱肛坠下；脾肾虚寒，气血不和，故腹痛喜温喜按；脾虚气弱，运化失司，则倦怠食少。病虽以脾肾虚寒为本，但已至滑脱失禁，非固涩则泻痢不能止，治当涩肠固脱治标为主，温补脾肾治本为辅。方中重用罂粟壳涩肠止泻，为君药。臣以肉豆蔻温中涩肠；诃子苦酸温涩，功专涩肠止泻。君臣相须为用，体现"急则治标""滑者涩之"之法。然固涩之品仅能治标塞流，不能治本，故佐以肉桂温肾暖脾，人参、白术补气健脾，三药合用温补脾肾以治本。泻痢日久，每伤阴血，甘温固涩之品，易壅滞气机，故又佐以当归、白芍药养血和血，木香调气醒脾，共奏调气和血之功，既治下痢腹痛后重，又使全方涩补不滞。甘草益气和中，调和诸药，且合参、术补中益气，合芍药缓急止痛，为佐使药。

【参考】原书记载："如脏腑滑泄夜起，久不瘥者，可加炮附子三四片，煎服。"附子辛热，温命门脾胃，助阳祛寒之力较强，与肉桂同用，有补火生土之功，对于脾肾阳虚较甚之泻痢滑泄者，尤为合拍。原书本方并治脱肛坠下之证。《医方集解》指出应属泻痢日久，虚寒脱肛才可使用。脱肛由于大气下陷者，又宜大补元气，或加入少量升麻、柴胡以升提之。本方原名纯阳真人养脏汤。纯阳真人系古代传说八仙之一——吕纯阳。由于本方服后有神效，故冠仙人之名以示不同凡响。

【验案】

泄泻案：牟某，女，31岁，1981年3月5日就诊。腹痛飧泄，每当排便时腹痛欲坠，大便稀薄，便后即止，已有数月之久，曾服多种药物不愈。舌淡无苔，脉沉弱而微，关脉微弦。证属脾肾阳虚，中焦失运，肠失禁固。治宜缓中益脾、温阳燥湿之剂，佐以柔肝固肠之味。处方：人参20g，白术15g，茯苓10g，防风12g，肉豆蔻12g，诃子10g，陈皮10g，干姜10g，熟附子10g，杭白芍10g，焦三仙各10g，木香10g，炙甘草10g，大枣4枚为引。4剂，水煎服。3月10日二诊：药后诸症悉减，为增大其止泻固肠之功，原方加紫参20g、山药15g，续服。3月21日三诊：续服中药10剂，诸症豁然，大便正常，腹痛亦愈。

【歌括】真人养脏木香诃，粟壳当归肉蔻可，

　　　　术芍桂参甘草共，脱肛久痢即安和。

四神丸

【出处】《证治准绳》

【组成】补骨脂（酒浸一宿，炒）120g，五味子（炒）60g，肉豆蔻（面裹，煨）

12g，吴茱萸（盐汤浸泡，炒）30g。

【用法】以上 5 味，粉碎成细粉，过筛，混匀。另取生姜200g，捣碎，加水适量压榨取汁，与上述粉末泛丸，干燥即得。每服 9g，每日 1~2 次，临睡用淡盐汤或温开水送服。亦作汤剂，加姜、枣水煎，临睡温服，用量按原方比例酌减。

【功用】温肾散寒，涩肠止泻。

【主治】脾肾虚寒证。症见黎明泄泻，不思饮食，食不消化，或腹痛，腰酸肢冷，神疲无力，沉迟无力者。

【方论】四神丸始见于《证治准绳》，本方由《普济本事方》中的二神丸与五味子散二方组合而成。盖因其组方药味有四，且治五更泄泻速效如神而得名。四神丸的主症为"五更泻"。"五更"即十二时辰中寅卯时（凌晨 3~5 点），为鸡鸣至平旦之时。《素问·金匮真言论》曰："鸡鸣至平旦，天之阴，阴中之阳也，故人亦应之。"又曰："腹为阴，阴中之阳，肝也。"《医略六书》曰："腹痛泄泻每于五更寅卯之时，可知寅卯属木，而木应乎肝，以肝主疏泄。"故寅卯时为肝木当令时，阳气升发之际，且得天阳之助，故其正气得充，有力与邪相争，驱邪外达之势。患者即出现腹痛肠鸣泄泻，泻后即安。脾肾虚寒，"肝木侮土"，为本证病机；而黎明始泻，又为"肝木侮土"的辨证依据。五味子散由五味子、吴茱萸组成。主治肝气逆乱，腹痛泄泻。五味子性味酸温，能入肝补气阴之不足，亦能收肾气之虚乏以养肝木。《本草纲目》曰："五味子酸咸，能入肝而补肾。"吴茱萸性味辛温，入肝经，温能散寒，辛能疏肝理气以止痛。《神农本草经》曰其能"下气，止痛，咳逆寒热"。二神丸由肉豆蔻、补骨脂组成。主治脾肾亏虚，不能饮食。肉豆蔻性味辛温而气香，最善理脾暖胃，故用之培中土以健后天之本。肉豆蔻与吴茱萸合用，一者温补中土以健木，一者散肝寒止逆气而兼温脾胃。补骨脂性味温燥，专补肾中命火不足。《本草求真》曰："入命门，补相火，暖丹田，壮元阳。"乙癸同源，精血互生，其内皆寄相火，而相火源于命门。先天真阳充足则肝气自敛，故《医宗必读》曰："东方之木，无虚可补，补肾即所以补肝。"四药合用，肝肾同补，脾肾同益，肝脾同调，肝木得先天之养、后天之培，自能疏泄畅达。脾主运化水谷，脾之所以能运化水谷，又有赖于肾阳的温煦作用。若肾阳虚衰，不能上温脾土，脾的运化功能减弱，遂成泄泻。此证黎明始泻，是因黎明肝气萌动，乘虚侵犯脾胃所致。

【歌括】四神止泻温肾脾，茱蔻骨脂五味子，

　　　　生姜大枣亦入里，脾胃虚寒肾泻宜。

桃花汤

【出处】《伤寒论》

【组成】赤石脂（一半全用，一半筛末）500g，干姜30g，粳米500g。

【用法】水煎服，用量按原方比例酌定。

【功用】温中涩肠止痢。

【主治】虚寒血痢证。症见下痢日久不愈，便脓血，色暗不鲜，腹痛喜温喜按，小便不利，舌淡苔白，脉迟弱或微细。

【方论】本方主治脾肾虚寒，寒湿阻滞，损伤肠络，失于固摄，是治疗"少阴病，下利便脓血"的方剂。一般属湿热较多，今言少阴病下利便脓血，知由脾肾阳衰，久痢不愈，下焦不能固摄所致。脾肾阳衰，阴寒凝聚腹中，腹痛寒湿内阻，大肠气机不利，损伤肠络而见有下利脓血；舌质淡苔白，脉迟或弱或微细皆为脾肾阳衰，少阴虚寒。由于下焦不固，泻痢日久，故见便脓血色暗不鲜，其气不臭，且泻下滑脱不禁等症。以赤石脂性温体重，涩肠固脱为主。以干姜温中散寒而补虚为臣。以粳米养胃和中，助赤石脂、干姜以厚肠胃为佐。诸药配伍，有温中涩肠止泻之功。

【验案】

桃花汤证案：潘某，女，67岁，1977年8月16日就诊。患者既往有慢性肠炎史，近因滑脱不禁就诊。症见下痢稀薄，混有白胨，腹部隐隐作痛，纳呆食少，神疲无力，四肢不温，形寒肢冷，面色无华，舌淡苔薄白，脉沉细而弱。证属脾虚中寒，寒湿滞于肠中，而致泄泻。治宜温补脾肾，固肠止泻。师桃花汤意化裁。处方：赤石脂20g，干姜10g，粳米20g，紫参20g，诃子12g，肉豆蔻6g，水煎服。服药5剂，大便成形，腹痛若失。续服3剂，诸症豁然。因属久泄久利，故三诊时加酸涩收敛、止泻、固肠之乌梅，续服药5剂，病瘥。

【歌括】桃花汤中赤石脂，干姜粳米共用之，

　　　　虚寒下痢便脓血，温涩止痢服之宜。

第四节　涩精止遗剂

涩精止遗剂，具有固精止遗、温摄下元之功。主要适用于肾虚失藏，精关不固，或下焦虚寒，肾气不摄；膀胱失约，以致遗精滑泄、尿频、遗尿等症。

金锁固精丸

【出处】《医方集解》

【组成】沙苑蒺藜（炒）、芡实（蒸）、莲须各 60g，龙骨（酥炙）、牡蛎（盐水煮一日一夜，煅粉）各 30g。

【用法】莲子粉糊为丸。每日 1~2 次，每服 9g，淡盐汤或开水送服。亦可加入莲子肉，水煎服，用量按原方比例酌减。

【功用】固肾涩精。

【主治】肾虚精关不固证。症见遗精滑泄，腰酸耳鸣，四肢乏力，舌淡苔白，脉细弱。

【方论】本方既可固精，又可补肾，标本兼顾，以涩为主，体现了“虚则补之”“涩可固脱”的治法。本方功专固精，功效犹如“金锁”之固，故名金锁固精丸。沙苑蒺藜，入肾经，既补肾，又固精止遗，《本经逢原》称其“为泄精虚劳要药，最能固精”。虚之病多因脾虚不能制约（土不制水）故配芡实健脾固肾；莲须固肾涩精；莲子粉补肾涩精，并能养心清心，合用以交通心肾，共为臣药。龙骨、牡蛎煅制而用，功专收敛固涩，兼以重镇安神，神安则益于固精，为佐药。合而用之，成为滋补固肾涩精之强壮方剂。

【歌括】金锁固精芡实研，莲须龙牡沙苑填，

莲粉糊丸盐水下，肾虚精滑此方先。

桑螵蛸散

【出处】《本草衍义》

【组成】桑螵蛸、远志、菖蒲、龙骨、人参、茯神、当归、龟甲（酥炙）各 30g。

【用法】除人参外，共研细末，每服 6g，睡前以人参汤调下；亦作汤剂，水煎，睡前服，用量按原方比例酌定。

【功用】调补心肾，涩精止遗。

【主治】心肾两虚证。症见小便频数，或尿如米泔色，或遗尿，或遗精，心神恍惚，健忘，舌淡苔白，脉细弱。

【方论】本方为治疗心肾两虚所致小便频数，或遗尿滑精的代表方剂。尤宜遗尿或肾亏之时欲尿而不能控制者。方中桑螵蛸甘咸平，补肾固精止遗，为君药。臣以龙骨收敛固涩，且镇心安神；龟甲滋养肾阴，补心安神。桑螵蛸得龙骨则固涩止遗之力增，得龟甲则补肾益精之功著。佐以人参大补元气，配茯神合而益心

气、宁心神；当归补心血，与人参合用，能补益气血；菖蒲、远志安神定志，交通心肾，意在补肾涩精、宁心安神的同时，促进心肾相交。诸药相合，共奏调补心肾、交通上下、补养气血、涩精止遗之功。

【歌括】桑螵蛸散用龙龟，参茯菖远及当归，

　　　　尿频遗尿精不固，滋肾宁心法勿违。

第五节　固崩止带剂

固崩止带剂，是指运用具有收涩作用的药物组成，用于治疗妇女崩漏不止及带下淋漓病证的方剂。适用于正气不足如脾气虚弱，气血不足，冲任不固或肾虚不摄等所致的崩漏不止及带下清稀连绵不断等证。

治崩证极验方

【出处】《女科辑要》

【组成】地榆（炒）24g，牡蛎15g，地黄30g，白芍12g，黄芩12g，黄连5g，丹皮5g，山栀（焦）6g，莲须6g，甘草3g。

【用法】水煎服。

【功用】清热止血。

【主治】血热血崩证。症见骤然大量血崩，量多色深红，烦躁不寐，口燥唇焦，舌苔黄，脉数有力。

【方论】《素问·阴阳别论》曰："阴虚阳搏谓之崩。"妇女血崩，多属阴虚肝热，肝之疏泄太过，肝不藏血而致。本方为妇女血热妄行的血崩证而设。用焦栀、芩、连清肝热，地黄、丹皮凉肝血，这一组药在于泻有余之阳以消除出血之因；地榆、莲须收敛固涩；白芍、牡蛎平肝潜阳，这一组药或养阴以配阳，或收敛以止血，或平肝以调整肝的疏泄。血脱气虚者，可加人参以益气摄血；血多不止者，可加血余炭、乌梅炭、侧柏叶、炒金银花、丹皮、白茅根，重用仙鹤草之类，以增强止血作用。

【歌括】崩证验方地榆多，地芍丹栀甘草和，

　　　　芩连牡蛎莲须配，清热止血出女科。

固经丸

【出处】《医学入门》

【组成】黄芩、白芍、龟甲各 30g，椿根皮 21g，黄柏 9g，香附 8g。

【用法】每日 1~2 次，每次 9g，温开水送服。亦可按原方用量比例酌定，水煎服。

【功用】滋阴清热，止血固经。

【主治】阴虚内热证。症见经行不止，或崩中漏下，血色深红，或夹紫黑瘀块，心胸烦热，腹痛溲赤，舌红，脉弦数。

【方论】崩漏与月经过多虽责之冲任二脉为病，但有虚实寒热之异。本方证是由于虚火旺，兼之肝郁有热，冲任为火热所乘，迫血妄行而致，即《素问·阴阳别论》所云："阴虚阳搏谓之崩。"病属阴虚阳搏，法当滋阴清热，消除出血之因，调理脏腑功能；症见经行不止或崩中下血，又宜止血固经，治疗主证，本方标本兼顾，但以滋阴清热为主，止血固经仅居其次。方中龟甲、白芍既能滋阴养血，平肝潜阳，又能固冲任，敛阴气，止腹痛，调理肝之疏泄。黄芩清热止血，对因热所致之崩，有其较好疗效。复用黄柏清热坚阴，椿根皮清热止血，可与黄芩共呈清热止血功效。用香附在于理气解郁，有气调则血调之意。《易简方》云："大抵血不能行，气之使然，若气得其平，则血循故道；必无妄行之患矣，香附子善能导气，用之每得其宜。"此方于滋阴、清热、止血之中伍以香附，止血勿忘疏肝。

【附方】

固冲汤（《医学衷中参西录》）：白术（炒）30g，生黄芪 18g，龙骨 24g，牡蛎 24g，萸肉 24g，生杭芍 12g，海螵蛸 12g，茜草 9g，棕边炭 6g，五味子 1.5g，水煎服。功用：补气健脾，固冲摄血。主治：脾气虚弱，脾不统血，冲脉不固所致之血崩或月经过多，而见血色稀淡、心悸气短、舌淡脉细弱等症。

【歌括】固经芩柏芍椿根，龟甲为君香附群，

　　　　清热养阴兼固敛，经多崩漏此方真。

完带汤

【出处】《傅青主女科》

【组成】白术（土炒）、山药（炒）各 30g，人参 6g，白芍（酒炒）15g，车前子（酒炒）、苍术（制）各 9g，甘草 3g，陈皮、黑芥穗、柴胡各 2g。

【用法】水煎服。

【功用】补脾疏肝，化湿止带。

【主治】脾虚肝郁，湿浊带下。症见带下色白，清稀如涕，面色㿠白，倦怠便溏，舌淡苔白，脉缓或濡弱。

【方论】带下一证多与脾、肝关系密切。盖脾主运化，肝主疏泄。如脾虚不运，

则水谷之精微不化，湿浊内停，下注成带；若肝郁乘脾，脾失健运，则湿浊下注，亦可致带。带下色白量多、清稀如涕；舌淡白，脉濡弱为脾虚湿盛之象。治宜补脾益气，疏肝解郁，化湿止带。方中重用白术、山药为君，意在补脾祛湿，使脾气健运，湿浊得消；山药并有固肾止带之功。臣以人参补中益气，以助君药补脾之力；苍术燥湿运脾，以增祛湿化浊之力；白芍柔肝理脾，使肝木条达而脾土自强；车前子利湿清热，令湿浊从小便分利。佐以陈皮之理气燥湿，既可使补药补而不滞，又可行气以化湿；柴胡、芥穗之辛散，得白术则升发脾胃清阳，配白芍则疏肝解郁。使以甘草调药和中，诸药相配，使脾气健旺，肝气条达，清阳得升，湿浊得化，则带下自止。

【验案】

白带案：孙某，女，37岁，1960年8月16日初诊。患者白带过多，绵绵不断，内裤一日数次更换。已婚，育二子。自入夏以来，伴体倦神疲，性情抑郁，四肢不温，两足跗肿，纳呆便溏，面色萎黄，舌淡苔白，脉沉弦而细。处方：炒白术30g，山药30g，红参6g，炒白芍15g，炒苍术10g，陈皮15g，黑芥穗45g，柴胡2g，车前子（布包）10g，白鸡冠花20g，白果15g，甘草3g。6剂，水煎服。服药1周，白带不多，余症悉减，效不更方续治。继服中药1周，诸症悉除，病臻痊可。予以小剂，以固疗效。处方：炒黑豆30g，白果（去壳）10个，红枣20个，水煎服。

【附方】

1. 易黄汤（《傅青主女科》）：山药30g，芡实30g，黄柏6g，车前子3g，白果10枚。水煎服。功用：健脾燥湿，清热止带。主治：脾虚湿热之带下黄白、稠黏腥臭、腰酸腿软者。

2. 清带汤（《医学衷中参西录》）：生山药30g，生龙骨18g，生牡蛎18g，桑螵蛸12g，茜草9g。水煎服。功用：健脾止带。主治：脾虚带下赤白，清稀量多，连绵不断，腰酸体乏，舌淡苔白，脉细缓而沉者。

【歌括】 完带汤中二术陈，苍术参草车前仁。

柴芍怀山黑芥穗，湿滞脾虚白带珍。

第十二章　理气剂

凡以理气药为主组成，具有行气或降气的作用，主治气滞或气逆病症的方剂，统称理气剂。

第一节　行气剂

行气剂，具有舒畅气机的作用，适用于气机郁滞的病证。气滞一般以脾胃气滞和肝气郁滞为多见。脾胃气滞的主要见症是脘腹胀满，嗳气吞酸，呕恶食少，大便失常等。肝郁气滞的主要见症是胸胁胀痛，或疝气痛，或月经不调，或痛经等。常用行气通滞、疏肝解郁药如陈皮、厚朴、木香、枳实、川楝子、乌药、香附、小茴香、橘核等组成方剂。

越鞠丸

【出处】《丹溪心法》

【组成】香附、川芎、苍术、神曲、栀子各等份。

【用法】上药研末，水泛为丸，每日3次，每次6~9g，温开水送下；亦可作汤剂，水煎服，按原方比例酌定。

【功用】行气解诸郁。

【主治】气、血、痰、火、湿、食等六郁。症见胸膈痞闷，脘腹胀痛，嗳腐吞酸，恶心呕吐，饮食不消，舌苔腻，脉弦。

【方论】《医方集解》曰："越鞠者，发越鞠郁之谓也。""越"，是消散、超出、超越的意思；"鞠"，是弯曲不舒展，有"郁"的意思。越鞠丸是专门消散、摆脱人体憋闷、不舒展的方子。气在人体是将帅，津液、血液、食物等有形之物的运行靠的是气的推动。气行则津行、血畅、食化；气郁则水停、血瘀、食积。如果身体长期有不化的郁滞就会有化热、化火的危险。因此，长期情绪不畅通的气郁体质者，较容易出现宿食不化、痰湿内盛、血液瘀滞、内热上火的症状。随着气郁出现的食滞、痰湿、血瘀、内热等"五郁"症状。方中香附行气解郁，以治气郁；

川芎活血行气，以治血郁；苍术燥湿健脾，以治湿郁；栀子清热除烦，以治火郁；神曲消食和中，以治食郁。此方虽无治痰郁之品，然痰郁多由脾湿引起，并与气、火、食郁有关，所以方中不另设治痰药，亦治病求本之意。

【参考】临证时可根据郁结情况，加所需药物以增强疗效。如气郁为主者，加佛手片、柴胡、青皮、木香、乌药；血郁为主者，加桃仁、红花、丹参、丹皮、乳香、没药、穿山甲；火郁为主者，加黄芩、黄连；痰郁为主者，加陈皮、半夏、南星；湿郁为主者，加茯苓、薏苡仁；食郁为主者，加山楂、麦芽、鸡内金；挟寒者，加吴茱萸、桂枝；痞满者，加枳壳，厚朴等。

【验案】

胸痹案：贾某，男，62岁，1974年10月16日就诊。患者既往有高血压（高时达180/110mmHg）、动脉硬化、冠心病史。血液化验：胆固醇8.2mmol/L。心电图示：窦性心动过缓，窦性心律不齐，右束支传导阻滞（完全性），左心室高电压。1973年因饮酒吃花生米，胃脘处时有烧灼感，胸脘疼痛，经服中药后渐好。昨日又饮酒吃花生米，病情复发。左乳膺下开始刺痛，双上肢及头部无感觉。舌质暗红，苔薄白，脉双关弦。证属肝气郁结，心脉痹阻而致胸痹。治宜宣痹通阳，化痰泄浊，理气导滞，活血化瘀。予瓜蒌薤白越鞠丸加减。处方：瓜蒌15g，薤白10g，柴胡10g，当归12g，赤芍10g，桃仁10g，红花10g，枳壳10g，川芎10g，桔梗10g，牛膝15g，郁金10g，丹参20g，党参15g，夏枯草10g，陈皮10g，茯苓10g，元胡12g，香附12g，炙甘草10g。水煎服。11月8日二诊：服药20剂，左乳膺疼痛消失，右下肢疼痛亦基本消失，胆固醇降至5.2mmol/L，血压在150/90mmHg~140/80mmHg之间，仍予守方续服。处方：瓜蒌12g，薤白10g，柴胡10g，丹参30g，槐米15g，夏枯草30g，桃仁12g，红花10g，当归15g，川芎10g，赤芍12g，桔梗10g，牛膝12g，灵脂10g，鸡血藤15g，佛手10g，茯苓12g，草决明30g，生姜、大枣为引。水煎服。12月3日三诊：续服汤剂20剂，胸痹未发。血压降至140/80mmHg，嘱以每日托盘根、槐米、草决明各10g，代茶饮。

【歌括】越鞠丸治六郁侵，气血痰火湿食因，

　　　　　苍芎香附兼栀曲，理气舒郁法可钦。

金铃子散

【出处】《素问病机气宜保命集》

【组成】金铃子、玄胡各30g。

【用法】为末，每服9g，酒或开水送下。亦常按原方用量比例酌定，单独或同

其他方药煎服。

【功用】疏肝泄热，活血止痛。

【主治】热厥心痛；肝气郁热之胃脘，胸胁痛，疝气疼痛；妇女经行腹痛，其痛时发时止，口苦，舌红苔黄，脉弦数。

【方论】王晋三曰："金铃子散，一泄气分之热，一行血分之滞。"方中金铃子行气解郁，苦寒泄热，为君药。气为血之帅，血以载气，血行不利而为瘀，以延胡索活血化瘀，辛温散行，为臣药。诸药相伍，共奏行气活血、泻热止痛之效。配伍特点：金铃子配延胡索，行气以帅血，气行则血活；又因寒温并用，寒大于温，偏于泻热。

【参考】现代临床多用本方治疗溃疡病、肝炎、胆囊炎、肋间神经痛、附件炎、盆腔炎、痛经、胆道蛔虫症等属于肝郁气滞偏热者。

【验案】

疏肝降气汤证案：张某，男，38岁，1975年5月21日就诊。患者既往有慢性胃炎史，3日前因生气上火后，即刻进食，当即感胃脘部不适，胀闷疼痛，继而胁肋疼痛，并伴有恶心呕吐，呕吐物为胃内容物。服"土霉素、黄连素"等药，不见好转，故求中医治疗。查其舌红苔黄，脉弦。证属肝气郁结，横逆犯胃而致胃脘痛。治宜疏肝理气，和胃导滞。处方：柴胡12g，枳壳10g，制白芍15g，川芎10g，香附12g，沉香10g，砂仁10g，元胡10g，川楝子6g，青皮10g，陈皮10g，炙甘草10g。水煎服。5月27日二诊：服药5剂，胃脘痛、胁胀、恶心呕吐诸症若失，效不更方，仍守方续服。6月2日三诊：续服药5剂，诸症悉除，病臻痊可。予以香砂养胃丸续治之。

【化裁】

1. 金茱丸：本方去玄胡，加吴茱萸，为丸。治小儿冷疝，气痛，阴囊微肿者。

2. 捻头散：即本方为末，每服2~3g，白汤滴油数点下。治小儿小便不通。

3. 清中汤：加黄连、栀子、香附、甘草、陈皮。治胃脘痛、腹痛，舌燥唇焦，喜冷畏热，脉数有力者。

4. 沉香散：去玄胡，加沉香、附子。治寒疝，小腹坚满，攻作不定，时发时止，及脏寒气弱，脐常痛者。

5. 玄胡汤：去川楝，加附子、木香。治诸疝心腹冷痛，肠鸣气走，身寒自汗，大便滑泄。

6. 神应散：去川楝，加胡椒粉。治诸疝心腹绞痛不可忍。

7. 金铃散：去玄胡，加三棱、莪术、青皮、陈皮、南木香、茴香、枳壳、槟榔、钩藤、甘草、赤茯苓。治疝气腹痛，投诸药愈而复作者。是典型的行气破气、疏肝止痛方剂。

8.**沉香降气散**：本方加沉香、砂仁、香附、甘草。治气壅作痛。

9.**玄胡苦楝汤**：本方加肉桂、附子、甘草、熟地、黄柏。治脐下冷撮痛，阴冷大寒。

【**歌括**】金铃子散配玄胡，肝经郁热气不舒，

心腹胁肋诸般痛，疏肝清热病能除。

半夏厚朴汤

【**出处**】《金匮要略》

【**组成**】半夏、茯苓各12g，厚朴9g，生姜15g，苏叶6g。

【**用法**】水煎服。

【**功用**】行气散结，降逆化痰。

【**主治**】梅核气。妇人咽中如有炙脔；喜、怒、悲、思、忧、恐、惊之气结成痰涎，状如破絮，或如梅核，在咽喉之间，咯不出，咽不下，此七气所为也；或中脘痞满，气不舒快，或痰涎壅盛，上气喘急，或因痰饮中结，呕逆恶心。咽中如有物阻，咯吐不出，吞咽不下，胸膈满闷，或咳或呕，舌苔白润或白滑，脉弦缓或弦滑。

【**方论**】本方是主治咽喉部异物感的专方。这种异物感常表现为咽中如有炙脔，吐之不出，吞之不下。前贤谓之"梅核气"，妇人尤其多见。此证多见于西医学的咽神经官能症。方中半夏化痰开结，降逆和胃，重在降逆，是治疗咽喉病的要药，《本经》谓"主咽喉肿痛"，《伤寒论》的苦酒汤和半夏散及汤也是用来治咽喉病的。厚朴下气除满，以散胸中滞气，重在行气，二者相伍，一化痰结，一行气滞，痰气并治，使痰降则气行，郁开则痰降，共为君药。茯苓渗湿健脾，助半夏祛湿化痰；苏叶芳香宣肺，顺气宽胸，宣通胸中之郁结之气，助厚朴顺气宽胸，共为臣药。生姜和胃降逆止呕，且制半夏之毒，为佐药。五药辛苦合用，辛以开结，苦能降逆，温以化痰，共奏行气散结、降逆化痰之功。

【**参考**】半夏厚朴汤为治梅核气的专方。其病证特点：一是病位在咽喉，二是病性多为自我感觉异常，如梅核塞于咽喉，但不碍饮食，故而得名。西医学称此病为咽部异物症，或咽喉神经官能症、癔症球等，主要与精神情绪因素密切相关，属非器质性咽异感症。现代常用本方治疗癔症、胃神经官能症、慢性咽炎、咽部异感症、慢性支气管炎、食管痉挛等属气滞痰阻者。

【**验案**】

半夏厚朴汤证案：王某，女，42岁，1958年10月8日就诊。主诉：今年因

"砸锅"炼钢吃食堂，后食堂停办，各家又自炊，为无锅而烦恼。其后自觉咽中有一物梗阻，如虫状之感，吐之不出，咽之不下，胸闷，呼吸困难，不能吃饭，伴四肢无力，已有 3 个月余。查脉沉滑，面黄体瘦如枯柴，呼吸困难，胸闷气短，来时乘骡坐驮篓就诊。证属气机不畅，痰气交阻而致梅核气。予半夏厚朴汤治之。处方：姜半夏 12g，厚朴 12g，茯苓 12g，生姜 24g，苏叶 6g，制香附 10g。6 剂，水煎服。10 月 26 日二诊：服药 6 剂，患者主诉"病去大半"。仍宗原方予 6 剂续服。11 月 18 日三诊：先后服药 20 剂，诸症悉除，病臻痊可。见其面色红润，身瘦已无，四肢有力。然仍食欲欠佳，故师香砂六君子汤、枳术丸意，作散剂，乃健脾和胃、化痰开结、理气导滞之功，以防其痰气再结。

【化裁】

1. 四七汤（《仁斋直指方》）：本方加香附、甘草、琥珀。治妇女小便不利，甚者阴户疼痛。

2. 紫苏散（《太平圣惠方》）：本方加枳壳、柴胡、槟榔、桂心。治气郁不舒，胸膈郁闷，痰壅不下食。

3. 加味四七汤（《妇科治疗学》）：本方去生姜，加白芷、木香、菖蒲治白带稠黏，中脘痞闷，平日痰多，或有气喘，呕吐恶心。

【歌括】半夏厚朴气滞疏，苓姜苏叶同辅助，

　　　　加枣同煎名四七，痰涎结聚服之瘥。

枳实薤白桂枝汤

【出处】《金匮要略》

【组成】枳实 12g，厚朴 12g，薤白 9g，桂枝 3g，瓜蒌 12g。

【用法】水煎服。

【功用】通阳散结，祛痰下气。

【主治】胸阳不振、痰气互结之胸痹。症见胸满而痛，甚或胸痛彻背，喘息咳唾，短气，气从胁下冲逆，上攻心胸，或者寒伤阳明太阴证，舌苔白腻，脉沉弦或紧。

【方论】本方是治疗心气郁证的基础代表方。枳实味苦、辛，性寒；以苦为主，辛为次。入心旨在降浊行气，兼以清解。厚朴味苦、辛，性温，以苦为主，辛为次。入心旨在降逆下气，兼以温通。薤白味辛、苦、性温，以辛为主，苦为次，入心旨在宽胸行气，兼以通阳。全瓜蒌味苦、甘，性寒，以苦为主，甘为次。入心旨在开胸涤痰，兼以清化。桂枝味辛、甘，性温，以辛为主，甘为次。入心旨在通阳化气，兼以散瘀。枳实与厚朴相伍，两辛相济旨在行气，两苦相济旨在降

气，辛苦相济旨在升清降浊，寒温相济旨在阴平阳秘。薤白与全瓜蒌配伍，辛开苦降，清气得升，浊气得降，阳化痰去；寒温相济旨在燮心之阴阳。桂枝与枳实、厚朴相伍，辛苦相济旨在行散通阳散瘀。桂枝与薤白、全瓜蒌相伍，辛苦旨在行散降泄，甘苦旨在补益通降。诸药配伍，使胸阳振，痰浊降，阴寒消，气机畅，则胸痹而气逆上冲诸症可除。

【参考】

（1）枳实薤白桂枝汤与四逆散合方。治疗急、慢性心胸疾病既有心气郁的表现，又有气机郁滞的表现，对此既要治心气郁证又要治气郁证。

（2）枳实薤白桂枝汤与桂枝茯苓丸合方。治疗急、慢性心胸疾病既有心气郁的表现，又有瘀血阻滞的表现，对此既要治心气郁证又要治瘀血证。

（3）枳实薤白桂枝汤与小陷胸汤合方。治疗急、慢性心胸疾病既有心气郁的表现，又有痰热的表现，对此既要治心气郁证又要治痰热证。

（4）枳实薤白桂枝汤与赤丸合方。治疗急、慢性心胸疾病既有心气郁的表现，又有寒痰的表现，对此既要治心气郁证又要治寒痰证。

（5）枳实薤白桂枝汤与栀子柏皮汤合方。治疗急、慢性心胸疾病既有心气郁的表现，又有湿热的表现，对此既要治心气郁证又要治湿热证。

（6）枳实薤白桂枝汤与甘姜苓术汤合方。治疗急、慢性心胸疾病既有心气郁的表现，又有寒湿的表现，对此既要治心气郁证又要治寒湿证。

（7）枳实薤白桂枝汤与当归四逆汤合方。治疗急、慢性心胸疾病既有心气郁的表现，又有血虚阳虚的表现，对此既要治心气郁证又要治血虚阳虚证。

（8）枳实薤白桂枝汤与四逆汤合方。治疗急、慢性心胸疾病既有心气郁的表现，又有阳虚的表现，对此既要治心气郁证又要治阳虚证。

（9）枳实薤白桂枝汤与百合地黄汤合方。治疗急、慢性心胸疾病既有心气郁的表现，又有阴虚的表现，对此既要治心气郁证又要治阴虚证。

（10）枳实薤白桂枝汤与白虎汤合方。治疗急、慢性心胸疾病既有心气郁的表现，又有邪热盛实的表现，对此既要治心气郁证又要治邪热盛实证。

（11）枳实薤白桂枝汤与大承气汤合方。治疗急、慢性心胸疾病既有心气郁的表现，又有热结的表现，对此既要治心气郁证又要治热结证。

（12）枳实薤白桂枝汤与大黄附子汤合方。治疗急、慢性心胸疾病既有心气郁的表现，又有寒结的表现，对此既要治心气郁证又要治寒结证。

（13）枳实薤白桂枝汤与麻黄汤合方。治疗急、慢性心胸疾病既有心气郁的表现，又有太阳伤寒的表现，对此既要治心气郁证又要治太阳伤寒证。

（14）枳实薤白桂枝汤与桂枝汤合方。治疗急、慢性心胸疾病既有心气郁的表现，又有太阳中风的表现，对此既要治心气郁证又要治太阳中风证。

【附方】

1. **瓜蒌薤白白酒汤**：瓜蒌实 24g，薤白 30g，白酒适量。加水煎服。治胸痹，喘息咳唾，胸背痛，短气等。

2. **瓜蒌薤白半夏汤**：瓜蒌实 24g，薤白 20g，半夏 5g，白酒适量。水煎温服。治胸痹不得卧，心痛彻背者。两方纯从痰浊痹阻着眼，有涤痰泄浊、通阳宣痹之效。

3. **加减瓜蒌薤白汤**（中国中医科学院院方）：瓜蒌壳 24g，薤白 15g，桂枝 9g，郁金 9g，制香附 12g，红花、桃仁各 9g。主治：胸阳不通，心前区或胸骨后刺痛，闷痛，心悸不宁，甚至面青、唇口爪甲青紫，四肢发凉，舌质紫暗，脉细。

【验案】

瓜蒌薤白通痹汤证案：衣某，男，52 岁，1975 年 4 月 7 日就诊。患者阵发性左胸膺痛 2 年，曾于 1973 年 4 月确诊为冠心病。近期胸闷加剧，心前区痛频发，且波及背部，肢体麻木，形寒肢冷，倦怠乏力，伴右肩臂疼痛，自寒冬始，阴雨天胸闷甚，背痛著，饮食二便自调。舌淡薄白苔，脉沉迟。心电图示：冠状动脉供血不足。证属寒邪壅盛，阻遏心阳。治宜宣痹散寒，温心通阳。予以瓜蒌薤白白酒汤合失笑散化裁。处方：瓜蒌 30g，薤白 10g，丹参 30g，灵脂 10g，蒲黄 10g，降香 10g，细辛 2g，郁金 12g，炙甘草 10g，黄酒 30g。水煎服。4 月 14 日二诊：药后胸膺闷痛悉减，然纳呆、脘痞不减，仍守原法，佐以健脾豁痰之剂。处方：瓜蒌 12g，薤白 10g，桂枝 10g，半夏 10g，人参 15g，白术 12g，丹参 30g，川芎 10g，红花 10g，降香 12g，炙甘草 10g，黄酒 30g。水煎服。4 月 25 日三诊：药后诸症递减，心绞痛未发，仍宗原意。处方：瓜蒌 15g，薤白 10g，半夏 10g，川芎 10g，红花 10g，赤芍 10g，降香 12g，丹参 30g，黄芪 30g，寄生 15g，木香 10g，炙甘草 10g，黄酒 30g。水煎服。4 月 29 日四诊：经服中药 20 剂，患者欣然告之，胸闷悉除，心绞痛未发，肩背痛已瘳，纳食渐馨。查心电图正常，复作运动试验亦明显改善。

【歌括】枳实薤白桂枝汤，蒌实厚朴合成方，
　　　　通阳散结又下气，祛痰治疗胸痹良。

橘核丸

【出处】《济生方》

【组成】橘核（炒）、海藻（洗）、昆布（洗）、海带（洗）、川楝子（去肉、炒）、桃仁（麸炒）各 30g，厚朴（去皮、姜汁炒）、木通、枳实（麸炒）、延胡索（炒，

去皮）、桂心（不见火）、木香（不见火）各 15g。

【用法】为细末，酒糊为丸，如桐子大，每服 9g，空心温酒盐汤送下。

【功用】行气止痛，软坚散结。

【主治】颓疝。症见睾丸肿胀，偏有大小，或坚硬如石，不痛不痒，或引脐腹绞痛，甚则阴囊肿大，或成疮毒，轻则时出黄水，甚则成痈溃烂。

【方论】本方主治寒湿疝气，以睾丸肿胀偏坠、痛引少腹、按之坚硬为辨证要点。方中橘核行气散结止痛；川楝子行气疏肝；桃仁活血止痛；海藻、昆布软坚散结；延胡索、木香活血行气散结；厚朴、枳实下气除湿，行气散结；木通通脉利湿；桂心温肝肾而散寒凝。诸药合用，共奏行气活血、散寒除湿、软坚散结之功，使气血调畅，寒湿得除，则睾丸肿胀坚硬诸症自行缓解。

【参考】如瘀痛较甚者，加三棱、莪术等；阴寒甚者，重用肉桂、木香，或加吴茱萸、小茴香等；湿重者，加苍术、茯苓；阴囊红肿湿痒者，去肉桂，加土茯苓、车前子、川柏、龙胆草等。

本方常用于治疗疝气、睾丸炎、阴茎硬结症、前列腺综合征、少弱精子症、乳腺增生、卵巢囊肿、慢性盆腔炎等病症。

【歌括】橘核丸中川楝桂，枳朴延胡藻带昆，

　　　　桃仁二木酒湖合，㿗疝顽痛盐酒吞。

天台乌药散

【出处】《医学发明》

【组成】天台乌药、木香、小茴香（微炒）、青皮（汤浸，去白，焙）、高良姜（炒）各 15g，槟榔（锉）9g，川楝子、巴豆各 12g。

【用法】巴豆与川楝子同炒黑，去巴豆，水煎取汁，冲入适量黄酒服。

【功用】行气疏肝，散寒止痛。

【主治】肝经寒凝气滞证。症见小肠疝气，少腹引控睾丸而痛，偏坠肿胀，或少腹疼痛，苔白，脉弦。

【方论】本方证因寒凝肝脉，气机阻滞所致。足厥阴肝经抵于少腹，络于阴器，若寒客肝脉，气机阻滞，则可见少腹疼痛，痛引睾丸，偏坠肿胀。张子和说："治疝皆归肝经。"张景岳亦有"治疝必先治气"之说，故治以行气疏肝、散寒止痛之法。方中乌药辛温，行气疏肝，散寒止痛，为君药。配入青皮疏肝理气、小茴香暖肝散寒、高良姜散寒止痛、木香行气止痛，一派辛温芳香之品，助行气散结、祛寒止痛之力，共为臣药。又以槟榔直达下焦，行气化滞而破坚；取苦寒之川楝子与辛热之巴豆同炒，去巴豆而用川楝子，既可减川楝子之寒，又能增强其行气

散结之效，共为佐使药。诸药合用，使寒凝得散，气滞得疏，肝络得调，则疝痛、腹痛可愈。

【参考】偏坠肿胀者，可加荔枝核、橘核以增强行气止痛之功；寒甚者，可加肉桂、吴萸以加强散寒止痛之力。

现代常用本方治疗睾丸炎、疝气、慢性浅表性胃炎、慢性结肠炎、肠胀气、妇科炎症、肠痉挛、晚期癌痛、腹股沟疝等属寒凝气滞者。亦可用治肝寒气滞之妇女痛经及腹痛等证。

【附方】

四磨汤（《济生方》）：人参6g，槟榔9g，沉香6g，天台乌药6g。功用：行气降逆，宽胸散结。主治：七情所伤，肝气郁结证。症见胸膈烦闷，上气喘急，心下痞满，不思饮食，苔白脉弦。

【化裁】

茴香散：本方去乌药、良姜，川楝子不同巴豆炒，为末。治盲肠气，小腹连阴疼痛。

【歌括】天台乌药木茴香，青槟楝实与良姜，

温肝解郁止寒痛，疝气腹痛力能康。

暖肝煎

【出处】《景岳全书》

【组成】当归6g，枸杞子9g，小茴香6g，肉桂6g，乌药6g，沉香（木香亦可）3g，茯苓6g。

【用法】加生姜3~5片，水煎服。

【功用】温补肝肾，行气止痛。

【主治】肝肾不足，寒滞肝脉证。症见睾丸冷痛，或小腹疼痛，疝气痛，畏寒喜暖，舌淡苔白，脉沉迟。

【方论】本方证因肝肾不足，寒客肝脉，气机郁滞所致。寒为阴邪，其性收引凝滞，若肝肾不足，则寒易客之，使肝脉失和，气机不畅，故见睾丸冷痛，或少腹疼痛，或疝气痛诸症。治宜补肝肾，散寒凝，行气滞。方中肉桂辛甘大热，温肾暖肝，祛寒止痛；小茴香味辛性温，暖肝散寒，理气止痛，二药合用，温肾暖肝散寒，共为君药。当归辛甘性温，养血补肝；枸杞子味甘性平，补肝益肾，二药均补肝肾不足之本；乌药、沉香辛温散寒，行气止痛，以祛阴寒冷痛之标，同为臣药。茯苓甘淡，渗湿健脾；生姜辛温，散寒和胃，皆为佐药。综观全方，以温补肝肾治其本，行气逐寒治其标，使下元虚寒得温，寒凝气滞得散，则睾丸冷

痛、少腹疼痛、疝气痛诸症可愈。

【参考】原书于方后说："如寒甚者加吴茱萸、干姜，再甚者加附子。"说明寒有轻重，用药亦当相应增减，否则药不及病，疗效必差。若腹痛甚者，加香附行气止痛；睾丸痛甚者，加青皮、橘核疏肝理气。

【歌括】暖肝煎中杞茯归，茴沉乌药姜肉桂，

　　　　下焦虚寒疝气痛，温补肝肾此方推。

第二节　降气剂

降气剂，适用于肺胃气逆不下，以致咳喘、呕吐、噫气、呕逆等症。如属肺气逆而咳喘者，常用降气祛痰、止咳平喘药如苏子、杏仁、沉香等组成方剂。如属胃气逆而呕吐、噫气、呃逆者，常用降逆和胃、镇冲止呕药如旋覆花、代赭石、半夏、陈皮、丁香、柿蒂等组成方剂。

苏子降气汤

【出处】《太平惠民和剂局方》

【组成】紫苏子、半夏（汤洗七次）各75g，甘草（炙）60g，前胡（去芦）、厚朴（去粗皮，姜汁拌炒）各30g，当归（去芦）、肉桂（去皮）各45g。

【用法】加生姜2片，大枣1个，苏叶2g，水煎服，用量按原方比例酌定。

【功用】降气平喘，祛痰止咳。

【主治】上实下虚喘咳证。症见痰涎壅盛，胸膈满闷，喘咳短气，呼多吸少，或腰疼脚弱，肢体倦怠，或肢体浮肿，舌苔白滑或白腻，脉弦滑。

【方论】本方所治之证由痰涎壅肺，肾阳不足所致。其病机特点是"上实下虚"。"上实"，是指痰涎上壅于肺，使肺气不得宣畅，而见胸膈满闷、喘咳痰多；"下虚"，是指肾阳虚衰于下，一见腰疼脚弱，二见肾不纳气、呼多吸少、喘逆短气，三见水不化气而致水泛为痰、外溢为肿等。本方证虽属上实下虚，但以上实为主。治以降气平喘、祛痰止咳为重，兼顾下元。方中紫苏子降气平喘，祛痰止咳，为君药。半夏燥湿化痰降逆，厚朴下气宽胸除满，前胡下气祛痰止咳，三药助紫苏子降气祛痰平喘之功，共为臣药。君臣相配，以治上实。肉桂温补下元，纳气平喘，以治下虚；当归既治咳逆上气，又养血补肝润燥，同肉桂以增温补下虚之效；略加生姜、苏叶以散寒宣肺，共为佐药。甘草、大枣和中调药，是为使药。本方原书注"一方有陈皮去白一两半"，则理气燥湿祛痰之力增强。《医方集解》载："一

方无桂，有沉香"，则温肾之力减，纳气平喘之效增。

【参考】若痰涎壅盛，喘咳气逆难卧者，可酌加沉香以加强其降气平喘之功；兼表证者，可酌加麻黄、杏仁以宣肺平喘，疏散外邪；兼气虚者，可酌加人参等益气。

现代临床常用本方加减治疗外感风寒、咳嗽气喘、支气管炎、支气管哮喘、肺气肿、肺源性心脏病之咳喘而痰涎壅盛者、喘息性支气管炎、耳鸣、吐血、衄血、齿槽脓漏、口中腐烂、走马疳、水肿、脚气等。亦可用于小儿百日咳后期。

【歌括】苏子降气半夏归，前胡桂朴草姜随，

　　　　下虚上盛痰喘嗽，或入沉香去肉桂。

定喘汤

【出处】《摄生众妙方》

【组成】白果（去壳，砸碎炒黄）9g，麻黄9g，苏子6g，甘草3g，款冬花9g，杏仁（去皮、尖）4.5g，桑白皮（蜜炙）9g，黄芩（微炒）6g，法制半夏9g。

【用法】水煎服。

【功用】宣降肺气，清热化痰。

【主治】风寒外束，痰热内蕴证。症见咳喘痰多气急，质稠色黄，或微恶风寒，舌苔黄腻，脉滑数者。

【方论】本方所治之证因素体多痰，又感风寒，肺气壅闭，不得宣降，郁而化热所致。症见哮喘咳嗽，痰多色黄，质稠不易咯出等。治宜宣肺降气，止咳平喘，清热祛痰。方用麻黄宣肺散邪以平喘；白果敛肺定喘而祛痰，共为君药。一散一收，既可加强平喘之功，又可防麻黄耗散肺气。苏子、杏仁、半夏、款冬花降气平喘，止咳祛痰，共为臣药。桑白皮、黄芩清泄肺热，止咳平喘，共为佐药。甘草调和诸药为使。诸药合用，使肺气宣降，痰热得清，风寒得解，则喘咳痰多诸症自除。

【参考】现代临床常用本方加减治疗支气管哮喘急性发作、慢性阻塞性肺疾病急性加重期、慢性支气管炎、毛细支气管炎等病症。

【验案】

益气复脉定喘汤证案：衣某，男，70岁，1994年2月26日就诊。患者咳喘频作，已有20余年。近2周来，咳喘剧，夜寐不宁，气喘不能动，有喘憋欲死之感，面唇甲紫绀，足跗浮肿。心电图示"肺型P波，心律失常"。X线检查诊为"慢性喘息性支气管炎，肺气肿，肺心病"。舌暗，舌下紫络粗大，苔白腻，脉濡细无力。证属肺肾气虚，心阳衰微，虚阳挟痰浊上扰而致喘证。予以益气扶阳，

温阳化饮，纳气定喘。予益气复脉定喘汤调之。处方：红参10g，肉桂6g，制附子10g，蛤蚧1对，麦冬20g，五味子10g，肉苁蓉12g，熟地15g，茯苓12g，炙黄芪20g，赤灵芝10g，黄精20g，炒白芥子6g，炒苏子12g，葶苈子10g，陈皮10g，枳壳6g，炒白术15g，炙甘草10g。水煎服。3月5日二诊：服中药1周，气逆稍平，仍动则气喘，足跗浮肿未消，予以上方去麦冬，加补骨脂10g、核桃仁10g、茯苓皮20g、泽泻15g，续服。4月2日三诊：续服中药三周，气逆渐平，足跗之肿消退，唯夜寐不安，平卧则喘加重。拟续以益阳扶阳，纳气定喘之法。处方：红参10g，蛤蚧1对，炙黄芪20g，五味子10g，肉桂6g，陈皮10g，制半夏10g，炒白术15g，补骨脂12g，核桃仁10g，麦冬15g，炙甘草10g。水煎服。佐服金匮肾气丸。

【歌括】定喘白果与麻黄，款冬半夏白皮桑，
　　　　　苏子黄芩甘草杏，肺寒膈热此方尝。

旋覆代赭石汤

【出处】《伤寒论》

【组成】旋覆花15g，人参10g，代赭石5g，甘草（炙）15g，半夏（洗）10g，生姜25g，大枣（擘）12枚。

【用法】上7味，用水1000ml，煮取600ml，去滓，再煎取300ml，分2次温服。

【功用】和胃降逆，下气消痰。

【主治】胃气虚弱，痰浊内阻，胃失和降。症见胃脘胀满、嗳气、呃逆或恶心呕吐，苔白滑，脉弦滑无力者。

【方论】丹溪谓上升之气皆从肝出。方中主药旋覆花下气消痰，降逆除噫；辅以代赭石镇逆气，坠痰涎，开胸膈，止呕吐；佐以生姜温胃止呕，暖肺化痰。半夏祛痰散结，降逆和胃。人参益气补虚；使以甘草、大枣补脾益胃，调和诸药。诸药合力，平肝逆，降胃浊，补中气，化水饮，则虚回邪散，则痞可解而噫亦止矣。

【参考】现代临床用本方加减治疗急慢性胃炎、神经性呕吐、耳源性眩晕及幽门不全梗阻而见胃气上逆证者。

【歌括】仲景旋覆代赭汤，半夏参草大枣姜，
　　　　　噫气不除心下痞，虚中实证此方尝。

橘皮竹茹汤

【出处】《金匮要略》

【组成】橘皮、竹茹各15g，大枣5枚、生姜9g，甘草6g，人参3g。

【用法】水煎服。

【功用】降逆止呃，益气清热。

【主治】胃虚有热之呃逆。症见呃逆或干呕，虚烦少气，口干，舌红嫩，脉虚数。

【方论】《医方考》曰："大病后，呃逆不已，脉来虚大者，此方主之。呃逆者，由下达上，气逆作声之名也。大病后则中气皆虚，余邪乘虚入里，邪正相搏，气必上腾，故令呃逆。脉来虚大，虚者正气弱，大者邪热在也。是方也，橘皮平其气，竹茹清其热，甘草和其逆，人参补其虚，生姜正其胃，大枣益其脾。"

【参考】若胃热呕逆兼气阴两伤者，可加麦冬、茯苓、半夏、枇杷叶以养阴和胃；兼胃阴不足者，可加麦冬、石斛等养胃阴；胃热呃逆，气不虚者，可去人参、甘草、大枣，加柿蒂降逆止呃。

【歌括】橘皮竹茹治呕逆，人参甘草枣姜齐，

　　　　胃虚有热失和将，久病之后更相宜。

第十三章 理血剂

凡以理血药为主组成，具有活血调血或止血作用，用于治疗血瘀或出血证的方剂，统称理血剂。

第一节 活血祛瘀剂

活血祛瘀剂，适用于蓄血及瘀血证，如瘀积肿痛，外伤瘀肿，瘀阻经脉之半身不遂，瘀血内停之胸腹诸痛，痈肿初起，以及经闭、痛经、产后恶露不行等。常以活血祛瘀药如川芎、桃仁、红花、赤芍、丹参等为主组成方剂，或适当配以理气药，因气为血之帅，气行则血行之故。此外，还应根据病情的寒热虚实，酌配相应的药物，如兼寒者，配以温经散寒药；瘀血化热者，配以荡涤瘀热药；瘀久正虚者，又当与补养气血药同用。

桃核承气汤

【出处】《伤寒论》

【组成】桃仁（去皮尖）12g，大黄12g，桂枝（去皮）6g，甘草（炙）12g，芒硝6g。

【用法】水煎前4味，芒硝冲服。

【功用】逐瘀泻热。

【主治】下焦蓄血证。症见少腹急结，小便自利，神志如狂，甚则烦躁谵语，至夜发热；以及血瘀经闭，痛经，脉沉实而涩者。

【方论】本方为理血剂名方。方中桃仁苦甘平，活血破瘀；大黄苦寒，下瘀泻热。二者合用，瘀热并治，共为君药。芒硝咸苦寒，泻热软坚，助大黄下瘀泻热；桂枝辛甘温，通行血脉，既助桃仁活血祛瘀，又防硝、黄寒凉凝血之弊，共为臣药。桂枝与硝、黄同用，相反相成，桂枝得硝、黄则温通而不助热；硝、黄得桂枝则寒下又不凉遏。炙甘草护胃安中，并缓诸药之峻烈，为佐使药。诸药合用，共奏破血下瘀泻热之功。服后"微利"，使蓄血除，瘀热清，而邪有出路，诸症自平。不论何处的瘀血证，只要具备瘀热互结这一基本病机，均可加减使用。对于妇人血瘀经闭、痛经以及恶露不下等症，常配合四物汤同用；如兼气滞者，酌加香附、乌药、枳实、青皮、木香等以理气止痛。对跌打损伤，瘀血停留，疼痛不已者，加赤芍、当归尾、红花、苏木、三七等以活血祛瘀止痛。对于火旺而血郁于上之吐血、衄血，可以本方釜底抽薪，引血下行，并可酌加生地、丹皮、栀子等以清热凉血。

【参考】

（1）根据"其人如狂"而用于精神兴奋性疾病。如精神分裂症、反应性精神病、癔症、癫痫、围绝经期综合征等；外伤性头痛、脑挫伤、脑震荡后遗症、蛛网膜下腔出血后的剧烈头痛、顽固性偏头痛、三叉神经痛等头痛难忍时也可表现为"如狂"之状。

（2）根据"少腹急结"而用于盆腔及前后二阴部的急迫性、疼痛性、充血性疾病。如妇产科的急性盆腔炎、子宫肌瘤、难产、产后恶露不止、胎盘残留、输卵管结扎术后综合征、痛经、闭经；以及膀胱炎、外伤性血尿、前列腺增生继发感染造成的癃闭、淋病性尿道狭窄之尿潴留、流行性出血热的少尿期、输尿管结石的小腹绞痛、阴道血肿、直肠溃疡、产后会阴疼痛等。

（3）头面部炎性充血性疾病。如急性结膜炎（暴发火眼）、麦粒肿、睑缘炎（目眦肿痛）、翼状胬肉（胬肉攀睛）、面部痤疮、面部毛囊炎、酒渣鼻、牙龈出血、龋齿疼痛等，以及皮肤科的荨麻疹、脂溢性皮炎、结节性痒疹、丹毒、猩红热、过敏性紫癜、湿疹的溃烂流水等也常出现本方证。

（4）心脑血管疾病。如多发性脑梗死、脑溢血、脑膜炎、动脉硬化、高血压、心肌梗死等也有使用本方的机会。

（5）一些急腹症也用到本方。如胆道蛔虫症、机械性肠梗阻、急性坏死性肠炎、胰腺炎、异位妊娠。

（6）其他还用于肺结核大咯血、代偿性咯血、哮喘、月经期鼻衄、糖尿病、慢性肾盂肾炎、慢性肾功能衰竭、肝昏迷、化脓性乳腺炎、暴发性痢疾、蛲虫病、骨伤科疾病合并肠麻痹者、特发性血尿、骨质增生症、库欣综合征等。

【附方】

下瘀血汤：大黄、桃仁、䗪虫。主治：产妇瘀阻腹痛，及瘀血阻滞，经水不利，腹中癥块等。

【验案】

桃核承气汤证案：李某，男，42岁，1975年5月11日就诊。患者阵发性腹痛1天，并有恶心呕吐、腹痛脘胀，今天加剧。自诉在田中劳动，突然腹部疼痛剧烈，松一阵，紧一阵，呈绞痛之感，且向腰部放射。呕吐黄绿色液体。从腹痛开始后，腹胀满，无大便，亦无矢气排出。查体温38℃，脉搏每分钟84次，舌苔黄腻，脉象弦紧。脐上方偏右有压痛。血常规：白细胞$10×10^9/L$，中性粒细胞0.68。触诊腹部胀满，面色潮红。外科诊为肠梗阻。因患者拒绝手术，故由中医药保守治疗。证属湿热蕴结，腑气不通，气血凝滞。治宜清热利湿，活血化瘀，通腑攻下。师桃核承气汤意化裁。处方：川厚朴12g，枳实12g，桃仁10g，赤芍15g，大黄15g，芒硝（分2次冲服）12g，金银花60g，蒲公英30g，炒栀子12g，广木香10g，薏苡仁30g，元胡10g，没药10g，甘草6g。水煎服。5月17日二诊：服药5剂，腑气通，腹痛除，诸症豁然，故予以柴胡桂枝汤合柴胡芒硝汤续服之，以固疗效。处方：柴胡12g，黄芩10g，党参12，姜半夏6g，桂枝12g，赤、白芍各12g，芒硝（分2次冲服）10g，忍冬藤20g，红藤20g，甘草6g，生姜3片，大枣3枚，水煎服。

【歌括】桃核承气配桂枝，甘草硝黄五般使。

　　　　　下焦蓄血如狂证，瘀血为病总相宜。

血府逐瘀汤

【出处】《医林改错》

【组成】桃仁12g，红花、当归、生地黄、牛膝各9g，川芎、桔梗各4.5g，赤芍、枳壳、甘草各6g，柴胡3g。

【用法】水煎服。

【功用】活血化瘀，行气止痛。

【主治】胸中血瘀证。症见胸痛，头痛，日久不愈，痛如针刺而有定处，或呃逆日久不止，或饮水即呛，干呕，或内热瞀闷，或心悸怔忡，失眠多梦，急躁易怒，入暮潮热，唇暗或两目暗黑，舌质暗红，或舌有瘀斑、瘀点，脉涩或弦紧。

【方论】王清任创制的活血化瘀系列方剂，广泛地应用于临床。气郁血瘀是各类疾病最普遍的病因，特别是重大病症中，血瘀这个致病因素广泛存在，严重的血瘀首先影响精气神中的"神"。但血瘀又不是单独存在的，气郁会导致血行不畅，气虚会导致运血无力；寒病会使血脉凝滞，热病会煎熬血液使其黏滞；湿邪也会堵塞脉络血管……造成人体"精气神"的障碍。本方证为瘀血内阻胸部，气机郁滞所致。即王清任所称"胸中血府血瘀"之证。胸中为气之所宗，血之所聚，肝经循行之分野。血瘀胸中，气机阻滞，清阳郁遏不升，则胸痛、头痛日久不愈，痛如针刺，且有定处；胸中血瘀，影响及胃，胃气上逆，故呃逆干呕，甚则水入即呛；瘀久化热，则内热瞀闷，入暮潮热；瘀热扰心，则心悸怔忡，失眠多梦；郁滞日久，肝失条达，故急躁易怒；至于唇、目、舌、脉所见，皆为瘀血征象。治宜活血化瘀，兼以行气止痛。方中桃仁破血行滞而润燥，红花活血祛瘀以止痛，共为君药。赤芍、川芎助君药活血祛瘀；牛膝活血通经，祛瘀止痛，引血下行，共为臣药。生地、当归养血益阴，清热活血；桔梗、枳壳，一升一降，宽胸行气；柴胡疏肝解郁，升达清阳，与桔梗、枳壳同用，尤善理气行滞，使气行则血行，以上均为佐药。桔梗并能载药上行，兼有使药之用；甘草调和诸药，亦为使药。祛瘀和养血同施，活血和行气同伍，寒热同治，升降兼顾，是治疗冠心病、高血压、心绞痛等常见病症的名方。

【参考】若瘀痛入络，可加全蝎、穿山甲、地龙、三棱、莪术等以破血通络止痛；气机郁滞较重者，加川楝子、香附、青皮等以疏肝理气止痛；血瘀经闭、痛经者，可用本方去桔梗，加香附、益母草、泽兰等以活血调经止痛；胁下有痞块，属血瘀者，可酌加丹参、郁金、䗪虫、水蛭等以活血破瘀，消癥化滞。

【附方】

1.通窍活血汤：赤芍3g，川芎3g，桃仁9g，红花9g，老葱3根，红枣7个，麝香（绢包）0.16g，加黄酒适量，水煎服。功用：活血通窍。主治：瘀阻头面所致的头痛昏晕，或耳聋年久或头发脱落，面色青紫，或酒渣鼻，或白癜风，以及妇女干血痨，小儿疳积而见肌肉消瘦、腹大青筋、潮热等。

2.膈下逐瘀汤：五灵脂（炒）9g，当归9g，川芎6g，桃仁9g，丹皮6g，赤芍6g，乌药6g，延胡索3g，甘草9g，香附3g，红花9g，枳壳5g。水煎服。功用：活血祛瘀，行气止痛。主治：瘀在膈下，形成积块；或小儿痞块；或肚腹疼痛，痛处不移；或卧则腹坠似有物者。

3.少腹逐瘀汤：小茴香（炒）7粒，干姜3g，延胡索3g，当归9g，川芎3g，官桂3g，赤芍6g，蒲黄9g，五灵脂6g。水煎服。功用：活血祛瘀，温经止痛。主治：少腹瘀血积块疼痛或不痛，或痛而无积块，或少腹胀满；或经期腰酸少腹胀，或月经一月见三五次，连接不断，断而又来，其色或紫或黑，或有瘀块，或崩漏兼少腹疼痛等症。

【验案】

血府逐瘀汤证案：崔某，女，47岁，1958年8月25日初诊。患者胸痛而闷，时痛及胁，或痛到肩背，在当地诊所服药、打针皆无效，时心胸猝然大痛，憋闷则有气欲绝之感，已有3年，特来院就诊。症见形体瘦弱，胸闷短气，现仍感胸部刺痛不适，伴腰膝酸软，四肢无力，胃脘不适，生气上火则诸症加重。舌质暗，白苔，脉沉涩。处方：桃仁12g，红花10g，当归10g，生地10g，川芎6g，赤芍6g，川牛膝10g，桔梗6g，柴胡3g，枳壳6g，丹参30g，炙甘草3g。水煎服。9

月 4 日复诊：服药 1 剂，胸痛诸症豁然。续服 3 剂，病臻痊可。近感胸闷及微有心痛彻背之感，自觉胸中气机不畅，伴腹胀满，故来院复诊。查舌质淡红，白薄苔，脉沉缓。予以瓜蒌沉香复脉汤。处方：瓜蒌 12g，沉香 6g，厚朴 6g，枳壳 6g，制半夏 6g，槟榔片 6g，杏仁 10g，炙甘草 6g。水煎服。9 月 12 日三诊：续服 3 剂，余症皆除。

【歌括】血府当归生地桃，红花枳壳膝芎饶，
柴胡赤芍甘桔梗，血化下行不作痨。

通窍全凭好麝香，桃红大枣老葱姜，
川芎黄酒赤芍药，表里通经第一方。

膈下逐瘀五灵脂，归芎胡索香附枳，
桃红丹皮芍乌药，祛瘀止痛又行气。

少腹茴香与炒姜，元胡灵脂没芎当，
蒲黄官桂赤芍药，调经种子第一方。

复元活血汤

【出处】《医学发明》

【组成】柴胡 15g，栝楼根、当归各 9g，红花、甘草、穿山甲（炮）各 6g，大黄（酒浸）30g，桃仁（酒浸，去皮尖，研如泥）15g。

【用法】上药共为粗末，每服 30g，加黄酒 30ml，水煎服。

【功用】活血祛瘀，疏肝通络。

【主治】跌打损伤，瘀血阻滞证。症见胁肋瘀肿，痛不可忍。

【方论】本方证因跌打损伤，瘀血滞留胁肋，气机阻滞所致。胁肋为肝经循行之处，跌打损伤，瘀血停留，气机阻滞，故胁肋瘀肿疼痛，甚至痛不可忍。治当活血祛瘀，兼以疏肝行气通络。方中柴胡引诸药入于肝经，为君药；辅以当归活血，甘草补气生血，缓急止痛；佐以栝楼根润燥消瘀，穿山甲破瘀通络，《本经》谓其"续绝伤"，《日华子本草》记载"消仆损瘀血"，红花、桃仁祛瘀生新；使以大量酒制大黄，消除凝瘀败血，导瘀下行，推陈致新，加酒同煮，取其善行药性，活血通络。诸药配伍，使瘀祛新生，胁痛自平。正如张秉成所说："去者去，生者生，痛自舒而元自复。"故以复元活血汤名之。

【参考】瘀重而痛甚者，加三七或酌加乳香、没药、元胡等增强活血祛瘀，消肿止痛之功；气滞重而痛甚者，可加川芎；香附、郁金、青皮等以增强行气止痛

之力。

【歌括】复元活血用柴胡，花粉当归山甲扶，

桃红黄草煎加酒，损伤瘀阻总能除。

七厘散

【出处】《良方集腋》

【组成】血竭 30g，麝香、冰片各 0.4g，乳香、没药、红花各 5g，朱砂 4g，儿茶 7.5g。

【用法】上药共研极细末，密闭贮存备用。每服 0.22~1.5g，黄酒或温开水送服。外用适量，以酒调敷伤处。

【功用】活血散瘀，定痛止血。

【主治】跌打损伤，瘀滞作痛，骨断筋折，创伤出血。外敷治一切无名肿毒。

【方论】方中重用血竭为君药，可活血止血，散瘀止痛，生肌敛疮。乳香、没药、红花功善活血止痛，祛瘀消肿；儿茶收敛止血，为臣药。冰片、麝香辛香走窜，能除瘀滞而止痛；朱砂清热解毒，镇心安神，尚可防腐，为佐药。诸药合用，共奏化瘀消肿、止痛止血之功效。

【歌括】七厘散治跌打伤，血竭红花冰麝香，

乳没儿茶朱共末，外敷内服均见长。

补阳还五汤

【出处】《医林改错》

【组成】黄芪（生）120g，当归尾 6g，赤芍 5g，地龙（去土）、川芎、红花、桃仁各 3g。

【用法】水煎服。

【功用】补气，活血，通络。

【主治】中风气虚血瘀证。症见半身不遂，口眼㖞斜，语言謇涩，口角流涎，小便频数或遗尿失禁，舌暗淡，苔白，脉缓无力。

【方论】本方证中风是由瘀血导致的，瘀血由于气虚，是身体十分的气少了五分，用药补上五分阳气，故名补阳还五汤。大道至简，补气药只用黄芪 120g，重用生黄芪，补益元气，意在气旺则血行，瘀去络通，为君药。当归尾活血通络而不伤血，用为臣药。赤芍、川芎、桃仁、红花协同当归尾以活血祛瘀；地龙通经活络，力专善走，周行全身，以行药力，亦为佐药。本方的配伍特点：重用补气药与少量活血药相伍，使气旺血行以治本，祛瘀通络以治标，标本兼顾；且补气

而不壅滞，活血又不伤正。合而用之，则气旺、瘀消、络通，诸症向愈。

【参考】本方生黄芪用量独重，但开始可先用小量（一般从 30~60g 开始），效果不明显时，再逐渐增加。原方活血祛瘀药用量较轻，使用时，可根据病情适当加大。若半身不遂以上肢为主者，可加桑枝、桂枝以引药上行，温经通络；下肢为主者，加牛膝、杜仲以引药下行，补益肝肾；日久效果不显著者，加水蛭、虻虫以破瘀通络；语言不利者，加石菖蒲、郁金、远志等以化痰开窍；口眼歪斜者，可合用牵正散以化痰通络；痰多者，加制半夏、天竺黄以化痰；偏寒者，加熟附子以温阳散寒；脾胃虚弱者，加党参、白术以补气健脾。

【验案】

补阳还五汤证案：栾某，男，65 岁，1951 年 8 月 21 日就诊。患者今晨起左侧上、下肢体活动不利，右侧口眼歪斜，舌强言謇，口角流涎，神识尚清。几日前即时有头痛、头晕、大便干燥、小便频数之症，未在意，亦未行治疗。查：舌质暗薄白苔，舌下赤络粗长暗紫，脉涩而无力。体温、血压正常。证属气虚血滞，脉络瘀阻。治宜补气活血，祛瘀通络。师补阳还五汤意治之。处方：生黄芪 120g，当归尾 10g，赤芍 10g，地龙 10g，川芎 10g，熟地黄 12g，桃仁 10g，红花 10g，土鳖虫 15g，石菖蒲 12g，乌梢蛇 10g，僵蚕 10g，蜈蚣 10 条，郁李仁 12g，肉苁蓉 15g。3 剂，水煎服。同时辅以手、足阳明盛络刺，人中、委中点刺。3 日后复诊，家人代述，治后口眼歪斜、语言謇涩之症缓解，已无口角流涎之症。自今日起肢体作痛，此乃气血亏虚、筋脉失濡所致，予原方合入加味黄芪五物汤服之。处方：生黄芪 120g，当归尾 12g，赤芍 12g，白芍 20g，桂枝 10g，怀牛膝 12g，川芎 10g，桃仁 10g，红花 10g，地龙 10g，土鳖虫 15g，石菖蒲 12g，乌梢蛇 10g，僵蚕 10g，蜈蚣 10 条，生姜 3 片、大枣 4 枚为引。水煎服。其后，予上方 10 剂，已能下地行走，微跛，余症豁然。守方续服。又 10 剂，诸症悉除，病臻痊可。

【化裁】

1.桃红四物汤：本方去黄芪、地龙。主治：血虚兼血瘀证，症见妇女经期超前，血多有块，色紫稠黏，腹痛，舌淡紫，苔白，脉沉迟或弦细涩。桃红四物汤是著名的活血化瘀基础方剂，现代临床应用极其广泛，已经远远超出妇科的应用范围，在内、外、儿、眼、耳鼻喉科均有大量运用，临床报道较多。该方可用于治疗冠心病心绞痛、慢性肾小球肾炎、偏头痛、癫痫、糖尿病周围神经病变、功能性子宫出血、痛经、女性围绝经期综合征、血栓闭塞性脉管炎、小儿血小板减少性紫癜、荨麻疹、眼底出血等。

2.本方加二乌、乌梢蛇、乳香、没药、秦艽、蠬虫，治疗类风湿关节炎、关节变形。

【歌括】补阳还五赤芍芎，归尾通经佐地龙，

四两黄芪为主药，血中瘀滞用桃红。

失笑散

【出处】《太平惠民和剂局方》

【组成】五灵脂（酒研，淘去沙土）、蒲黄（炒香）各等份。

【用法】上药共为细末，每服6g，用黄酒或醋冲服，亦可每日取8~12g，用纱布包煎，作汤剂服。

【功用】活血祛瘀，散结止痛。

【主治】瘀血停滞证。症见心腹刺痛，或产后恶露不行，或月经不调，少腹急痛等。

【方论】本方所治诸症，均由瘀血内停、脉道阻滞所致。瘀血内停，脉络阻滞，血行不畅，不通则痛，故见心腹刺痛或少腹急痛；瘀阻胞宫，则月经不调或产后恶露不行。治宜活血祛瘀止痛。方中五灵脂苦咸甘温，入肝经血分，功擅通利血脉，散瘀止痛；蒲黄甘平，行血消瘀，炒用并能止血，二者相须为用，为化瘀散结止痛的常用组合。调以米醋，或用黄酒冲服，乃取其活血脉、行药力、化瘀血，以加强五灵脂、蒲黄活血止痛之功，且制五灵脂气味之腥膻。诸药合用，药简力专，共奏祛瘀止痛、推陈出新之功，使瘀血得去，脉道通畅，则诸症自解。

【参考】若瘀血甚者，可酌加当归、赤芍、川芎、桃仁、红花、丹参等以加强活血祛瘀之力；若兼见血虚者，可合四物汤同用，以增强养血调经之功；若疼痛较剧者，可加乳香、没药、元胡等以化瘀止痛；兼气滞者，可加香附、川楝子，或配合金铃子散以行气止痛；兼寒者，加炮姜、艾叶、小茴香等以温经散寒。

【验案】

胸痹案：衣某，男，52岁，1975年4月7日就诊。患者患阵发性左胸膺痛2年，曾于1973年4月确诊为冠心病。近期胸闷加剧，心前区痛频发，且波及背部，肢体麻木，形寒肢冷，倦怠乏力，伴右肩臂疼痛，自寒冬始，阴雨天胸闷甚，背痛著，饮食二便自调。舌淡薄白苔，脉沉迟。心电图示冠状动脉供血不足。证属寒邪壅盛，阻遏心阳。治宜宣痹散寒，温心通阳。予以瓜蒌薤白白酒汤合失笑散化裁。处方：瓜蒌30g，薤白10g，丹参30g，灵脂10g，蒲黄10g，降香10g，细辛2g，郁金12g，炙甘草10g，黄酒30g，水煎服。4月14日二诊：药后胸膺闷痛悉减，然纳呆、脘痞不减，仍守原法，佐以健脾豁痰之剂。处方：瓜蒌12g，薤白10g，桂枝10g，半夏10g，人参15g，白术12g，丹参30g，川芎10g，红花10g，降香12g，炙甘草10g，黄酒30mg，水煎服。4月25日，药后诸症递减，心绞痛

未发，仍宗原意。处方：瓜蒌 15g，薤白 10g，半夏 10g，川芎 10g，红花 10g，赤芍 10g，降香 12g，丹参 30g，黄芪 30g，桑寄生 15g，木香 10g，炙甘草 10g，黄酒 30g，水煎服。4 月 29 日三诊：经服中药 20 剂，胸闷悉除，心绞痛未发，肩背痛已瘳，纳食渐馨。查心电图正常，复作运动试验亦明显改善。

【化裁】本方加当归、赤芍、茯苓、姜半夏、降香，治心绞痛有效。

【歌括】失笑灵脂与蒲黄，等份为散醋煎尝，

血瘀胸腹时作痛，祛瘀止痛效非常。

丹参饮

【出处】《时方歌括》

【组成】丹参 30g，檀香、砂仁各 6g。

【用法】水煎服。

【功用】活血祛瘀，行气止痛。

【主治】心痛，胃脘诸痛。症见胸胁胀闷，走窜疼痛，急躁易怒，胁下痞块，刺痛拒按。妇女可见闭经或痛经，经色紫暗有块，舌质紫暗或见瘀斑，脉涩。

【方论】本方由丹参、檀香、砂仁组成。原治气滞血瘀所致的心胃气痛。所谓心胃气痛，实为胃脘痛。该证初起多气结在经，久病则血滞在络，即叶天士所谓"久痛入络"。方中丹参用量为其他二味药的五倍，重用为君以活血祛瘀；然血之运行，有赖气之推动，若气有一息不运，则血有一息不行，况血瘀气亦滞，故伍入檀香、砂仁以温中行气止痛，共为佐使。以上三药合用，使气行血畅，诸疼痛自除。本方药味虽简，但配伍得当，气血并治，刚柔相济，是一首祛瘀、行气、止痛良方，故陈修园谓其"稳"。

【参考】胃脘剧痛，脉紧，是肝气不舒，横逆犯胃，气血郁滞，不通则痛之征；食则痛甚，呕吐频作，是胃气上逆，胃不纳谷之候。方以丹参饮合金铃子散，加木香、乌药行气疏肝，活血止痛；丝瓜络通络止痛。

【歌括】心腹诸痛有妙方，丹参十分作提纲，

檀砂一分聊为佐，入咽咸知效验彰。

温经汤

【出处】《金匮要略》

【组成】吴茱萸、麦冬（去心）各 9g，当归、芍药、川芎、人参、桂枝、阿胶、牡丹皮（去心）、生姜、甘草、半夏各 6g。

【用法】水煎服，阿胶烊冲。

【功用】温经散寒，养血祛瘀。

【主治】冲任虚寒、瘀血阻滞证。症见漏下不止，血色暗而有块，淋漓不畅，或月经超前或延后，或逾期不止，或一月再行，或经停不至，而见少腹里急，腹满，傍晚发热，手心烦热，唇口干燥，舌质暗红，脉细而涩。亦治妇人宫冷，久不受孕。

【方论】本方证因冲任虚寒，瘀血阻滞所致。冲为血海，任主胞胎，二脉皆起于胞宫，循行于少腹，与经、产关系密切。冲任虚寒，血凝气滞，故少腹里急、腹满、月经不调，甚或久不受孕；若瘀血阻滞，血不循经，加之冲任不固，则月经先期，或一月再行，甚或崩中漏下；若寒凝血瘀，经脉不畅，则致痛经；瘀血不去，新血不生，不能濡润，故唇口干燥；至于傍晚发热、手心烦热为阴血耗损，虚热内生之象。本方证虽属瘀、寒、虚、热错杂，然以冲任虚寒，瘀血阻滞为主，治宜温经散寒，祛瘀养血，兼清虚热之法。方中吴茱萸、桂枝温经散寒，通利血脉，其中吴茱萸功擅散寒止痛，桂枝长于温通血脉，共为君药。当归、川芎活血祛瘀，养血调经；丹皮既助诸药活血散瘀，又能清血分虚热，共为臣药。阿胶甘平，养血止血，滋阴润燥；白芍酸苦微寒，养血敛阴，柔肝止痛；麦冬甘苦微寒，养阴清热。三药合用，养血调肝，滋阴润燥，且清虚热，并制吴茱萸、桂枝之温燥。人参、甘草益气健脾，以资生化之源，阳生阴长，气旺血充；半夏、生姜辛开散结，通降胃气，以助祛瘀调经；其中生姜又温胃气以助生化，且助吴茱萸、桂枝以温经散寒，以上均为佐药。甘草尚能调和诸药，兼为使药。本方誉为妇科调经之祖方。因其配伍严谨，虽有温经、活血、益气、养阴之功，却无燥、耗、壅、腻之弊，方中用药照顾到妇女各方面的生理特点，适应范围广泛，凡寒凝、瘀血兼气血耗伤之闭经、痛经、不孕、月经不调诸病、手部皮肤病，皆可以加减应用。

【附方】

艾附暖宫丸：艾叶（炭）、香附（醋炙）、吴茱萸（制）、肉桂、当归、川芎、白芍（酒炒）、地黄、黄芪（蜜炙）、续断。功用：温经暖宫，养血安胎。主治：妇人子宫虚冷，带下白浊，面色萎黄，四肢疼痛，倦怠无力，饮食减少，月经不调，血无颜色，肚腹时痛，久无子息。

【歌括】温经汤用桂萸芎，归芍丹皮姜夏冬，
　　　　参草阿胶调气血，暖宫祛瘀在温通。

生化汤

【出处】《傅青主女科》

【组成】全当归24g，川芎9g，桃仁（去皮尖，研)6g，干姜（炮黑）、甘草（炙）

各 2g。

【用法】水煎服，或酌加黄酒同煎。

【功用】养血祛瘀，温经止痛。

【主治】血虚寒凝，瘀血阻滞证。症见产后恶露不行，小腹冷痛。

【方论】本方证由产后血虚寒凝，瘀血内阻所致。妇人产后，血亏气弱，寒邪极易乘虚而入，寒凝血瘀，故恶露不行；瘀阻胞宫，不通则痛，故小腹冷痛。治宜活血养血，温经止痛。方中重用全当归补血活血，化瘀生新，行滞止痛，为君药。川芎活血行气，桃仁活血祛瘀，均为臣药。炮姜入血散寒，温经止痛；黄酒温通血脉以助药力，共为佐药。炙甘草和中缓急，调和诸药，用以为使。

【参考】本方为妇女产后常用方，甚至有些地区民间习惯作为产后必服之剂，虽多属有益，但应以产后血虚瘀滞偏寒者为宜。产后 7 日内，或因食用寒凉食物，结块痛甚者，加入肉桂 2.4g。产后停血不下，半月外尚痛，或外加肿毒，或身热，食少倦甚者，加三棱、蓬莪术、肉桂等，攻补兼治，其块自消。

【歌括】生化汤宜产后尝，归芎桃草炮干姜，

　　　　消瘀活血功偏擅，止痛温经效亦彰。

活络效灵丹

【出处】《医学衷中参西录》

【组成】当归、丹参、生明乳香、生明没药各 15g。

【用法】上 4 味，作汤服。若为散剂，一剂分作 4 次服，温酒送下。

【功用】活血祛瘀，通络止痛。

【主治】气血瘀滞证。症见心腹疼痛，腿臂疼痛，跌打瘀肿，内外疮疡，以及癥瘕积聚等。

【方论】本方为治痛第一方。从头到脚，从体表到五脏六腑全身的痛以及麻木，属于气滞血瘀导致的痛证都可治疗。"痛"一个方面是"不通则痛"。乳香、没药两味气药，气行推动血行，瘀血化掉，瘀堵的地方通了，通则不痛，此谓"行气止痛"之法。且性温，不燥烈，在行气活血时不伤血伤阴，树脂是植物的精华，还有一定的滋养作用。痛的另一个方面是"不荣则痛"。丹参、当归入血分，补血养血，丹参色红入心，既补心血，又化心脏的瘀血。当归为血科圣药，补血活血。血液充足能荣养经脉，四药成方，既治"不通则痛"，又治"不荣则痛"，故为治疗痛证的基础方。

【参考】原方附加减法颇多，如腿疼者，加牛膝；臂痛者，加连翘；妇女瘀血腹疼者，加生桃仁、生五灵脂；疮红肿属阳者，加金银花、知母、连翘，白硬属

阴者，加肉桂、鹿角胶或鹿角霜；疮破后生肌不速者，加生黄芪、知母、甘草；脏腑内痛者，加三七、牛蒡子等，可供临证运用本方时参考。近代有用本方加减治疗冠心病心绞痛、宫外孕、脑血栓形成、坐骨神经痛等而有血瘀气滞者，总是活血化瘀、通络止痛之功。

【附方】

宫外孕方：丹参 15g，赤芍 15g，桃仁 9g。此为宫外孕Ⅰ号方，若再加三棱、莪术各 6g，为宫外孕Ⅱ号方。水煎服。功用：活血祛瘀，消癥止痛。主治：宫外孕破裂，突发性剧烈腹痛，多自下腹部开始，有时可延及全腹部，并见月经过多，漏下不畅，血色暗红。

【验案】

桂枝倍芍药汤证案：张某，男，46 岁，1991 年 10 月 6 日就诊。患者右肩关节周剧痛半年余，以夜间尤甚，影响睡眠。肩动则疼痛放射至同侧上臂及前臂，故上举、内收、外展、内旋、后伸、摸背动作受限，曾予针灸、推拿及西药治疗罔效，转余诊治。查局部无红肿热证，右肩三角肌轻度萎缩。舌淡红白薄苔，脉沉弦。证属寒凝筋脉，营卫失和。治宜和营卫，濡筋脉，活血通络。予桂枝倍芍药汤合活络效灵丹加味治之。处方：桂枝 12g，制白芍 30g，炙甘草 10g，当归 12g，丹参 15g，乳香 3g，没药 3g，生姜黄 10g，姜、枣各 10g，水煎服。服上方 5 剂痛减，肩可上抬外展，续服 10 剂，诸症若失，唯摸背时肩痛仍作。予原方去乳香、没药、丹参，加黄芪 30g、鸡血藤 30g、威灵仙 12g，乃寓黄芪桂枝五物汤意，再服 10 剂，而痊可。

【歌括】活络效灵主丹参，当归乳香没药存，

癥瘕积聚腹中痛，加减服用效堪珍。

桂枝茯苓丸

【出处】《金匮要略》

【组成】桂枝、茯苓、牡丹皮、桃仁、芍药各等份。

【用法】上药共研细末，炼蜜为丸。每服 6~9g，每日 1~3 次，食前服。

【功用】活血，化瘀，消癥。

【主治】妇人宿有癥块，或血瘀经闭，行经腹痛，产后恶露不尽，舌淡紫，苔白，脉弦细涩。

【方论】本方证原文所述之癥痼，即子宫肌瘤或盆腔包块也。素有癥病而怀孕，出现下血不止，血紫暗杂块，小腹疼痛者，癥之为病也，须去癥以安胎。考癥之成，为气滞血瘀，或经期遇冷、寒凝血滞，或力小任重，络脉损伤，瘀结日

久而成。其形成以渐，故需以丸缓图。徐忠可谓："癥不碍胎，其结原微，故以渐磨之。"有癥妊娠下血，拘于先兆流产宜补宜固之说，且逐瘀药多在妊娠禁用之列，故投胶艾汤、泰山磐石饮、寿胎丸等方，落入补益冲任、止血安胎之巢臼，以其不能相体论治，随证选方，获效殊难。仲圣创桂枝茯苓丸，消癥逐瘀，开妊娠逐瘀之先河，遵《素问》有故无殒也。癥下瘀净，其胎自安。

桂枝茯苓丸用于少腹疼痛者最多，不论痛经、闭经、崩漏，抑或今之附件炎、盆腔炎、盆腔包块及人工流产后。凡少腹疼痛拒按，或行走震动腹痛，或持重即腹痛者，多有牵及腰骶疼痛，经行不畅，量少，色黑有块，阵下阵止，血下痛减，及面晦暗不华，目胞泛青，黄褐斑，舌质暗或有瘀斑，脉象沉弦涩等症状。皆可投本方以治。要之，寒凝血瘀始终为的。服后瘀血化，气血和，则腹痛者止，闭经者讯，漏下者净，不妊者孕。

瘀血之治，《素问》有"疏其血气，令气调达""留者攻之""血实者宜决之"之论，何以攻决？首辨虚实，实者宜攻决，虚则补气逐瘀或补血逐瘀，而不宜一味攻决，否则徒伤正也。桂枝茯苓丸温阳气，通血脉，畅经络，善攻决，虽久服正气无伤。临床运用，不可局限于妇科，凡瘀血内结，气血不虚，需攻需决而又较桃仁承气汤证为轻为缓者，如久治不愈之头痛、牙痛、眼底出血、脑中风、脑手术后，冠心病，高血压性心脏病，腰椎间盘突出，坐骨神经痛，前列腺肥大，肝炎胁痛，上半身热、下半身冷等病证，见唇暗舌紫，脉弦涩、腹肌挛急拒按等寒凝血瘀者，本方皆可治之。

【参考】临床使用须据症加减，若口苦、苔黄，脉象滑数，带下稠秽者，加大黄、甘草；少腹不温，口不干不苦，舌淡、脉缓者，加吴萸、附子；经前小腹、乳房、两胁胀痛，喜叹息，脉沉弦者，加柴胡、紫苏；漏下淋漓不止，加大黄、三七；出血日久，脉象细弱者，加党参、黄芪；腹诊少腹有索状物，或 B 超提示有包块者，加三棱、莪术、牡蛎；恶露不下、不净者，加益母草。虽有瘀血去、新血生之说，然仍须补益气血、填充冲任。故瘀净痛止后，归脾丸、六味地黄丸均可应用。

【验案】

癥瘕案：秦某，女，32 岁，1976 年 8 月 9 日就诊。患者月讯尚可，白带较多，经期时有胸胁、乳房胀痛。右下腹疼痛不移，经妇科检查，右侧卵巢囊肿如鸡卵大，诊为卵巢囊肿（右）。查：舌质暗红有瘀点，脉象沉涩。辨证：气化失司，痰瘀互结。诊断：癥瘕（卵巢囊肿）。治则：化气通脉，软坚消积，渗湿活血。处方：桂枝 10g，茯苓 12g，桃仁 10g，红花 12g，益母草 30g，丹参 15g，白术 15g，当归 15g，丹皮 10g，赤芍 15g，白花蛇舌草 18g，制鳖甲 10g，牡蛎 30g，炙甘草

10g，水煎服。9 月 15 日二诊：迭进 20 余剂，白带不多，腹痛悉除，妇科检查卵巢囊物消失，仍予上方加香附 10g，继服 10 剂以善后。

【歌括】《金匮》桂枝茯苓丸，桃仁芍药与牡丹，

等份为末蜜丸服，缓消瘕块胎可安。

大黄䗪虫丸

【出处】《金匮要略》

【组成】大黄（蒸）75g，甘草 90g，黄芩、桃仁、杏仁、水蛭、虻虫、蛴螬各 60g，芍药 120g，干地黄 300g，干漆、䗪虫各 30g。

【用法】上药共为细末，炼蜜为丸，重 3g，每次服 1 丸，温开水送服。亦可作汤剂水煎服，用量按原方比例酌减。

【功用】祛瘀生新。

【主治】五劳虚极，干血内停证。症见形体羸瘦，少腹挛急，腹痛拒按，或按之不减，腹满食少，肌肤甲错，两目无神，目眶暗黑，舌有瘀斑，脉沉涩或弦。

【方论】本方证肌肤粗糙如鳞甲，环目一圈紫黑色者，内有干血，名曰干血痨。君以大黄，从胃络中宣瘀润燥，佐以黄芩清肺卫，杏仁润心营，桃仁补肝虚，生地滋肾燥，干漆性急飞窜，破脾胃关节瘀血，虻虫性升入阳分破血，水蛭性下入阴分逐瘀，蛴螬去两胁下坚血，䗪虫破坚通络行伤，芍药、甘草扶脾胃，解药毒。全方寓补血于祛瘀之中，养血而不留瘀，祛瘀而不伤正；药物取其猛，剂型用其丸，剂量服其微，则猛而不峻，渐消缓散，纯行缓中补虚之功。

【参考】大黄䗪虫丸的对应证候，都是病久迁延不愈，瘀阻滞结而成的慢性复杂病，因血行不畅而生百病，病久而致瘀虚互见。该方除了治疗常规的瘀血见症的病症外，对以下疾病都有很好的疗效。

1. 慢性活动性肝炎：开始用大黄䗪虫大蜜丸 3g，每日服 1 丸，1 周后增为每日 2 次，每次 1 丸，连服 2 个月至 1 年。

2. 重症肝炎：大黄䗪虫大蜜丸 3g，每日 2 次，每次 2 丸即 6g。也可辅助保肝药对症治疗。

3. 肝硬化：大黄䗪虫大蜜丸 3g，每日 2 次，每次 3g。也可配合乌鸡白凤丸及小建中颗粒和香砂六君子服用。

4. 脾肿大：大黄䗪虫大蜜丸 3g，每日 2 次，每次 3g。也可辅助参苓白术散服用以攻补兼使。

5. 慢性胆囊炎：大黄䗪虫大蜜丸 3g，每日 2 次，每次 3g。可辅助胆酸钠片一同治疗。

6. 脑血栓形成：大黄䗪虫大蜜丸 3g，每日 2 次，每次 3g，连服 3 个月。也可辅助华佗再造丸或人参再造丸服用。

7. 慢性粒细胞性白血病：大黄䗪虫大蜜丸 3g，每日 2 次，每次 3g。配合八珍丸或十全大补丸更加有效。

8. 高脂血症：大黄䗪虫大蜜丸 3g，每日 2 次，每次 3g。配合三七粉每日 3g，同服，效果更佳。

9. 真性红细胞增多：大黄䗪虫大蜜丸 3g，每日 2 次，每次 3g。也可配合四物汤或当归丸同服。

10. 骨髓增生综合征：大黄䗪虫大蜜丸 3g，每日 2 次，每次 3g。配合归脾丸同服效果更好。

11. 严重的静脉曲张：大黄䗪虫大蜜丸 3g，每日 2 次，连服 1 个月为一疗程。也可配合三妙丸一同服用。

12. 面部雀斑，黄褐斑：大黄䗪虫大蜜丸 3g，每日 2 次，每次 3g，连服 1~3 个月。最好配合丹栀逍遥丸同服。

13. 子宫肌瘤：大黄䗪虫大蜜丸 3g，每日 2 次，每次 3g。也可配伍桂枝茯苓丸。

14. 冻疮初起或溃疡不长肌：大黄䗪虫大蜜丸 3g，每日 2 次，每次 3g。冻疮初期配合丹参片，中后期溃疡后配合金匮肾气丸同服效佳。

15. 银屑病（牛皮癣）：大黄䗪虫大蜜丸 3g，每日 2 次，每次 3g。或配合首乌丸同服效果很好。

【验案】

大黄䗪虫丸证案：马某，男，56 岁，1960 年 10 月 14 日初诊。患者既往有左下肢静脉曲张史。于 1 周前晨起卒然左腿肿胀疼痛，发热，皮肤有烧灼感，外科诊为"左下肢血栓性静脉炎"。患者为求中医治疗。查皮色潮红，中度浮肿，按无凹陷，大便秘结，小便黄赤，舌质暗，舌尖有瘀点，苔薄黄，脉滑数。处方：大黄 10g，黄芩 6g，土鳖虫 20g，虻虫 10g，蛴螬 10g，桃仁 10g，杏仁 10g，赤芍 12g，当归 20g，忍冬藤 30g，生地 20g，甘草 10g。黄酒与水各半煎服。10 月 18 日二诊：服药 3 剂，左下肢肿痛悉除，大便通，小便亦正常，脉象和缓。予以下瘀血汤以固药效。

【歌括】大黄䗪虫芩芍桃，地黄杏草漆蛴螬，

水蛭虻虫和丸服，去瘀生新干血疗。

第二节　止血剂

止血剂，适用于血液离经妄行而出现的吐血、衄血、咳血、便血、崩漏等各种出血证。常用止血药如侧柏叶、小蓟、槐花，或灶心黄土、艾叶等为主组成方剂。但出血证情颇为复杂，病因有寒、热、虚、实的不同，出血部位有上、下、内、外的区别，病情有缓急的差异。所以止血剂的运用，应随证情而异。止血应治本，在止血的基础上，还要根据出血的原因适当配伍，切勿一味着眼于止血，所以又有"见血休止血"之说，总之必须做到审因论治，才能提高疗效。

十灰散

【出处】《十药神书》

【组成】大蓟、小蓟、荷叶、侧柏叶、茅根、茜根、山栀、大黄、牡丹皮、棕榈皮各等份。

【用法】上药烧炭存性，为末，藕汁或萝卜汁磨京墨适量，调服 9~15g；亦可作汤剂，水煎服，用量按原方比例酌定。

【功用】凉血止血。

【主治】血热妄行之上部出血证。症见呕血、吐血、咯血、嗽血、衄血等，血色鲜红，来势急暴，舌红，脉数。

【方论】本方为一首急救止血方剂。治上部出血诸症乃火热炽盛，气火上冲，损伤血络，离经妄行所致。治宜凉血止血。方中大蓟、小蓟性味甘凉，长于凉血止血，且能祛瘀，是为君药。荷叶、侧柏叶、白茅根、茜根皆能凉血止血；棕榈皮收涩止血，与君药相配，既能增强澄本清源之力，又有塞流止血之功，皆为臣药。血之所以上溢，是由于气盛火旺，故用栀子、大黄清热泻火，挫其鸱张之势，可使邪热从大小便而去，使气火降而助血止，是为佐药；重用凉降涩止之品，恐致留瘀，故以丹皮配大黄凉血祛瘀，使止血而不留瘀，亦为佐药。用法中用藕汁和萝卜汁磨京墨调服，藕汁能清热凉血散瘀、萝卜汁降气清热以助止血、京墨有收涩止血之功，皆属佐药之用。诸药炒炭存性，亦可加强收敛止血之力。全方集凉血、止血、清降、祛瘀诸法于一方，但以凉血止血为主，使血热清，气火降，则出血自止。

【参考】《成方便读》记载："治一切吐血、咯血不止，先用此遏之。夫吐血、咯血，固有阴虚、阳虚之分，虚火、实火之别，学者固当予为体察。而适遇卒然暴起之证，又不得不用急则治标之法，以遏其势。然血之所以暴涌者，姑无论其属虚属实，莫不皆由气火上升所致。丹溪所谓气有余即是火。即不足之证，亦成上实下虚之势。火者南方之色，凡火之胜者，必以水济之，水之色黑，故此方汇集诸凉血、涩血、散血、行血之品，各烧灰存性，使之凉者凉，涩者涩，散者散，行者行，各由本质而化为北方之色，即寓以水胜火之意。用童便调服者，取其咸寒下行，降火甚速，血之上逆者，以下为顺耳。"

【验案】

十灰散证案：姜某，女，38岁，1976年3月12日初诊。患者患多发性直肠息肉，已手术摘除，今因续发而求治。经钡餐透视，消化道呈多发性息肉满布肠壁。纳呆，伴大便带血，舌淡脉弱。处方：大蓟炭10g，小蓟炭10g，荷叶6g，侧柏叶10g，焦栀子10g，茜草炭10g，大黄炭10g，棕皮炭10g，丹皮10g，白茅根20g，当归10g，制白芍10g，熟地黄12g，炒乌梅12g，三七（研冲）3g。水煎服。另予乌梅核桃黑豆丸：乌梅200g，核桃500g，黑豆500g，等份为末蜜丸，每丸10g，重。日3次服。1976年3月25日二诊：经治10余日，纳呆、大便带血已愈。予乌梅五倍汤，以冀消化道息肉消除。处方：乌梅15g，紫参15g，紫草6g，五味子10g，五倍子10g，海浮石10g，夏枯草10g，香附10g，贯众10g，白花蛇舌草15g，半枝莲15g，半边莲15g，生甘草6g，水煎服。1年后，患者欣然相告：经服汤剂60余剂，每日服用乌梅核桃黑豆丸，于近期经钡餐消化道透视，息肉不存，病告痊愈。

【歌括】十灰散用十般灰，柏茜茅荷丹棕随，

　　　　二蓟栀黄皆炒黑，凉降血逆此方推。

槐花散

【出处】《普济本事方》

【组成】槐花（炒）、侧柏叶（杵，焙）各12g，荆芥穗、枳壳（麸炒）各6g。

【用法】上药为细末，每服6g，开水或米汤调下；亦可作汤剂，水煎服，用量按原方比例酌定。

【功用】清肠止血，疏风行气。

【主治】风热湿毒，壅遏肠道，损伤血络证。症见便前出血，或便后出血，或粪中带血，以及痔疮出血，血色鲜红或晦暗，舌红苔黄脉数。

【方论】本方是治疗肠风、脏毒下血的常用方。所治肠风、脏毒皆因风热或湿热邪毒，壅遏肠道血分，损伤脉络，血渗外溢所致。治宜清肠凉血为主，兼以疏风行气。方中槐花苦微寒，善清大肠湿热，凉血止血，为君药。侧柏叶味苦微寒，

清热止血，可增强君药凉血止血之力，为臣药。荆芥穗辛散疏风，微温不燥，炒用入血分而止血；盖大肠气机被风热湿毒所遏，故用枳壳行气宽肠，以达"气调则血调"之目的，共为佐药。诸药合用，既能凉血止血，又能清肠疏风，俟风热、湿热邪毒得清，则便血自止。

【附方】

槐角丸：槐角（去枝梗，炒）500g，地榆、当归（酒浸一宿，焙）、防风（去芦）、黄芩、枳壳（去瓤，麸炒）各250g。用法：上为末，酒糊为丸，如梧桐子大。每服30丸，米饮送下，不拘时候，久服。主治：五种肠风泻血。粪前有血名外痔，粪后有血名内痔，大肠不收名脱肛，谷道四面胬肉如奶，名举痔，头上有乳名瘘；及肠风疮内小虫，里急下脓血。

【歌括】槐花散用治肠风，侧柏芥穗枳壳从，

　　　　　　等份为末米汤下，清肠凉血又疏风。

小蓟饮子

【出处】《济生方》

【组成】生地黄、小蓟、滑石、木通、蒲黄、藕节、淡竹叶、当归、山栀子、甘草各9g。

【用法】作汤剂，水煎服，用量据病证酌情增减。

【功用】凉血止血，利水通淋。

【主治】热结下焦之血淋、尿血。症见尿中带血，小便频数，赤涩热痛，舌红，脉数。

【方论】心主血与小肠相表里，小肠主泌别清浊，心热甚移于小肠，则下焦湿热郁结而湿热搏迫血分，血热外溢而成尿血或血淋。本方以小蓟、生地凉血止血为主药；血溢离经则生瘀血，故辅以当归、藕节、蒲黄活血止血，并能引血归经，炒栀子清三焦郁火而凉血；佐以滑石、竹叶清心利小肠而清利湿热，滑窍通淋；使以木通导心热下行由小便而出，甘草（最好用甘草梢）缓急而止茎中（男子尿道）疼痛。诸药共奏凉血止血、利湿清热、滑窍通淋的之功。止血之中寓以化瘀，使血止而不留瘀；清利之中寓以养阴，使利水而不伤正。

【歌括】小蓟饮子藕蒲黄，木通滑石生地裹，

　　　　　　归草黑栀淡竹叶，血淋热结服之康。

黄土汤

【出处】《金匮要略》

【组成】甘草、干地黄、白术、附子（炮）、阿胶、黄芩各9g，灶中黄土120g。

【用法】先将灶心土水煎取汤，再煎余药。

【功用】温阳健脾，养血止血。

【主治】脾虚阳衰证。症见大便下血，或吐血，衄血，妇人崩漏，血色暗淡，四肢不温，面色萎黄，舌淡苔白，脉沉细无力者。

【方论】本方出自《金匮要略》，治各种原因导致的肠道出血，或者上消化道出血。黄土汤的君药是黄土，又称伏龙肝，黄土经过灶心千万次煅烧之后，实际上已是百草霜和黄土的混合物，黄土具有很强的补脾胃的作用，百草霜是治疗各种出血的王药，两者合体，是治疗肠道脾胃虚弱导致的各种出血的良药。《金匮玉函经二注》记载曰："欲崇土以求类，莫如黄土，黄者，土之正色，更以火烧之，火乃土之母，其得母燥而不湿，血就温化，则所积者消，所溢者止。"地黄、阿胶有补血止血作用，外溢之血可止，已损之血可补。三药同用，能呈止血功效。阳气虚寒而呈失血，如果只用止血药塞流，不从澄本清源着手，虽用止血药亦无济于事，唯有温阳健脾与止血同施，标本并图，收效始捷。故用白术、甘草益气健脾，附子温助阳气以恢复阳气统摄之权，虽然本身并无止血作用，却能收到止血效果。肝为藏血之脏，肝不藏血常是出血机制之一，此方所治诚然是以脾肾阳虚不能统摄温阳为其主要原因。但肝不藏血的机制亦同时存在。故于温阳止血方中配伍黄芩清肝止血。体现以温阳摄血为主，清肝止血为佐的配伍形式，有相反相成之妙。此方配伍一味苦寒的黄芩，历代诸家多从诸药过于温燥，反佐本品以制约诸药作解。果如是，理中汤、甘草干姜汤亦能止血，何以不用凉药反佐？今人用附子理中汤止血亦不嫌其温燥又当何解释？可见本方配伍黄芩之意不是制约诸药，通过黄芩清肝、调理肝的功能而使血不妄行，才是选用黄芩的本意。

【参考】现代常用于治疗食管静脉曲张出血、上消化道出血、鼻衄、内痔便血、崩漏、先兆流产、血小板减少性紫癜、尿血、溃疡性结肠炎、自汗、遗尿等。如见形寒怯冷者，去黄芩，加干姜；舌苔黄厚者，去附子，加黄连；气虚者，加党参；心悸者，加枣仁、桂圆肉；胃纳差者，阿胶用蛤粉炒；出血量多者，加白及、三七等。

【歌括】黄土汤中生地黄，芩草阿胶术附裹，

下血便血功独擅，吐衄崩中亦可尝。

胶艾汤

【出处】《金匮要略》

【组成】当归10g，川芎6g，白芍12g，生地黄15g，阿胶6g，甘草6g，艾叶

10g。

【用法】水酒各半，煎服。

【功用】补血止血，调经安胎。

【主治】妇女冲任虚损。症见崩中漏下，月经过多，淋漓不止，或妊娠下血，胎动不安，或产后下血不绝，舌质淡，苔白，脉沉细或细弱。

【方论】妇科出血，不外几种情况：一是经水过多或淋漓不止。二是小产（包括人流、引产、生产）后恶露不绝。三是妊娠胎漏。四是负重，跌伤，惊恐，行房出血。五是癥积（包括良性、恶性肿瘤）出血。以上之出血皆谓崩漏，临床证型有虚有实，虚者，心脾气虚，不能统血；冲任损伤，难以摄约也；实者，肝郁失藏，气滞血瘀，痰湿阻滞，致经血不得归经也。本方适宜于气血虚弱、冲任损伤之崩漏、胎漏、各种虚寒夹瘀之出血，及痛经、经闭。方中四物汤，先贤谓："治妇人经病，或先或后，或多或少，疼痛不一，腰足腹中痛，或崩中漏下，或半产恶露多，或停留不出；妊娠腹痛，下血胎不安，产后块不散，或亡血过多，服之如神。"徐忠可谓："养血补血莫出其右。"复加阿胶滋阴止血，艾叶温经止血，甘草和中，清酒为引，导血归经，共奏补血益阴，调经安胎之功。全方养血活血、暖宫散寒、调经止血、缓痛安胎，标本兼顾，方证合拍。

【参考】口苦，脉数者，加黄芩、地榆；气虚者，加人参、黄芪；日久不止者，加海螵蛸、茜草、大黄。

【验案】

芎归胶艾汤证案：杨某，女，21岁，1976年3月4日就诊。患者19岁月经来潮时即鼻衄，曾因出血过多而晕倒。此后每值月经来时即鼻衄，至今未愈。经来量少，月经常不按期。查面色萎黄无华，两颧及唇周均有色素沉着。舌淡无苔，六脉沉涩。证属肝肾亏虚，冲任失濡，阴亏于下，冲脉之气浮越于上而致倒经。治宜养肝肾，调冲任，益血降冲。师芎归胶艾汤意化裁。处方：当归15g，阿胶（烊化）10g，艾叶10g，白芍10g，川芎10g，生地30g，血余炭10g，小蓟炭10g，怀牛膝10g，丹皮10g，旱莲草30g，女贞子30g，陈皮10g，焦栀子10g，甘草10g，大枣3枚为引。水煎服。服上方15剂，经治当月，经行未见鼻衄。嘱当归丸平时服，经前1周服药7剂。经调治3个月，病未见复发。

【化裁】

1. 大胶艾汤：加干姜。治从高坠下，损伤五脏，微者唾血，甚者吐血之证。

2. 当归汤：本方加人参。治妊娠因惊而胎动不安者。

3. 丁香胶艾汤：本方去甘草，加丁香。治崩漏不止，其证自觉脐下如冰，求厚衣被以御其寒，白带多，间有如屋漏水下者。

4.**奇效四物汤**：本方去甘草，加黄芩。治阴血不足，阳邪有余，阴虚阳搏的崩证。

【**歌括**】胶艾汤中四物先，更加炙草一同煎，

暖宫养血血行缓，胎漏崩中自可痊。

第十四章　治风剂

凡以辛散祛风或息风止痉药为主组成，具有疏散外风或平息内风作用，用于治疗风病的方剂，统称治风剂。

第一节　疏散外风剂

疏散外风剂，适用于外风所致风邪外袭，侵入肌肉、经络、筋骨、关节等处而设。常用辛散祛风的药物，如羌活、独活、防风、川芎、白芷、荆芥、白附子等为主组成方剂。

大秦艽汤

【出处】《素问病机气宜保命集》

【组成】秦艽 90g，甘草 60g，川芎 60g，当归 60g，白芍药 60g，细辛 15g，川羌活、防风、黄芩各 30g，石膏 60g，白芷 30g，白术 30g，生地黄 30g，熟地黄 30g，白茯苓 30g，川独活 60g。

【用法】作汤剂水煎服，用量按原方比例酌减。

【功用】祛风清热，养血活血。

【主治】风邪初中经络。症见口眼歪斜，舌强不能言语，手足不能运动；或兼恶寒发热，肢节疼痛，苔白或黄，脉浮紧或弦细。

【方论】中风有真中与类中之别，有中经络与中脏腑之异。本方为"六经中风轻者之通剂"，适用于风邪初中，在经在络，尚未深入脏腑者。由于正气先虚，络脉空虚，卫不固外，风邪乘虚入中经络，致气血痹阻，络脉不通。血弱不能养筋，筋脉失于荣养，故见口眼歪斜、语言不利、手足不能运动等症，风邪外袭，正邪相争，营卫不和，则见恶寒发热，肢节疼痛；风邪郁而化热，故见苔黄，脉浮弦为风邪初中之征，脉弦细则为兼有营血不足之象。治宜祛风通络为主，配合养血活血益气、清泄里热之法，秦艽为风中之润剂，祛风清热，通经活络，为主药。羌活、独活、防风、白芷、细辛均为辛温行散之品，能祛风散邪，搜风通络，俱为辅药。其中羌活主散太阳之风，白芷主散阳明之风；防风为诸风药之军卒，随风所引而无处不到，独活祛风止痛，善治下部之痹，与羌活善治上部之痹，相得益彰；细辛芳香最烈，内能宣络脉而疏百节，外可行孔窍而透肌肤。五药相合，加强秦艽散风之力。然言语和手足运动的障碍，与血虚不能荣养筋脉有关，风邪浸淫血脉，易于损伤阴血，而血虚生燥，更使筋脉失于濡养，且方中诸多风药，性温燥，易伤津血，故佐以当归、川芎、白芍、熟地养血柔筋，使祛风而不伤血，即所谓"疏风必先养血"，寓养血于疏风之内，以济风药之燥，且川芎与当归相伍，可以活血通络，使"血活则风散而舌本柔矣"，深合"治风先治血，血行风自灭"之旨。而脾胃为气血生化之源，故用白术、茯苓益气健脾以化生气血，且使风邪去而正不受伤，寓有扶正御风之意；风邪外中经络，郁而化热，故配生地、石膏、黄芩清泄郁热，并可制诸风药辛温行散之太过，以上均为佐药。甘草调和诸药为使。全方各药相合，共奏祛风清热、养血通络之效。

【参考】颜面神经麻痹，以及脑血管痉挛、脑血栓形成而致的语言謇涩、半身不遂等均可加减应用。风湿热痹亦可斟酌加减用之。

【歌括】大秦艽汤羌独防，芎芷辛芩二地黄，

　　　　石膏归芍苓甘术，风邪散见可通尝。

消风散

【出处】《外科正宗》

【组成】当归、生地、防风、蝉蜕、知母、苦参、胡麻仁、荆芥、苍术、牛蒡子、石膏各 6g，甘草、木通各 3g。

【用法】水煎服。

【功用】疏风除湿，清热养血。

【主治】风疹、湿疹。症见皮肤瘙痒，疹出色红，或遍身云片斑点，抓破后渗出津水，苔白或黄，脉浮数。

【方论】本方所治之风疹、湿疹，是由风湿或风热之邪侵袭人体，浸淫血脉，内不得疏泄，外不得透达，郁于肌肤腠理之间所致，故见皮肤瘙痒不绝、疹出色红，或抓破后津水流溢等。治宜疏风为主，佐以清热除湿之法。古人云："痒自风来，止痒必先疏风。"故方中用荆芥、防风、牛蒡子、蝉蜕开泄腠理，疏风透表止痒，且荆芥又善祛血中之风，共为君药。苍术祛风燥湿；苦参清热燥湿；木通渗利湿热，是为湿邪而设，以除湿止痒；石膏、知母清热泻火除烦，是为热邪而用，共为臣药。又因"治风先治血，血行风自灭"，故用当归、生地、胡麻仁养血活血，滋阴润燥，以防风药之燥性，共为佐药。甘草清热解毒，调和诸药，为使药。诸

药合用，外疏内清下渗，分消风热湿邪；活血治风，邪正兼顾。

【参考】若风热偏盛而见身热、口渴者，宜重用石膏，加银花、连翘以疏风清热解毒；湿热偏盛而兼胸脘痞满，舌苔黄腻者，加地肤子、车前子以清热利湿；血分热重，皮疹红赤，烦热，舌红或绛者，宜重用生地，或加赤芍、紫草以清热凉血。

现代常用本方治疗荨麻疹、过敏性皮炎、稻田性皮炎、药物性皮炎、神经性皮炎、扁平疣、疥疮等证之风热或风湿者。

【验案】

1.加味天王补心丹证案：张某，女，19 岁，1965 年 10 月 13 日就诊。主诉：半年前，于颈后两侧皮肤瘙痒，继而出现粟粒至绿豆大小丘疹，顶部扁平，呈圆形或三角形，散在分布，丘疹逐日增多，密集融合成片。搔抓后皮肤逐渐肥厚，形成苔藓样变。众医均以神经性皮炎治之，然收效甚微，观全身皮肤干燥，皮损处皮厚粗糙，脱屑，苔藓样变，瘙痒，伴眩晕，神情抑郁，心烦少寐，大便干结，舌红少苔，脉细而数。证属心营失调，血虚风燥之证。治宜益心营，养心血，滋阴清燥。予天王补心丹合加味消风散易汤治之。处方：生地 30g，党参 12g，丹参 20g，玄参 15g，茯苓 15g，五味子 10g，远志 10g，桔梗 10g，当归 10g，天门冬 10g，麦冬 10g，柏子仁 15g，酸枣仁 15g，赤芍 12g，川芎 10g，荆芥 12g，苦参 15g，苍耳子 10g，地肤子 15g，连翘 12g，白鲜皮 12g，丹皮 10g，红花 10g，甘草 10g。水煎服。外敷樟冰散：冰片 10g，樟脑 10g。每次各取少许，摊于柳条膏上，敷于皮损融片患处。10 月 21 日二诊：内服、外治 1 周，皮损明显好转，予以原方继用。11 月 6 日三诊：续治 2 周，病臻痊可，予以原方去加味消风散，唯取天王补心丹易汤调之。

2.加味消风散证案：战某，女，21 岁，1973 年 9 月 3 日就诊。3 个月前头发间出现棕红色丘疹，上覆银白色鳞屑，刮去鳞屑可见点状出血点，继而部分丘疹发展成大小不等的斑块，皮疹边缘清楚。近 1 个月皮疹、斑块遍及全身。经西药治疗，未能痊可，故求中医治疗。查见皮损遍及全身，头部尤重。皮损泛发潮红，点状出血明显，瘙痒剧，鳞屑多，患者心烦易怒，大便干，小便黄，舌质红苔黄，脉弦微数。证属风邪客于肌肤，郁久化热致血燥不能泽肤，进一步致皮损。治宜清热解毒，滋阴燥湿，凉血活血。予加味消风散调之。处方：当归 15g，赤芍 20g，川芎 10g，荆芥 10g，防风 10g，苦参 30g，苍耳子 15g，地肤子 20g，连翘 12g，白鲜皮 15g，丹皮 10g，红花 10g，甘草 10g。水煎服。9 月 9 日二诊：服药 5 剂，病情稳定，无新的皮损出现，红斑减轻，瘙痒不甚。原方加紫草 10g、鬼针草 15g、蝉蜕 6g，续服。9 月 26 日三诊：续服中药 15 剂，丘疹消失，红斑隐退，唯头部皮肤隐见皲裂。为防复发，患者要求续治。中药煎剂水浴：赤芍 12g，当归 15g，丹参 20g，丹皮 15g，红花 10g，苦参 30g，金银花 15g，连翘 15g，白鲜皮 15g，鬼针草 30g，苍耳子 30g。天王补心丹每次 1 丸，每日 2 次。

3. 加味消风散证案：崔某，男，39 岁，1974 年 7 月 3 日就诊。入夏去田间劳作，时值天气闷热，又恐下雨，又想劳作，遂心烦，继而全身皮肤瘙痒，出现风团，遂停止劳作急回家。时一阵凉风，大雨作，顿感心清，瘙痒亦缓。其后则遇热病剧，得冷症减，于是就医。因候诊心急，遂发瘾疹瘙痒。查风团色红，皮损于全身，风团大至巴掌，略高于周围皮肤，大小形态不一，小如芝麻粒，呈散发性，部分融合成环状、地图状。伴心烦，口渴，咽部不适。舌苔薄黄，脉浮数。证属血热风燥，营卫失和，风热与气血相搏于肌肤而致。宜疏风清热，和营凉血。予加味消风散调之。处方：浮萍 12g，大青叶 12g，蒲公英 12g，荆芥 10g，防风 10g，独活 10g，地肤子 10g，白蒺藜 10g，金银花 12g，当归 12g，川芎 10g，生地黄 12g，赤芍 10g，苦参 10g，苍术 10g，陈皮 10g，蝉蜕 6g，甘草 3g。水煎服。7 月 9 日二诊：服药 4 剂，心烦、口渴悉除，瘾疹偶发 1 次。守方继服。7 月 13 日三诊：续服 4 剂，诸症悉除，瘾疹未发。予以天王补心丹，早晚服。

【歌括】消风散中用荆防，蝉蜕胡麻苦参苍。

　　　　归地知高蒡通草，风疹湿疹服之康。

川芎茶调散

【出处】《太平惠民和剂局方》

【组成】川芎、荆芥（去梗）各 120g，白芷、羌活、甘草各 60g，细辛 30g，防风（去芦）45g，薄荷（不见火）240g。

【用法】上为细末，每服 6g，食后，清茶调下。

【功用】疏风止痛。

【主治】丈夫、妇人诸风上攻，头目昏重，偏正头疼，鼻塞声重；伤风壮热，肢体烦疼，肌肉蠕动，膈热痰盛，妇人血风攻注，太阳穴疼，但是感风气，悉皆治之。

【方论】本方证乃因风寒侵袭，经气郁滞所致。头为诸阳之会，风寒侵袭，上犯于头，阻遏清阳，郁滞经脉，则头痛，或偏正头痛，或颠顶头痛；风寒侵袭，营卫受邪，正邪斗争，则发热恶寒；风寒郁遏清阳，则头晕目眩；寒不伤津，则口淡不渴；舌淡，苔薄白，脉浮，皆为风寒侵袭之征。治当疏风止痛。汪昂曰："羌活治太阳头痛；白芷治阳明头痛；川芎治少阳头痛；细辛治少阴头痛；防风为风药卒徒，皆能解表散寒，以风热在上，宜于升散也。头痛必用风药者，以颠顶

之上惟风药可到也。薄荷、荆芥并能消散风热，清利头目，故以为君，同诸药上行，以升清阳而散郁火。加甘草者，以缓中也。用茶调者，茶能上清头目也。"本方的服法是饭后用清茶调服。其因：一是本方药多为风药，辛温升散，清茶苦凉，能清上降下，既能清利头目，又制风药过于温燥与升散，使升有降。二是本方药物大部分含有挥发成分，入煎剂时，易失去有效成分，使药效降低，故用清茶调服，以保护挥发性成分不致丢失。现临床多将此方制成袋泡茶剂，以保护挥发性成分不致丢失，且浸出率高、简便易用。

【附方】

1. **菊花茶调散**：菊花、川芎、羌活、荆芥、白芷、甘草各60g，细辛30g，防风45g，薄荷、僵蚕、蝉蜕各15g。上为细末，每服6g，食后用葱、茶清调服。功用：散寒止痛，兼清郁热。主治：风寒夹热头痛证。症见偏正头痛，或颠顶头痛，头晕目眩。

2. **苍耳子散**：苍耳子7.5g，辛夷15g，白芷30g，薄荷2g。为末，每服6g，冲服。功用：祛风散寒通窍。主治：风寒犯鼻头痛证。症见发热，恶寒，前额疼痛，鼻塞不通，无汗，口不渴，苔薄白，脉浮。

川芎茶调散、菊花茶调散与苍耳子散均能治疗头痛，川芎茶调散是治疗风寒头痛证的代表方，菊花茶调散是以川芎茶调散为基础方，再加菊花、蝉蜕、僵蚕而成，从组成分析功用则是散寒止痛，兼清郁热，用于治疗风寒夹热头痛证；苍耳子散中苍耳子、辛夷与白芷、薄荷配伍，功用以辛温通窍为主，用于治疗风寒犯鼻头痛证。

【歌括】 川芎茶调散荆防，辛芷薄荷甘草羌，
目昏鼻塞风攻上，偏正头痛悉能康。

牵正散

【出处】《杨氏家藏方》

【组成】白附子、白僵蚕、全蝎去毒，各等份，并生用。

【用法】共为细末，每次服3g，日服2~3次，温酒送服；亦可作汤剂，用量按原方比例酌定。

【功用】祛风化痰，通络止痉。

【主治】风中头面经络。症见口眼㖞斜，或面肌抽动，舌淡红，苔白。

【方论】本方是治疗面神经麻痹的基础方。本方证为风痰阻于头面经络所致，《诸病源候论》记载："风邪入于足阳明、手太阳之经，遇寒则筋急引颊，故使口眼㖞僻，言语不正，而目不能平视。"足阳明之脉挟口环唇，足太阳之脉起于目内

眦。阳明内蓄痰浊，太阳外中于风，风痰阻于头面经络，则经遂不利，筋肉失养，故不用而缓。无邪之处，气血尚能运行，筋肉相对而急，缓者为急者牵引，故口眼㖞斜，此即"邪气反缓，正气即急，正气引邪，㖞僻不遂。"方用白附子、白僵蚕祛风痰、解痉挛；佐以全蝎祛风止搐，用热酒调服，可引三药直达头面受病之处。若风邪上攻兼见头痛恶寒者，可加荆芥、防风、白芷，若风痰阻络较甚，兼见面部肌肉掣动者，可加蜈蚣、地龙、天麻等。

【附方】

止痉散：全蝎、蜈蚣各等份。上研细末，每服 1~1.5g，温开水送服，每日 2~4次。功用：祛风止痉，通络止痛。主治：痉厥，四肢抽搐等。对顽固性头痛、偏头痛、关节痛亦有较好的疗效。

【验案】

柴胡牵正汤证案：张某，男，46 岁，1958 年 10 月 20 日初诊。患者主诉今年七月间，到地里干活，下午觉着嘴麻木，回家则发现嘴歪了。曾到烟台地区医院治疗 1 个多月，未见效，后又经当地医生治疗，也未见好转，已有 3 个月余。患者左眼裂明显增大，鼻唇沟消失，鼓腮漏气，左眼闭合不及半，现嘴角右歪，额纹消失，目淌泪水，舌红，苔黄，脉弦。予以柴胡牵正汤治之。处方：柴胡 30g，黄芩 30g，荆芥 30g，防风 30g，白附子 20g，僵蚕 20g，全蝎 20g，天麻 20g，甘草 12g。黄酒 1 斤，水 1 斤，共煎至半斤，去渣分 4 次早、晚温服。10 月 26 日二诊：连服 4 剂，病去百分之八十。不说话不见嘴歪。仍予原方加黄芪 60g、红参 10g，水煎服。10 月 30 日三诊：患者告之续服 4 剂，已病愈。

【化裁】

加味牵正散：本方加蜈蚣 8 条，钩藤 6g，白芷 6g。为末，防风汤送服，2 日服完。治证同前。

【歌括】　牵正散治口眼偏，白附僵蚕全蝎研，

　　　　　　每服三克热酒下，络中风痰此刻蠲。

玉真散

【出处】《外科正宗》

【组成】生白附子、生天南星、天麻、白芷、防风、羌活各等份。

【用法】亦可作汤剂，用量按原比例酌定。

【功用】祛风化痰，定搐止痉。

【主治】破伤风。症见牙关紧急，口撮唇紧，身体强直，角弓反张，甚则咬牙缩舌，脉弦紧。

【方论】本方是由《普济本事方》玉真散衍化而来，原方仅南星、防风两味，主治破伤风。《外科正宗》又加入白附子、羌活、白芷、天麻，其祛风化痰解痉之效优于前者。方中以白附子、天南星为君，两者辛温，均善祛风化痰，定搐止痉，为治破伤风之要药。羌活、白芷、防风辛散疏风，其中羌活、防风可散太阳之风，白芷散阳明之风，合而用之，共助君药疏散经络中之风邪，为臣药。天麻息风止痉，既助白附子、天南星祛风止痉之力，又兼顾外风引动内风之病机，是为佐药。热酒与童便善通经络，行气血，为引经之使药。综观全方用药，以疏散为主，祛风之力较强，用于破伤风，有风散搐定之功。

【附方】

五虎追风散：蝉蜕30g，天南星6g，明天麻6g，全蝎（带尾）30g，僵蚕（炒）20g。为末，每服5g，酒冲朱砂1.5g，每服后五心汗出即有效。但不论出汗与否，应于第二日再服，每日1剂，连服3日。功用：祛风解痉止痛。主治：风中经络之破伤风，症见牙关紧急、手足抽搐、角弓反张等。

【验案】

加味玉真散证案：董某，男，15岁，1974年12月6日就诊。患者于七八天前，在劳动中被铁锨碰伤左上唇部皮肤。近4天来，张口困难，咀嚼无力，吞咽不便，肌肉痉挛，抽搐频作，颈项僵硬，角弓反张，呈苦笑面。抽风进行性加重，间歇性发作，神志清晰，心肺听诊正常，腹部平坦较软，无压痛，未扪及包块，体温37.1℃，血压128/80mmHg。门诊以破伤风收入院。即日予以西药精制破伤风抗毒素、抗生素治疗，并请公会诊。查：舌质淡红苔薄白，脉象弱。证属风痰阻络，发为痉证。治宜疏风化痰，解痉定搐。予加味玉真散易汤化裁。处方：胆星10g，防风10g，白附子10g，全蝎10g，蜈蚣3条，僵蚕10g，朱砂（研冲）2g，琥珀10g，蝉蜕6g，薄荷4.5g，甘草15g。水煎服。12月17日二诊：迭进中药11剂及西药治疗，诸症悉除，停用西药，续服中药。12月25日，患者以痊愈出院。

【歌括】玉真散治破伤风，牙关紧闭体角弓。

天麻星附羌防芷，祛风止痉有奇功。

小活络丹

【出处】《太平惠民和剂局方》

【组成】天南星、制川乌、制草乌、地龙各180g，乳香（制）65g，没药（制）65g。

【用法】上药研细末，加炼蜜制成大蜜丸，每丸重3g，每次1丸，每日2次，空腹时用陈酒或温开水送服；亦可作汤剂，用量按原方比例酌减，川乌、草乌先煎 30 分钟。

【功用】祛风除湿，化痰通络，活血止痛。

【主治】①风寒湿痹证。症见肢体筋脉疼痛，麻木拘挛，关节屈伸不利，疼痛游走不定，舌淡紫，苔白，脉沉弦或涩。②中风。症见手足不仁，日久不愈，腰腿沉重，或腿臂间作痛。

【方论】本方证乃风寒湿邪与瘀血痰浊阻滞经络所致。风寒湿邪侵入经络，日久不愈，气血不得宣通，营卫不畅，津凝为痰，血停为瘀，经络痹阻，故见肢体筋脉疼痛、麻木拘挛、关节屈伸不利；疼痛游走不定，为风邪偏盛之征；舌淡紫，苔白，脉沉弦或涩，为风寒湿邪与痰瘀交阻之佐证。能治中风，手足不仁，日久不愈，腰腿沉重，或腿臂间作痛者，盖因其亦为湿痰死血阻滞经络也。方中制川乌、制草乌辛热峻烈，善祛风散寒，除湿通痹，止痛力宏，故用以为君。天南星辛温燥烈，祛风散寒，燥湿化痰，能除经络之风湿顽痰而通络，为臣药。乳香、没药行气活血止痛，以化经络中之瘀血；地龙善行走窜，功专通经活络，共为佐药。诸药合用，相辅相成，使经络之风寒湿得除，痰瘀得去，则经络通畅而诸症自解，故以"活络"名之。

【歌括】小活络丹用胆星，二乌乳没地龙并，

　　　　中风手足皆麻木，痰湿死血闭于经。

第二节　平息内风剂

平息内风剂，适用于内风病证。内风即《素问·至真要大论》中所说"诸风掉眩，皆属于肝"，以及"风从内生"之类。其发病机制和临床表现，亦各有不同。如阳邪亢盛，热极动风常见高热不退，神志昏迷，四肢抽搐等症；肝阳偏亢，肝风内动，常见眩晕，头部热痛，面色如醉，甚则猝然昏倒，口角歪斜，半身不遂等症。这类风病，属于内风之实证，治宜平肝息风。常用平肝息风药为主，如羚羊角、钩藤、石决明、天麻、菊花、牡蛎、白蒺藜等，配伍清热、化痰、养血之品组成方剂。

羚角钩藤汤

【出处】《通俗伤寒论》

【组成】羚羊角片（先煎）4.5g，霜桑叶 6g，京川贝（去心）12g，鲜生地 15g，双钩藤（后入）9g，滁菊花 9g，茯神木 9g，生白芍 9g，生甘草 2.4g，淡竹

茹 15g。

【用法】水煎服。

【功用】凉肝息风，增液舒筋。

【主治】热盛动风证。症见高热不退，烦闷躁扰，手足抽搐，发为痉厥，甚则神昏，舌绛而干，或舌焦起刺，脉弦而数；以及肝热风阳上逆，头晕胀痛，耳鸣心悸，面红如醉，或手足躁扰，甚则瘛疭，舌红，脉弦数。

【方论】本方主治热盛动风、肝风内动，何秀山喻之为"凉肝息风、增液舒筋之良方"。方中以羚羊角、钩藤清热凉肝、息风止痉，为主药；桑叶、菊花协助主药以清热息风，为辅药；风火相煽，最易耗伤阴液，故用白芍、生地黄、甘草养阴增液以柔肝命筋；邪热亢盛，易灼津为痰，故用贝母、竹茹清热化痰；热扰心神，又以茯神以宁以安神，均为佐药；其中甘草又能调和诸药，兼以为使，诸药合用，共成平肝息风、清热止痉之剂。羚羊角可改用山羊角或珍珠母代替，用量宜加大。

【参考】本方证以舌绛而干，高热抽搐，脉弦数为辨证要点。常用于治疗乙型脑炎、高热痉厥、原发性高血压、高血压脑病、产后惊风、妊娠子痫等。如见抽搐频繁，加全蝎、蜈蚣、僵蚕；高热烦渴者，加知母、石膏；腑实便秘者，加芒硝、大黄；邪热内闭，神志昏迷者，加用紫雪丹、安宫牛黄丸；高热不退，津伤较甚者，加麦冬、玄参、石斛、阿胶；痰多昏睡者，加郁金、菖蒲、天竺黄；原发性高血压头昏目眩属阴虚阳亢者，加怀牛膝、白蒺藜。

【附方】

钩藤饮：由钩藤、羚羊角、人参、全蝎、天麻、炙甘草组成。功能清热祛风，益气解痉。主治小儿天钓（小儿惊风的一种），症见手足抽搐、牙关紧闭、惊悸壮热、头目仰视等。

【歌括】羚羊钩藤茯菊桑，贝草竹茹芍地黄，
　　　　阳邪亢盛成痉厥，肝风内动急煎尝。

镇肝息风汤

【出处】《医学衷中参西录》

【组成】怀牛膝、生赭石（轧细）各30g，生龙骨（捣碎）、生牡蛎（捣碎）、生龟甲（捣碎）、生杭芍、玄参、天冬各15g，川楝子（捣碎）、生麦芽、茵陈各6g，甘草4.5g。

【用法】水煎服。

【功用】镇肝息风，滋阴潜阳。

【主治】类中风。症见头目眩晕，目胀耳鸣，脑部热痛，面色如醉，心中烦热，或时常噫气，或肢体渐觉不利，口眼渐形㖞斜；甚或眩晕颠仆，昏不知人，移时始醒，或醒后不能复元，脉弦长有力。

【方论】本方所治之类中风，张氏称之为内中风。方中重用牛膝引血下行，此为治标之主药。而复深究病之本源，用龙骨、牡蛎、龟甲、芍药以镇肝息风；赭石以降胃、降冲；玄参、天门冬以清肺气，肺中清肃之气下行，自然镇制肝木。至其脉之两尺虚者，当系肾脏真阴虚损，不能与真阳相维系。其真阳脱而上奔，并挟气血以上冲脑部，故又加熟地、萸肉以补肾敛肾。张氏从前所拟之方，原只此数味。后因用此方效者固多，问有初次将药服下，转觉气血上攻而病加剧者，于斯加生麦芽、茵陈、川楝子即无斯弊。盖肝为将军之官，其性刚果。若但用药强制，或转激发起反动之力。茵陈为青蒿之嫩者，得初春少阳生发之气，与肝木同气相求，泻肝热兼疏肝郁，实能将顺肝木之性。麦芽为谷之萌芽，生用之亦善将顺肝木之性使不抑郁。川楝子善引肝气下达，又能折其反动之力。方中加此三味，而后用此方者，自无他虞也。心中热甚者，当有外感，伏气化热，故加石膏。有痰者，恐痰阻气化之升降，故加胆南星也。

【参考】心中热甚者，加生石膏 30g；痰多者，加胆南星 6g；尺脉重按虚者，加熟地黄 24g、净萸肉 15g；大便不实者，去龟甲、赭石，加赤石脂 30g。

【附方】

建瓴汤：生怀山药 30g，怀牛膝 30g，生赭石 24g，生龙骨 18g，生牡蛎 18g，生怀地黄 18g，生杭芍 12g，柏子仁 12g。磨取铁锈浓水，煎上药服。方中赭石必一面点点有凸，一面点点有凹，生轧细用之方效。大便不实者去赭石，加建莲子（去心）9g；畏凉者，以熟地易生地。主治：肝阳上亢，症见头目眩晕、耳鸣目胀、心悸健忘、烦躁不宁、舌强言语不利、口眼歪斜、半身麻木不遂、脉弦长而硬。

【验案】

镇肝息风汤证案：倪某，女，62 岁，1951 年 12 月 6 日就诊。既往有高血压病及便秘史，早饭后，因与人发生口角，情绪激动，回家后遂诉说头剧痛，眩晕甚，随后见恶心呕吐，继而右侧肢体痿而偏废，神识尚清，舌难言，急来院就诊。查：血压 160/100mmHg。右侧上、下肢活动不灵，心烦，口难言，尚可理解别人语言，面赤唇红，舌绛苔少，脉弦细而数。辨证为肝肾之阴亏虚，肝阳上亢，脉络瘀阻而致中风。治宜滋阴潜阳，镇肝息风。师镇肝息风汤意化裁。处方：怀牛膝 30g，生赭石（先煎）30g，生龙骨（先煎）15g，生牡蛎（先煎）15g，生龟甲（先煎）15g，生白芍 15g，元参 15g，天冬 15g，川楝子 6g，青蒿 6g，阿胶（烊化）10g，生地 10g，甘草 6g。水煎服。12 月 9 日二诊：服药 3 剂，血压正常，可言语，然吐字不清晰，头痛、眩晕等症若失，由家人扶持，可下地行走，脉仍弦。原方加天麻 10g、女贞子 15g、旱莲草 15g，水煎服。12 月 12 日三诊：续服 3 剂，诸症豁然。予以《中医内科杂病证治新义》之加减羚羊角散续治。处方：羚羊角 6g，天麻 10g，钩藤 10g，龙胆草 6g，桑寄生 10g，川牛膝 6g，鸡血藤 10g，僵蚕 6g，全蝎 5 个，蜈蚣 1 条。共为细末，每次 10g，白水冲服，日 3 次。

【歌括】镇肝息风芍天冬，玄参龟甲赭茵共，

　　　　龙牡麦芽甘膝楝，肝阳上亢奏奇功。

天麻钩藤饮

【出处】《中医内科杂病证治新义》

【组成】天麻 9g，川牛膝、钩藤各 12g，石决明 18g，山栀、杜仲、黄芩、益母草、桑寄生、夜交藤、朱茯神各 9g。

【用法】水煎服。

【功用】平肝息风，清热活血，补益肝肾。

【主治】肝阳偏亢，肝风上扰证。症见头痛，眩晕，失眠多梦，或口苦面红，舌红苔黄，脉弦或数。

【方论】本方诞生于 20 世纪 50 年代，为高血压头痛而设。在制方中，一方面以中医理论为指导，认为高血压头痛多为肝火厥逆、上攻头脑所致。故在选药上，多以平肝息风药天麻、钩藤与清肝降火药黄芩、栀子相伍。另一方面，将方中所选的中药与现代药理作用相结合，方中之黄芩、杜仲、益母草、桑寄生等均有降压作用，且西医在治疗高血压的过程中，常用利尿剂和扩血管药物，方中之牛膝、益母草均有良好的扩血管及利尿作用，提高了方剂配伍的针对性、有效性，融合中、西医理论组成本方。方中天麻平肝息风止眩；钩藤清肝息风定眩，共为君药。石决明长于平肝潜阳，清热明目，助君平肝息风；川牛膝活血利水，引血下行，直折亢阳，共为臣药。益母草活血利水，与牛膝配伍以平降肝阳；栀子、黄芩清肝降火，以折其亢阳；杜仲、桑寄生补益肝肾，以治其本；夜交藤、朱茯神宁心安神，为佐药。诸药合用，标本兼顾，以平肝息风治标为主，兼以补益肝肾，清热安神。

【验案】

天麻钩藤饮证案：赵某，男，52 岁，1974 年 6 月 15 日就诊。患者症见头旋目眩，耳鸣，胸闷气短，烦热心悸，腰膝酸软，大便干，小便黄。查：舌紫暗尖红，苔薄白，双寸脉弱，左关弦。血压 200/115mmHg。X 线胸透示：主动脉迂曲延伸。心电图示：窦性心律，心肌劳损。证属阴虚阳亢，心营不足而致眩晕。治

宜育阴潜阳，活血通络。予天麻钩藤饮加味。处方：天麻 10g，钩藤 10g，代赭石 15g，石决明 15g，黄芩 10g，益母草 15g，焦栀子 10g，香豉 10g，当归 15g，白芍 12g，桃仁、桃红各 10g，葛根 12g，茯苓 12g，桑椹子 30g，川牛膝 12g，夜交藤 30g，茯神 12g，夏枯草 10g，桑寄生 12g，陈皮 10g，炙甘草 10g，大枣 4 枚，水煎服。6 月 27 日复诊：迭进 12 剂，诸症豁然，血压降至 170/105mmHg，仍宗原意，上方加杜仲 12g。续进 15 剂，诸症若失，血压降为 160/90mmHg。复作心电图亦未见明显改变。予以丹参片内服，草决明、黄芩代茶饮。

【歌括】 天麻钩藤石决明，杜仲牛膝桑寄生，
栀子黄芩益母草，茯神夜交安神宁。

阿胶鸡子黄汤

【出处】《通俗伤寒论》

【组成】 陈阿胶（烊冲）6g，生白芍 9g，石决明 15g，双钩藤 6g，生地 12g，清炙草 2g，生牡蛎 12g，络石藤 9g，茯神木 12g，鸡子黄（先煎带水）2 枚。

【用法】 水煎服。

【功用】 滋阴养血，柔肝息风。

【主治】 邪热久羁，阴血不足，虚风内动证。症见筋脉拘急，手足瘈疭，心烦不寐或头目眩晕，舌绛少苔，脉细数。

【方论】《重订通俗伤寒论》记载："血虚生风者，非真风也，实因血不养筋，筋脉拘挛，伸缩不能自如，故手足瘈疭。类似风动，故名曰内虚暗风，通称肝风。温热病末路，多见此症者，以热伤伤液故也。"阿胶、鸡子黄滋阴血、息风阳，为君药。生地、白芍、甘草酸甘化阴，柔肝息风，为臣药。钩藤、石决明、牡蛎平肝潜阳息风；茯神木平肝安神，共为佐药。络石藤舒筋通络，为使药。此为养血滋阴，柔肝息风之良方。

【歌括】 阿胶鸡子黄汤好，地芍钩藤牡蛎草，
决明茯神络石藤，阴虚动风此方保。

大定风珠

【出处】《温病条辨》

【组成】 生白芍、干地黄、麦冬（连心）各 18g，麻仁、五味子各 6g，龟甲（生）、生牡蛎、甘草（炙）各 12g，鳖甲（生）各 12g，阿胶 9g，鸡子黄（生）2 枚。

【用法】 水煎去滓，再入鸡子黄，搅令相得，分 3 次服。

【功用】 滋阴息风。

【**主治**】阴虚风动证。症见温病后期，神倦瘈疭，脉气虚弱，舌绛苔少，有时时欲脱之势。

【**方论**】本方是由《伤寒论》炙甘草汤（又名复脉汤）去人参、桂枝、生姜、大枣，加白芍、"三甲"（牡蛎、鳖甲、龟甲）、五味子、鸡子黄而成。原治温邪迁延日久，邪热灼伤肝肾，消耗阴精，或误汗、妄攻，重劫阴液，导致真阴大亏所致。温病发展至后期，热邪久羁，阴亏津少，故见舌绛苔少；真阴亏损，阳气无依，故神倦脉虚；肝为风脏，阴液耗伤，水不涵木，筋失濡养，阴不潜阳，虚风内动，故手足瘈疭。当此真阴欲竭之际，治宜以味厚滋补之药，填真阴以救脱，养阴血以息风。方用血肉有情之品鸡子黄、阿胶为君，吴鞠通自释鸡子黄"为血肉有情，生生不已，乃奠安中焦之圣品，能上通心气，下达肾气，其气焦臭，故上补心，其味咸寒，故下补肾"；阿胶甘平滋润，入肝补血，入肾滋阴。二药合用，为滋阴息风的主要配伍。臣以麦冬、生地、白芍滋阴增液，养血柔肝；生龟甲、生鳖甲、生牡蛎益阴潜阳，平肝息风，六药共助君药滋阴息风之效。佐以麻子仁养阴润燥，五味子酸收，收敛欲脱之阴。甘草调和诸药，与白芍配伍，酸甘化阴。诸药合用，峻补真阴，潜阳息风，使阴液得复，筋脉得养，则虚风自息，病症可痊。

【**参考**】《温病条辨》云："喘加人参，自汗加龙骨、人参、小麦，悸者加茯神、人参、小麦。"对于老年性肢体震颤，应用大定风珠效果很理想，可以减缓患者的衰老程度，可以调节神经的异常冲动，对于预防脑血栓、通畅经络都有很大的益处。大定风珠在临床应用中一定要注意用量，这样才不至于因为应用大量滋阴药导致脾胃功能受损，出现腹泻、消化不良等不必要的损伤。

【**附方**】

1.**三甲复脉汤**：炙甘草、干地黄、生白芍各18g，麦冬、生牡蛎各15g，阿胶（烊化）9g，生鳖甲24g，生龟甲30g。水煎服。功用：滋阴养血，潜阳息风。主治：阴血虚阳亢证。症见心中憺憺大动，甚则心中痛，手足抽动，或肌肉蠕动，舌红苔少，脉细或弱。

2.**小定风珠**：由鸡子黄、阿胶、生龟甲、淡菜（海虹煮熟后加工成干品）、童便组成。功用：息风滋阴。主治：温邪久羁下焦，烁肝液为厥，扰冲脉为哕，脉细弦。

【**验案**】

大定风珠证案：闫某，男，61岁，1974年10月5日就诊。近日来眩晕头痛，面潮红，五心烦热，神倦痉厥，时见瘈疭，耳鸣，腰膝酸软，至夜心烦不寐，盗汗，舌绛红少苔，脉弦细无力。血压190/105mmHg。辨证：肝肾阴亏，虚风内动。治则：滋阴潜阳，养阴息风。方药：大定风珠加减。生地 15g，白芍 12g，寸冬 12g，生牡蛎 30g，生龟甲（先煎）10g，桑椹子 30g，阿胶（烊化）10g，黑芝麻 15g，夏枯草 10g，石决明 15g，炙甘草 6g，鸡子黄（冲）2 枚，水煎服。10 月 14 日二诊：迭进 8 剂，诸症递减，查血压 165/100mmHg。仍宗原意，上方加杜仲 10g、牛膝 10g，继服。10 月 23 日三诊：续进 8 剂，诸症悉除，眩晕头痛遂止，查血压 157/95mmHg。嘱服草决明代茶服用。

【歌括】大定风珠鸡子黄，再合加减复脉汤，

三甲并同五味子，滋阴息风是妙方。

地黄饮子

【出处】《圣济总录》

【组成】熟干地黄（焙）12g，巴戟天（去心）、山茱萸（炒）、石斛（去根）、肉苁蓉（酒浸，切焙）、附子（炮裂，去皮脐）、五味子（炒）、官桂（去粗皮）、白茯苓（去黑皮）、麦门冬（去心，焙）、菖蒲、远志（去心）各 15g。

【用法】加姜、枣，水煎服。

【功用】滋肾阴，补肾阳，开窍化痰。

【主治】下元虚衰，痰浊上泛之喑痱证。症见舌强不能言，足废不能用，口干不欲饮，足冷面赤，脉沉细弱。

【方论】本方原名地黄饮，《黄帝素问宣明论方》在原方基础上加少许薄荷，名地黄饮子，薄荷疏郁而轻清上行，清理咽喉窍道，对痰阻窍道更为适合。"喑痱"是由于下元虚衰，阴阳两亏，虚阳上浮，痰浊随之上泛，堵塞窍道所致。"喑"是指舌强不能言语，"痱"是指足废不能行走。方用熟干地黄、山茱萸滋补肾阴，肉苁蓉、巴戟天温壮肾阳，四味共为君药。配伍附子、肉桂之辛热，以助温养下元，摄纳浮阳，引火归原；石斛、麦冬、五味子滋养肺肾，金水相生，壮水以济火，均为臣药。石菖蒲与远志、茯苓合用，是开窍化痰、交通心肾的常用组合，是为佐药。姜、枣和中调药，功兼佐使。方中以干地黄为主，用清水微煎为饮服，取其轻清之气，易为升降，迅达经络，流走四肢百骸，以交阴阳，故名地黄饮子。

【参考】现代常用于治疗脑血管意外、脑动脉硬化症、乙型脑炎后遗症、小脑共济失调症、脊髓空洞症、帕金森病、脊髓结核、神经衰弱、高血压等。如兼有气虚者，加黄芪、党参；夹有瘀血者，加丹参、牛膝、川芎、赤芍。足废偏于肾阴虚而骨节烦热者，则加桑枝、鳖甲、地骨皮；偏于肾阳虚而兼腰膝冷感者，加仙茅、淫羊藿；若只见足废不用之症，可去远志、菖蒲、薄荷等开窍宣通之

药；如纯属阴虚而痰火盛者，去温燥的肉桂、附子，加竹沥、贝母、胆南星、天竺黄。

　　【歌括】地黄饮子斛山萸，麦味菖苓远志具。

　　　　　　桂附戟蓉姜枣薄，喑痱厥逆总能除。

第十五章　治燥剂

凡以轻宣辛散或甘凉滋润药物为主组成，具有轻宣燥邪或滋养润燥作用，用于治疗燥证的方剂，统称治燥剂。

燥证有外燥和内燥之分。外燥是外感秋令燥邪所发生的病证，但由于燥邪有温凉的差异，感邪后所表现的证候又各有不同，因而，外燥又有凉燥与温燥之别。《通俗伤寒论》记载："秋深初凉，西风肃杀，感之者多病风燥，此属燥凉，较严冬风寒为轻；若久晴无雨阳以曝，感之者多病温燥，此属燥热，较暮春风温为重。"《温病条辨》谓燥即"次寒"，"秋燥之气，轻则为燥，重则为寒，化气为湿，复气为火"，凉燥的主要症状为咽干唇燥、鼻塞不通、无汗、恶寒、头痛、低热、咳嗽痰稀；温燥的主要症状为咽干鼻燥、口渴头痛、有汗发热、咳逆胸痛、痰中带血等。内燥属于内脏津液亏损的病证，多因攻伐太过，过服辛热，以及房劳致虚等因素，使真阴耗损而成内燥证。从发病部位而论，内燥又有上燥、中燥、下燥之区分。

根据《素问·至真要大论》"燥者润之"的原则，治疗燥证当用润燥法。然而，由于发病的原因不同，其中外燥宜轻宣，内燥宜滋润。所以，本类方剂，可分为轻宣润燥剂和滋润内燥剂两类。

治燥剂多由滋腻的药物组成，易于助湿碍胃，凡是素体多湿，脾胃虚弱者忌用；至于辛香、苦燥等易于耗气伤津之品，则非燥证之所宜。燥邪易伤津化热，化热后反更伤津，故在治燥剂中常配伍甘寒凉润养阴之品。

第一节　轻宣润燥剂

轻宣即轻浮宣发，使外感之邪表解；润燥即滋润肺燥，是治疗外感凉燥或温燥表证的方剂。

杏苏散

【出处】《温病条辨》

【组成】苏叶、半夏、茯苓、前胡、杏仁各9g，苦桔梗、枳壳、橘皮各6g，甘草3g，生姜3片、大枣3枚。

【用法】水煎服。

【功用】轻宣凉燥，理肺化痰。

【主治】外感凉燥。症见头微痛，恶寒无汗，咳嗽稀痰，鼻塞咽干，脉弦，苔白。

【方论】本方所治之证为凉燥外袭，肺失宣降，痰湿内阻所致。凉燥伤表，故恶寒无汗、头微痛。所谓头微痛者，不似伤寒之痛甚也。凉燥伤肺，肺失宣降，津液不布，聚而为痰，则咳嗽痰稀；凉燥束肺，肺系不利而致鼻塞咽干；苔白、脉弦为凉燥兼痰湿佐证。遵《素问·至真要大论》"燥淫于内，治以苦温，佐以甘辛"之旨，治当轻宣凉燥为主，辅以理肺化痰。方中苏叶辛温不燥，发表散邪，宣发肺气，使凉燥之邪从外而散；杏仁苦温而润，降利肺气，润燥止咳，二者共为君药。前胡疏风散邪，降气化痰，既协苏叶轻宣达表，又助杏仁降气化痰；桔梗、枳壳一升一降，助杏仁、苏叶理肺化痰，共为臣药。半夏、橘皮燥湿化痰，理气行滞；茯苓渗湿健脾以杜生痰之源；生姜、大枣调和营卫以利解表，滋脾行津以润干燥，是为佐药。甘草调和诸药，合桔梗宣肺利咽，功兼佐使。

【参考】本方是治疗凉燥证的代表方剂，对秋季燥气流行所患的伤风咳嗽最为适合。《温病条辨》中载其加减法："无汗，脉弦甚或紧，加羌活透微汗；汗后咳不止，去苏叶、羌活，加苏梗；兼泄泻腹满者，加苍术、厚朴；头痛兼眉棱骨痛者，加白芷；热甚，加黄芩，泄泻腹满者不用。"

【验案】

杏苏散证案：王某，女，16岁，初中学生，1974年10月20日就诊。秋深之晨，去学校上早自习，感凉而发咳嗽，时有恶寒发热，咳嗽声重，咳痰白而稀，咽痒。舌质淡，苔薄白，脉浮紧。证属金秋燥凉之邪袭肺而致咳嗽。治宜宣肺散寒，止咳化痰。予以《温病条辨》杏苏散易汤化裁。处方：苏叶10g，姜半夏10g，白茯苓15g，前胡10g，桔梗10g，枳壳6g，陈皮12g，制杏仁10g，炙紫菀10g，炙冬花10g，炙百部10g，炙甘草10g，生姜3片、大枣4枚为引。10月26日二诊：服药5剂，恶寒发热愈，咳嗽缓，仍咽痒。脉浮缓。予原方加清咽散结之射干10g，续服。11月2日三诊：续服中药5剂，咽清咳息，病告愈。

【歌括】杏苏散内夏陈前，枳桔苓甘姜枣研。

轻宣温润治凉燥，止咳化痰病自瘥。

桑杏汤

【出处】《温病条辨》

【组成】桑叶、象贝、香豉、栀皮、梨皮各3g，杏仁4.5g，沙参6g。

【用法】水煎服，顿服之，重者再作服。

【功用】清宣温燥，润肺止咳。

【主治】外感温燥证。症见灼伤肺津，身不甚热，干咳无痰，咽干口渴，舌红，苔薄白而燥，右脉数大者。

【方论】因秋感温燥之气，伤于肺卫，其病轻浅，故身热不甚；燥气伤肺，耗津灼液，肺失清肃，故口渴、咽干鼻燥、干咳无痰，或痰少而黏。本方证虽似于风热表证，但因温燥为患，肺津已伤，治当外以清宣燥热，内以润肺止咳。方中桑叶清宣燥热，透邪外出；杏仁宣利肺气，润燥止咳，共为君药。豆豉辛凉透散，助桑叶轻宣透热；贝母清化热痰，助杏仁止咳化痰；沙参养阴生津，润肺止咳，共为臣药。栀子皮质轻而入上焦，清泄肺热；梨皮清热润燥，止咳化痰，均为佐药。

【参考】原方后注云："轻药不得重用。"因本方证邪气轻浅，故诸药用量较轻，且煎煮时间不宜过长。

【验案】

清宣金脏汤合桑杏汤化裁案：迟某，女，51岁，1954年7月29日（甲午岁大暑后6日）就诊。患者日前发热，口渴，胸闷胁痛，继而咳嗽，今日咳嗽加剧来诊。查：仍发热，口渴，咳逆，胸闷，舌苔微黄，脉濡滑微数，寸脉有力。证属暑热袭肺刑金，肺失清宣之暑咳。处方：牛蒡子10g，川贝12g，马兜铃6g，制杏仁12g，瓜蒌皮15g，桔梗10g，桑叶15g，炙杷叶10g，前胡10g，生甘草6g，水煎服。服药3剂，诸症悉除，守法减马兜铃、杷叶、前胡、川贝，续服3剂，以善其后。

【歌括】桑杏汤中浙贝宜，沙参栀豉与梨皮。

　　　　　干咳鼻干还身热，清宣凉润燥能医。

清燥救肺汤

【出处】《医门法律》

【组成】桑叶(经霜者，去枝、梗，净叶)9g，石膏8g，甘草、胡麻仁(炒，研)、真阿胶、枇杷叶(刷去毛，蜜涂，炙黄)各3g，麦门冬(去心)4g，人参、杏仁(泡，去皮尖，炒黄)各2g。

【用法】水煎，频频热服。

【功用】清燥润肺，养阴益气。

【主治】温燥伤肺，气阴两伤证。症见身热头痛，干咳无痰，气逆而喘，咽喉干燥，鼻燥，心烦口渴，胸满胁痛，舌干少苔，脉虚大而数。

【方论】本方是治温燥伤肺、气阴两伤的主要方剂，为清代医家喻昌所制。喻氏有感于"古今治气郁之方，用辛燥行气，绝无一方治肺之燥者"，宗缪仲醇甘凉滋润之法，制清燥救肺汤。柯韵伯甚赞此方之妙，认为"用意深，取药当"。秋令气候干燥，燥热伤肺，故头痛身热；肺为热灼，气阴两伤，失其清肃润降之常，故干咳无痰、气逆而喘、口渴鼻燥；肺气不降，故胸膈满闷，甚则胁痛。舌干少苔，脉虚大而数均为温燥伤肺佐证。治当清宣润肺与养阴益气兼顾，忌用辛香、苦寒之品，以免更加伤阴耗气。方中重用桑叶质轻性寒，轻宣肺燥，透邪外出，为君药。温燥犯肺，温者属热宜清，燥胜则干宜润，故臣以石膏辛甘而寒，清泄肺热；麦门冬甘寒，养阴润肺。石膏虽沉寒，但用量轻于桑叶，则不碍君药之轻宣；麦门冬虽滋润，但用量不及桑叶之半，自不妨君药之外散。君臣相伍，宣中有清，清中有润，是为清宣润肺的常用组合。人参益气生津，合甘草以培土生金；胡麻仁、阿胶助麦冬养阴润肺，肺得滋润，则治节有权；杏仁、枇杷叶苦降肺气，以上均为佐药。甘草兼能调和诸药，是为使药。全方宣、清、润、降四法并用，气阴双补，且宣散不耗气，清热不伤中，滋润不腻膈。

【参考】原书主治："诸气膹郁，诸痿喘呕。"原书加减："痰多，加贝母、瓜蒌；血枯，加生地黄；热甚，加犀角、羚羊角，或加牛黄。"

【附方】

沙参麦冬汤：沙参9g，玉竹6g，生甘草3g，冬桑叶5g，麦冬9g，生扁豆5g，花粉5g。治风邪化燥，伤于肺胃之阴，干咳不已，咽干口渴或有虚热之消渴证。

【歌括】清燥救肺参草杷，石膏胶杏麦胡麻。

经霜收下冬桑叶，清燥救肺效可嘉。

第二节　滋阴润燥剂

滋阴润燥剂，适用于脏腑津液不足之内燥证。常用滋阴润燥药为主组成方剂。

养阴清肺汤

【出处】《重楼玉钥》

【组成】大生地 6g，麦冬、玄参各 9g，生甘草、薄荷 3g，贝母（去心）、丹皮、白芍（炒）各 5g。

【用法】水煎服。一般日服 1 剂，重症可日服 2 剂。

【功用】养阴清肺，解毒利咽。

【主治】白喉之阴虚燥热证。症见喉间起白如腐，不易拭去，并逐渐扩展，病变甚速，咽喉肿痛，初起或发热或不发热，鼻干唇燥，或咳或不咳，呼吸有声，似喘非喘，脉数无力或细数。

【方论】白喉一证，多由素体阴虚蕴热，复感燥气疫毒所致。喉为肺系，少阴肾脉循喉咙系舌本，肺肾阴虚，虚火上炎，复加燥热疫毒上犯，以致喉间起白如腐、咽喉肿痛、鼻干唇燥。治宜养阴清肺，兼散疫毒。故《重楼玉钥》说："经治之法，不外肺肾，总要养阴清肺，兼辛凉而散为主。"方中重用大生地甘寒入肾，滋阴壮水，清热凉血，为君药。玄参滋阴降火，解毒利咽；麦冬养阴清肺，共为臣药。佐以丹皮清热凉血，散瘀消肿；白芍敛阴和营泄热；贝母清热润肺，化痰散结；少量薄荷辛凉散邪，清热利咽。生甘草清热，解毒利咽，并调和诸药，以为佐使。诸药配伍，共奏养阴清肺、解毒利咽之功。

【参考】

（1）白喉是小儿的一种急性传染病，此病多在秋冬两季流行。初起及时应用本方，有良效。

（2）一般咽喉疾患，辨证属肺阴虚者，亦可应用。

【化裁】

抗白喉合剂（天津传染病医院院方）：生地 30g，麦冬 9g，玄参 9g，黄芩 18g，连翘 18g。治轻证咽白喉，伪膜局限于一侧，或两侧扁桃体。急性扁桃体炎或急性咽峡炎等咽喉红肿疼痛疾患。此方由养阴清肺汤变化而来，解毒力量较原方强。对于咽喉部疾患，可以此为基础加减治疗。在原方基础上加银花、山栀、丹皮、锦灯笼、射干等。清热解毒利咽功效大为增强，对于白喉有较好疗效。

【歌括】养阴清肺麦地黄，玄参甘芍贝丹襄，
　　　　薄荷共煎利咽膈，阴虚白喉是妙方。

百合固金汤

【出处】《医方集解》引赵蕺庵方

【组成】熟地 9g，生地 6g，归身、白芍、甘草、桔梗、玄参、贝母、百合各 3g，麦冬 5g。

【用法】水煎服。

【功用】滋养肺肾，止咳化痰。

【主治】肺肾阴亏，虚火上炎证。症见咳嗽气喘，痰中带血，咽喉燥痛，头晕目眩，午后潮热，舌红少苔，脉细数。

【方论】本方为治肺肾阴亏咳嗽的常用方。方中以百合等润肺生津之品为主，诸药相伍，使肺肾得养，阴液充足，虚火自清，痰咳得止。肺在五行中属金，肺金不固则变生诸证。本方服之可使肺金宁而肺气固，诸证自能随之而愈，故名百合固金汤。亦有言"固金"为"固若金汤"之义，喻服之本方，可使肺气健固，犹若金城汤池一般矣。方中百合甘苦微寒，滋阴清热，润肺止咳；生地、熟地并用，滋肾壮水，其中生地兼能凉血止血。三药相伍，为润肺滋肾，金水并补的常用组合，共为君药。麦冬甘寒，协百合以滋阴清热，润肺止咳；玄参咸寒，助二地滋阴壮水，以清虚火，兼利咽喉，共为臣药。当归治咳逆上气，伍白芍以养血和血；贝母清热润肺，化痰止咳，俱为佐药；桔梗宣肺利咽，化痰散结，并载药上行；生甘草清热泻火，调和诸药，共为佐使药。

【验案】

加味百合固金汤证案：李某，男，22岁，1961年10月17日初诊。患者咳嗽，音微，痰中带血，颧红，午后潮热，盗汗，少寐，胸部微痛，形体消瘦，舌红少苔，脉沉细而数。曾在市结核病医院确诊为肺结核，服异烟肼5个月，未见好转，近期咯血加剧，而求治于中医。处方：百合10g，生地10g，桔梗10g，麦冬10g，阿胶（烊化）10g，当归10g，杭白芍10g，元参10g，橘红10g，知母10g，白及10g，川贝10g，马兜铃10g，甘草10g，水煎服。10月28日二诊：服药10剂，咳嗽、咯血诸症悉减。舌淡红，脉沉微数。予以原方去马兜铃，加炙百部10g、炙紫菀10g、炙款冬花10g、地榆10g，水煎服。12月11日三诊：续服20剂，诸症悉除。经结核病医院复诊，被告知肺结核已愈。

【歌括】百合固金二地黄，玄参贝母桔甘尝，
　　　　麦冬芍药当归配，喘咳痰血肺家伤。

麦门冬汤

【出处】《金匮要略》

【组成】麦门冬60g，半夏9g，甘草4g，人参6g，粳米6g，大枣4枚。

【用法】水煎服。

【功用】清养肺胃，降逆下气。

【主治】①虚热肺痿。症见咳嗽气喘，咽喉不利，咯痰不爽，或咳唾涎沫，口干咽燥，手足心热，舌红少苔，脉虚数。②胃阴不足证。症见呕吐，纳少，呃逆，

口渴咽干，舌红少苔，脉虚数。

【方论】本方所治之证为虚热肺痿乃肺胃阴虚，气火上逆所致。病虽在肺，其源在胃，盖土为金母，胃主津液，胃津不足，则肺之阴津亦亏，终成肺胃阴虚之证。阴虚则火旺，火旺必上炎，以致肺胃之气俱逆，于是发生咳喘；更因肺胃津伤，津不上承，故咳而咽喉干燥不利，咯痰不爽。麦门冬长于益胃生津，又能清肺润肺，"提曳胃家阴精，润泽心肺，以通脉道，以下逆气，以除烦热"，因此，麦门冬清润相合，肺胃同治，在仲景运用麦门冬的五首方剂中，以本方之麦门冬用量最大，多达七升，对此，《本草新编》中曾有精辟的论述："但世人不知麦冬之妙用，往往少用之而不能成功为可惜也。不知麦冬必须多用，力量始大。盖火伏于肺中，烁干内液，不用麦冬之多，则火不能制矣；热炽于胃中，熬尽其阴，不用麦冬之多，则火不能息矣。"喻嘉言曰："此方治胃中津液干涸，虚火上炎，治本之良法也。"蕴含着"治病必求于本"之义，体现了仲景立方之旨。人参益气生津为臣。佐以甘草、粳米、大枣益气养胃，合人参益胃生津，胃津充足，自能上归于肺，此正"培土生金"之法。肺胃阴虚，虚火上炎，不仅气机逆上，而且进一步灼津为涎，故又佐以半夏降逆下气，化其痰涎，虽属温燥之品，但用量很轻，与大剂麦门冬配伍，则其燥性减而降逆之用存，且能开胃行津以润肺，又使麦门冬滋而不腻，相反相成。甘草并能润肺利咽，调和诸药，兼作使药。

【验案】

麦门冬汤证案：唐某，女，25岁，1978年6月22日就诊。1978年，岁戊午年，炎暑流行，遂感火热之邪，致发热，身痛、胸中痛，咳嗽而短气，咽燥而干，继而咯血，痰壅，耳聋，胸胁满，痛连肩背，舌红苔黄，脉洪数。西医内科诊为"支气管扩张"。证属炎暑流行，热甚则燥，肺金受邪，而致咯血、咳嗽诸疾。师麦门冬汤意予之。处方：麦门冬12g，白芷10g，清半夏6g，竹叶10g，桑白皮15g，炙紫菀12g，红参10g，钟乳石10g，炙百部10g，炙冬花10g，炙甘草10g，生姜3片、大枣4枚为引。水煎食前服。6月27日二诊：服药5剂，发热、咳嗽诸症悉减，咯血咽痛不减，予以原方加三七6g、桔梗10g、穿心莲15g，水煎服。7月3日三诊：续服5剂，病愈。予以紫菀百花汤续服5剂，以固疗效。

【歌括】麦门冬汤用人参，枣甘粳米半夏斟，

　　　　肺萎咳逆因虚火，宜胃生津降逆珍。

琼玉膏

【出处】《洪氏集验方》引申铁瓮方

【组成】新罗人参750g，生地黄8000g，白茯苓1500g，白蜜5000g。

【用法】以生地黄汁，无鲜生地时，将干生地熬取汁，入蜂蜜与人参、茯苓细末，和匀，放瓷罐内封存，每服 6~9g，早晚各 1 次，米酒或温开水调下。

【功用】滋阴润肺，益气补脾。

【主治】肺阴亏损证。症见虚劳干咳，咽燥咯血，肌肉消瘦，气短乏力。

【方论】本方中生地黄滋阴壮水，为君药；白蜜养肺润燥，为臣药；二药配伍，有金水相生之义，壮水制火之功。佐以茯苓、人参以补脾益气，不仅培后天之本，且可使土旺金生；且茯苓又能化痰，以消肺失输布所聚之痰。诸药共用，有滋阴润肺、益气补脾之功，使水盛则火制，土旺则金生，肺得濡润，治节有权，干咳自愈。

【歌括】琼玉膏中生地黄，参苓白蜜炼膏尝，

肺枯干咳虚痨症，金水相滋效倍彰。

玉液汤

【出处】《医学衷中参西录》

【组成】生山药 30g，生黄芪 15g，知母、葛根、五味子、天花粉各 10g，生鸡内金（捣细）6g。

【用法】水煎服。

【功用】益气生津，固肾止渴。

【主治】消渴病。症见口渴引饮，饮水不解，小便频数量多，或小便浑浊，困倦气短，脉虚细无力等。

【方论】张锡纯曰："消渴之证，多由于元气不升，此方乃升元气以止渴者也。方中以黄芪为主，得葛根能升元气。而又佐以山药、知母、花粉以大滋真阴。使之阳升而阴应，自有云行雨施之妙也。用鸡内金者，因此证尿中皆含有糖质，用之以助脾胃强健，化饮食中糖质，为津液也。用五味者，取其酸收之性，大能封固肾关，不使水饮急于下趋也。"

【歌括】玉液山药芪葛根，花粉知味鸡内金，

消渴口干溲多数，补脾固肾益气阴。

增液汤

【出处】《温病条辨》

【组成】玄参 30g，麦冬（连心）24g，细生地 24g。

【用法】水煎服。

【功用】增水行舟。

【主治】阳明温病，无上焦证，数日不大便，当下之，若其人阴素虚，不可行承气者。

【方论】本方中三药合用，重剂而投，大补阴液，润滑肠道，促使糟粕下行，并借寒凉清热，使诸症得解。主要用于治疗阴虚津亏之证。本方乃"增水行舟之计，故名增液，但非重用不为功"。方中重用玄参为君药，其性咸寒润下，善滋阴降火，润燥生津。麦冬甘寒滋润，大有滋阴润燥之功；生地滋阴壮水，清热润燥。二药共为臣佐。三药合而用之，大补阴津，即以增水，水满则舟自行。全方药少力专，"妙在寓泻于补，以补药之体，作泻药之用，既可攻实，又可防虚"。

【参考】热结甚者，可加大黄、芒硝以清热泻下，名增液承气汤；阴虚牙痛者，可加牛膝、牡丹皮以凉血、泻火、解毒；胃阴不足、舌质光绛、口干唇燥者，可沙参、玉竹、石斛等以养阴生津。

【验案】

鼻衄案：张某，男，25 岁，1959 年 3 月 18 日初诊。主诉：昨日因有心烦之事，心情欠佳，于午后忽然由鼻出血很多，多时约有一盅（一两许），日数次，伴眩晕，肢体乏力，脉象洪数。处方：犀角 3g，生地 30g，藕节 20g，白茅根 10g，黄芩 10g，黄柏 10g，丹皮 10g，栀子 10g，沙参 10g，玄参 10g，麦门冬 10g，石斛 10g，甘草 10g，2 剂，水煎服。3 月 20 日二诊：服药 1 剂血止，续服 1 剂，则心烦诸候悉除。予以原方加大黄 10g、黄连 6g，生地加至 120g，2 剂，水煎服。3 月 25 日三诊：患者续服 2 剂，未发衄血。

【歌括】增液玄参与地冬，热病津枯便不通，

　　　　补药之体作泻剂，若非重用不为功。

第十六章 祛湿剂

凡以祛湿药物为主组成，具有化湿利水、通淋泄浊作用，用于治疗水湿病证的方剂，统称祛湿剂。

第一节 燥湿和胃剂

燥湿和胃剂适用于湿浊阻滞，脾胃失和所致的脘腹痞满、嗳气吞酸、呕吐泄泻、食少体倦等症。常由苦温燥湿与芳香化浊药物，如苍术、陈皮、藿香、白豆蔻等组成方剂。

平胃散

【出处】《太平惠民和剂局方》

【组成】苍术（去黑皮，捣为粗末，炒黄色）120g，厚朴（去粗皮，涂生姜汁，炙令香熟）90g，陈皮（洗令净，焙干）60g，甘草（炙黄）30g。

【用法】上药共为细末，每服3~5g，姜、枣煎汤送，或作汤剂水煎服。

【功用】燥湿运脾，行气和胃。

【主治】脾胃不和，不思饮食，心腹胁肋胀满刺痛，口苦无味，胸满短气，呕哕恶心，噫气吞酸，面色萎黄，肌体瘦弱，怠惰嗜卧，体重节痛，常多自利。或发霍乱，及五噎八痞，膈气反胃，并宜服。常服调气暖胃，化宿食，消痰饮，辟风、寒、冷、湿四时非节之气。

【方论】张景岳云："夫所谓平胃者，欲平治其不平也。此东垣为胃强邪实者设，故其性味从辛从燥从苦，而能消能散，惟有滞有湿有积者宜之。"方中以苍术为君药，以其辛香苦温，入中焦能燥湿健脾，使湿去则脾运有权，脾健则湿邪得化。湿邪阻碍气机，且气行则湿化，故方中臣以厚朴，芳化苦燥，长于行气除满，且可化湿。与苍术相伍，行气以除湿，燥湿以运脾，使滞气得行，湿浊得去。陈皮为佐，理气和胃，燥湿醒脾，以助苍术、厚朴之力。使以甘草，调和诸药，且能益气健脾和中。煎加姜、枣，以生姜温散水湿且能和胃降逆，大枣补脾益气襄助甘草培土制水之功，姜、枣相合尚能调和脾胃。全方燥湿与行气并用，而以燥湿为主。燥湿以健脾，行气以祛湿，使湿去脾健，气机调畅，脾胃自和。

【验案】

芳香化浊汤证案：翟某，女，36岁，1974年7月15日就诊。伏暑季节，热闷经常贪凉。日前自觉腹胀满时痛。近1天来，便下赤白黏陈样便，日七八次之多，并感里急后重，纳呆食减，形体消瘦，五心烦热，口苦涩而干，溲赤黄，舌质红绛，苔光剥，脉细。证属暑湿内蕴，热移大肠。治宜清化湿热，祛暑畅中。予芳香化浊汤调之。处方：佩兰10g，苍术12g，川朴12g，肉豆蔻10g，茯苓12g，广木香10g，地榆炭20g，陈皮10g，焦山楂12g，神曲10g，枳壳10g，白芍15g，黄芩10g，当归12g，甘草10g，水煎服。7月20日二诊：服药4剂，腹胀腹痛除，泻下止，小便清，纳食可。守方续服4剂。7月26日三诊：患者欣然相告：纳谷馨，二便调，心情好，询之是否续服中药，以保和丸健脾和胃，顾护胃气以善后。

【化裁】

1.**楂曲平胃散**：本方加山楂、神曲、麦芽。治饮食积滞，痞胀吞酸，不思饮食，倦怠嗜卧等症。酒积加丁香、砂仁。

2.**开胃健脾丸**：本方去甘草加枳实。治脾胃不和，纳食无味，脘腹胀满，呕吐吞酸等症。

3.**枳术平胃散**：本方与枳术汤合用，可增强下气消痞、健脾除湿之功效。治平胃散证而脾虚湿胜者颇宜。

4.**不换金正气散**：本方加藿香、半夏。治证略同。较原方更多芳香化浊、降逆止呕之功效。兼见表证的亦可用。

5.**香砂平胃散**：本方加木香、砂仁。治脾虚伤食，痞满纳呆，恶心呕吐等症。

6.**胃苓汤**：本方与五苓散合用。治寒湿困脾的泄泻。以干姜换桂枝，疗效更佳。如慢性肾之尿少浮肿者甘草减去不用。

7.**茵陈胃苓汤**：即胃苓汤加茵陈。治阴黄，黄色晦暗如熏；或渐化热，舌苔黄滑，口干而不多饮者。

8.**肝胆管结石方**：本方加茵陈30g，栀子、郁金各10g，金钱草30~60g。治肝胆管结石泥沙型者。需长期服用才有效。

9.**厚朴饮**：本方加干姜。治平胃散证偏于寒者。

10.**下死胎方**：本方加芒硝。服后能促使死胎排出。

11.**七味除湿汤**：本方加藿香、半夏、茯苓。治寒湿所伤，身重体痛，大便溏泄，小便或涩或利，腰脚酸疼，腿膝浮肿及胃寒呕逆。

12.**加味胃苓汤**：即胃苓汤加紫苏、香附、木香。水煎服。治一切水肿胀满。

13. **分消汤**：胃苓汤去桂枝，加枳实、砂仁、木香、香附、大腹皮。治中满鼓胀。

14. **缩砂胃苓汤**：胃苓汤加缩砂仁。治日间无事，将晡腹膨，一夜肠鸣，不得宽泰，次早洞泄，此名顿泻，是脾虚湿盛之象，故用此方温运脾阳，分利水湿。虚者，理中汤加木香。

【歌括】平胃散用朴陈皮，苍术甘草四般使，

燥湿宽胸消胀满，调和胃气姜枣煎。

藿香正气散

【出处】《太平惠民和剂局方》

【组成】大腹皮、白芷、紫苏、茯苓（去皮）各30g，半夏曲、白术、陈皮（去白）、厚朴（去粗皮，姜汁炙）、苦桔梗各60g，藿香（去土）90g，甘草（炙）75g。

【用法】散剂，每服9g，生姜、大枣煎汤送服；或作汤剂，加生姜、大枣，水煎服，用量按原方比例酌定。

【功用】解表化湿，理气和中。

【主治】外感风寒，内伤湿滞证。症见恶寒发热，头痛，胸膈满闷，脘腹疼痛，恶心呕吐，肠鸣泄泻，舌苔白腻，以及山岚瘴疟等。

【方论】本方的主药是藿香，方名用主药冠之。"正气"有两层含义，一是"正其不正之气"。不正之气就是四季不正常的气候，冬季应寒而反暖，春季就暖而反寒。二是扶人体正气。为治疗外感风寒、内有湿滞的四时感冒的常用方，尤其是夏日暑湿外感而见肠胃不和者更宜采用。方中藿香为君，既以其辛温之性而解在表之风寒，又取其芳香之气而化在里之湿浊，且可辟秽和中而止呕，为治霍乱吐泻之要药。半夏曲、陈皮理气燥湿，和胃降逆以止呕；白术、茯苓健脾运湿以止泻，共助藿香内化湿浊而止吐泻，俱为臣药。湿浊中阻，气机不畅，故佐以大腹皮、厚朴行气化湿，畅中行滞，且寓气行则湿化之义；紫苏、白芷辛温发散，助藿香外散风寒，紫苏尚可醒脾宽中，行气止呕，白芷兼能燥湿化浊；桔梗宣肺利膈，既益解表，又助化湿；煎用生姜、大枣，内调脾胃，外和营卫。使以甘草调和药性，并协姜、枣以和中。

【参考】现代常用本方治疗夏季感冒、肠胃型感冒、流行性感冒、急性胃肠炎、消化不良等。对急性胃肠炎疗效较佳，并对胃肠病手术后肠胀气、非特异性胃肠炎、婴幼儿秋季腹泻、妊娠恶阻、血管神经性水肿、过敏性鼻炎、荨麻疹、皮肤瘙痒症、夏季皮炎等都有较好疗效。

【附方】

六和汤：砂仁、藿香、厚朴、杏仁、半夏、扁豆、木瓜、人参、白术、赤茯苓、甘草。加姜、枣煎。伤暑加香薷；伤冷加紫苏。一方无白术，一方有苍术。通治风寒暑湿燥火六气所伤之病。因该方能使六气调和，病去人安，故亦名"六和汤"。治夏月饮食不调，内伤生冷，外伤暑气，寒热交作，霍乱吐泻及伏暑烦闷，倦怠嗜卧，口渴，便赤，中酒等。

【歌括】藿香正气芷陈苏，甘桔云苓术朴俱，

夏曲腹皮加姜枣，风湿秽湿并能去。

第二节 清热祛湿剂

清热祛湿剂，适用于湿热外感，或湿热内盛，以及湿热下注所致的暑湿、湿温、黄疸、热淋、痿痹等证。常用清热利湿药如茵陈蒿、薏苡仁、山栀、滑石等为主组成方剂。

茵陈蒿汤

【出处】《伤寒论》

【组成】茵陈 18g，栀子 12g，大黄（去皮）6g。

【用法】水煎服。

【功用】清热，利湿，退黄。

【主治】湿热黄疸。症见一身面目俱黄，黄色鲜明，发热，无汗或但头汗出，口渴欲饮，恶心呕吐，腹微满，小便短赤，大便不爽或秘结，舌红苔黄腻，脉沉数或滑数有力。

【方论】本方为清热利湿、去积退黄，治疗湿热黄疸之常用方。《伤寒论》用其治疗瘀热发黄，《金匮要略》以其治疗谷疸。病因皆缘于邪热入里，与脾湿相合，湿热壅滞中焦所致。湿热壅结，气机受阻，故腹微满、恶心呕吐、大便不爽甚或秘结；无汗而热不得外越，小便不利则湿不得下泄，以致湿热熏蒸肝胆，胆汁外溢，浸渍肌肤，则一身面目俱黄、黄色鲜明；湿热内郁，津液不化，则口中渴。舌苔黄腻，脉沉数为湿热内蕴之征。治宜清热，利湿，退黄。方中重用茵陈为君药，本品苦泄下降，善能清热利湿，为治黄疸要药。臣以栀子清热降火，通利三焦，助茵陈引湿热从小便而去。佐以大黄泻热逐瘀，通利大便，导瘀热从大便而下。

【参考】本方以身面俱黄，黄色鲜明，小便黄赤，脘痞腹胀，苔黄腻等为辨证要点。常用于治疗急性传染性肝炎、胆石症、胆囊炎、钩端螺旋体病引起的黄疸属于湿热之证者。若胁肋胀痛，加川楝子、郁金、延胡索；寒热头痛者，加黄芩、柴胡；大便秘结，腹胀痛者，加木香、枳实；呕吐恶心者；加白芍、黄连、半夏；热重者，加龙胆草、金银花、丹皮；小便不通者，加木通、滑石、金钱草；黄疸较甚者，加鸡骨草、田基黄。

【化裁】

1. **栀子柏皮汤**：栀子 9g，黄柏 12g，甘草 6g。水煎，温服。治身热发黄。本方适用于热重于湿之黄疸病，以有便秘倾向者为宜。

2. **栀子大黄汤**：栀子 12g，大黄 12g，枳实 9g，豆豉 9g。水煎，温服。治酒黄疸，心中懊恼或疼痛烦热，小便不利。

3. **大黄硝石汤**：大黄、黄柏、硝石（后下）各 12g，栀子 9g，水煎，顿服。治黄疸，腹满，小便不利而赤，自汗出者。

【歌括】茵陈蒿汤大黄栀，郁热阳黄此方施，

便难尿潴腹胀满，清热利湿最相宜。

柴胡茵陈蒿汤

【出处】柳吉忱自拟方

【组成】柴胡 9g，茵陈 9g，黄芩 9g，半夏 9g，栀子 9g，枳实 9g，白芍 9g，郁金 9g，丹参 15g，木香 9g，川楝子 9g，元胡 9g，大黄 9g，芒硝（冲服）6g。

【用法】水煎服。

【功用】泻肝胆火，清利湿热。

【主治】寒热往来，胸胁腹胀满而痛或心烦，口苦、呕吐、便秘，尿赤或有黄疸，舌苔黄腻而厚者。此方用于急性胰腺炎及胆道疾患之湿热重者效。

【方论】本方为治疗肝、胆疾患而见黄疸者而立方，药由大柴胡汤、茵陈蒿汤加味而成。黄疸不仅热郁肝胆，且兼肠胃湿浊蕴结。木土同病。或竟缘脾胃湿热、熏蒸肝胆，反侮其所不胜而成病，故治法亦宜兼顾肝胆脾胃，既行清肝解郁，亦泻阳明里实。大柴胡汤具有和解少阳，内泻热结之功效。治黄疸型肝炎，其利胆退黄之力恒在诸方之上。茵陈蒿汤，则是主治湿热发黄的卓效方剂。茵陈苦平微寒，寒能清热，苦能燥湿，既能发汗使湿热从汗而出，又能利水使湿热从小便而去，是治疗黄疸的要药。它与苦寒泻火、通利小便的栀子同用，则能直导肝胆湿热出小便外泄。大黄苦寒泄热，荡涤胃肠，不但能协助茵陈、栀子以泄郁热，并能通大便以泻结实。三药都是苦寒泄利之品，所以主治身热、便秘的阳黄热证。

木香、郁金、元胡、川楝子功于散瘀热而除胁痛；丹参祛瘀，芒硝软坚通便。诸药合用，俾肝胆之湿热得除，则黄疸消退；气滞肝郁得疏，则胁痛腹胀得消；下焦之火邪得泻，则二便得通。

【参考】吉忱公在治疗了大量肝炎和肝硬化疾病的基础上，总结了黄疸的论治，主要为三大法：急性黄疸型肝炎以利湿、清热、疏肝为大法；无黄疸型慢性肝炎以疏肝、祛瘀、和胃为大法；肝硬化、肝腹水以益气、淡渗、祛瘀为大法。本方是吉忱公在 20 世纪 40 年代设方，常用于治疗肝、胆系统疾患而见黄疸者。临床加减应用，常获殊效。

【验案】

柴胡茵陈蒿汤证案：周某，男，34 岁，1974 年 6 月 10 日初诊。既往有胆囊炎史，1 周前因生气后感胁持续性胀痛，并有口苦咽干之症，继见寒热往来、目黄、身黄、皮肤枯槁不润、尿黄浊偏赤涩、大便秘结之候，舌赤，苔黄腻而厚，脉弦而数。内科诊为胆囊炎合并化脓性胆管炎，而请中医会诊。证属湿热结聚少阳，胆腑被郁，肝气受阻。治宜疏肝理气，清胆利湿。予柴胡茵陈蒿汤调之。处方：柴胡 12g，黄芩 10g，茵陈 30g，半夏 10g，木香 10g，郁金 10g，木通 10g，栀子 10g，黄柏 10g，生大黄 10g，车前子 12g，金银花 15g，芒硝（冲服）10g，元胡 6g，川楝子 10g，甘草 6g，水煎服。6 月 16 日二诊：服药 5 剂，黄疸消退，胁痛、发热、口苦、溲赤、便干诸症悉除。然其病机尚存，为防其复发，守方续服。7 月 3 日三诊：继服 15 剂，二便通畅，身体无不适，嘱服利胆片、逍遥丸以预后。

茵陈四逆汤

【出处】《伤寒微旨论》

【组成】茵陈蒿、炮姜各 5g，附子、甘草各 3g。

【用法】上为末，水煎煮，去滓放温，分 4 次服。

【功用】温里助阳，利湿退黄。

【主治】黄疸之脾肾阳虚，寒湿发黄证。症见身目发黄，黄色晦暗，皮肤冷，背恶寒，手足不温，身体沉重，神倦食少，口不渴或渴喜热饮，大便稀溏，舌淡苔白，脉紧细或沉细无力。

【方论】方中茵陈蒿能清利湿热，利胆退黄；附子上助心阳、中温脾阳、下补肾阳，能回阳救逆，助阳补火，散寒止痛；炮姜能温中散寒，回阳通脉；炙甘草能益气补中，调和药性。四药配伍，共奏温中散寒、利湿退黄之效，为治疗阴黄之良方。

【参考】发热、黄疸明显者，加山栀子、金银花、蒲公英；胁痛明显者，加苍术、白术、川楝子、厚朴；恶心呕吐者，加姜汁炒竹茹、姜半夏；气虚体弱者，炙黄芪、太子参；纳差者，加鸡内金、焦山楂。肝脾肿大，肝区不适者，加鳖甲、桃仁、赤芍。

【歌括】茵陈四逆汤，附子共干姜，

　　　　茵陈炙甘草，黄消病渐康。

茵陈五苓散

【出处】《金匮要略》

【组成】茵陈160g，泽泻30g，猪苓9g，茯苓9g，白术9g，桂心6g。

【用法】上药共研细末。每服9g，每日2~3次。水调服。也可改用饮片作汤剂，水煎服，各药用量须酌减至汤剂常规剂量。

【功用】清热利水退黄。

【主治】湿热黄疸，湿重于热证。症见身目俱黄，小便不利，头重身困，胸脘痞满，口淡不渴，或便溏腹胀，舌苔厚腻或淡黄，脉濡、稍数或缓。

【方论】本方是在治疗水饮停蓄的五苓散的基础上加入茵陈组成。黄疸从湿得之，此固尽人知之，治湿不利小便非其治，此亦尽人知之。五苓散可利寻常之湿，不能治湿热交阻之黄疸，倍茵陈则湿热俱去矣。先食饮服者，恐药力为食饮所阻故也。

【验案】

加减茵陈五苓散证案：刘某，男，22岁，1959年9月23日初诊。患者于本月10日开始不爱吃饭，腹胀满，双目全身发黄，小便赤涩，大便干燥，舌苔黄腻，脉弱微数。证属外感湿热疫毒，从表入里，肝胆郁而不达，湿热蕴结，外溢肌肤，而致阳黄。治宜泻火利胆，清热利湿。处方：茵陈90g，栀子15g，大黄10g，茯苓10g，猪苓10g，泽泻10g，炒白术10g，炙甘草6g。先煎茵陈，后入诸药，每剂煎取药液200ml，日1剂，分3次服。10月1日二诊：服药3剂，全身黄疸消退，小便微黄，舌苔薄黄，六脉弦。原方去大黄，续服。11月5日三诊：续服3剂，诸症悉除，予以茵陈15g、大枣10g，每日煎煮代茶饮。

【歌括】疸病传来两解方，茵陈末入五苓尝，

　　　　五苓五分专行水，十分茵陈却退黄。

三仁汤

【出处】《温病条辨》

【组成】杏仁15g，飞滑石18g，白通草6g，白蔻仁6g，竹叶6g，厚朴6g，生

薏苡仁 18g，半夏 15g。

【用法】水煎服。

【功用】宣畅气机，清利湿热。

【主治】湿温初起及暑温夹湿之湿重于热证。症见头痛恶寒，身重疼痛，肢体倦怠，面色淡黄，胸闷不饥，午后身热，苔白不渴，脉弦细而濡。

【方论】湿邪伤人，留恋气分，郁遏不达，常波及三焦，而致上焦肺气不宣，中焦脾气不运，下焦肾和膀胱之气化失常，病证繁多，若仅用辛温燥化湿之剂，则每易助热化燥；如用苦寒清燥之品，则药过病所，常致脾伤湿留；唯宜芳香苦辛，轻灵淡渗，流畅气机之品，宣、化、利并进，务使三焦通畅，湿邪分消，湿去而脾不伤，邪除而正亦安，堪称稳妥之法。本方以"三仁"为主药，方中杏仁苦温，善开上焦，宣畅肺气，以通调水道，使湿邪下渗；薏苡仁甘淡，功在疏导下焦，兼能渗湿益脾；白蔻仁芳香苦辛，《本草正义》云"专能上能下，先升后降"，故能转枢中焦，醒脾和胃，振复运化水湿乏机。配以半夏苦温燥湿；厚朴苦辛化湿；滑石、通草淡渗利湿；再用轻灵透利之竹叶，一则宣泄内外之湿，二则清透湿郁所化之热。全方宣、化、利俱备，汇数法于其中，共成宣畅三焦、化气利湿之功，且方中药性和平，无寒热之偏及温燥辛散太过之弊。全方体现了宣上、畅中、渗下，三焦分消的配伍特点，气畅湿行，暑解热清，三焦通畅，诸症自除。

【附方】

1. 藿朴夏苓汤：藿香 6g，半夏 5g，赤苓 9g，杏仁 9g，生薏苡仁 12g，白蔻仁 2g，猪苓 4g，淡豆豉 9g，泽泻 5g，厚朴 3g，水煎服。功用：解表化湿。主治：湿温初起。症见身热恶寒，肢体倦怠，胸闷口腻，舌苔薄白，脉濡缓。

2. 黄芩滑石汤：黄芩 9g，滑石 9g，茯苓皮 9g，大腹皮 6g，白蔻仁 3g，通草 3g，猪苓 9g。水煎服。功用：清热利湿。主治：湿温邪在中焦。症见发热身痛，汗出热解，继而复热，渴不多饮，或竟不渴，舌苔淡黄而滑，脉缓。

三方均能治疗湿温，其中藿朴夏苓汤利湿之中，兼有疏表之用，适于湿温初起，表证较明显者；三仁汤则利湿之中，兼有清热之力，适于湿温初起，湿重热轻者；黄芩滑石汤清热利湿，两者兼顾，适于湿温邪在中焦，湿热并见者。

【歌括】三仁杏蔻薏苡仁，朴通夏草滑竹群，

开上宜中还渗下，湿温初起效堪珍。

甘露消毒丹

【出处】《温热经纬》

【组成】飞滑石 450g，淡黄芩 300g，绵茵陈 330g，石菖蒲 180g，川贝母、木

通各 150g，藿香、连翘、白蔻仁、薄荷、射干各 120g。

【用法】散剂，每服 6~9g；丸剂，每服 9~12g；汤剂，水煎服，用量按原方比例酌定。

【功用】利湿化浊，清热解毒。

【主治】湿温时疫，邪在气分，湿热并重证。症见发热倦怠，胸闷腹胀，肢酸咽痛，身目发黄，颐肿口渴，小便短赤，泄泻淋浊，舌苔白或厚腻或干黄，脉濡数或滑数。

【方论】本方为"治湿温时疫之主方也"。方中诸药辛开肺气于上，芳香化湿于中，淡渗利湿于下，三焦并调。开宣肺气，是启上闸以开水源；芳香化湿，是醒脾气以复脾运；淡渗利湿，是通水道以祛湿浊。纵观治疗中上两焦湿热古方，大多体现这种结构。方中重用滑石、茵陈、黄芩，滑石清热利湿而解暑；茵陈清热利湿而退黄；黄芩清热燥湿，泻火解毒。石菖蒲、藿香辟秽和中，宣湿浊之壅滞；白豆蔻芳香悦脾，令气畅而湿行；木通清利湿热，导湿热从小便而去。热毒上壅，咽颐肿痛，故佐以连翘、射干、贝母、薄荷，解毒利咽，散结消肿。诸药相合，重在清热利湿，兼事芳化行气，解毒利咽，清上、化中、渗下三法俱备，主次分明。使湿邪得去，毒热得清，气机调畅，诸症自除。

【参考】黄疸明显者，可酌情加入生栀子、大黄、虎杖、垂盆草、豨莶草等清利湿热退黄；咽颐肿甚者，可酌情加入山豆根、板蓝根、青果、锦灯笼、玉蝴蝶、胖大海等清热解毒、消肿利咽；湿热入营、谵语舌绛者，可合用清营汤和清宫汤，并酌情加入水牛角、生地、赤芍、丹皮、金银花、玄参、竹叶、丹参、麦冬、莲子心等清心解毒、凉血活血；心慌心悸者，可酌情加入山萸肉、五味子、沙参、麦冬、乌梅等滋养和收敛心之气阴；咳嗽明显者，可酌情加入紫菀、百部、白前、前胡、牛蒡子、瓜蒌、僵蚕、地龙、蝉蜕等宣降肺气、止咳化痰；伴有胸部、胁肋等处疼痛者，可酌情加入海风藤、络石藤、鸡血藤、忍冬藤、红藤、鸡矢藤、威灵仙、僵蚕、地龙、土鳖虫、生水蛭等活血化瘀、通络止痛。

【歌括】甘露消毒蔻藿香，茵陈滑石木通菖，

芩翘贝母射干薄，湿热时疫是主方。

连朴饮

【出处】《霍乱论》

【组成】制厚朴 6g，川连（姜汁炒）、石菖蒲、制半夏各 3g，香豉（炒）、焦栀各 9g，芦根 60g。

【用法】水煎温服。

【功用】清热化湿，理气和中。

【主治】湿热霍乱。症见上吐下泻，胸脘痞闷，心烦躁扰，小便短赤，舌苔黄腻，脉滑数。

【方论】本方为温病苦泄法的代表方，黄连、厚朴相配，能通能泄，既可宣降湿热，又可通降胃腑，恢复中州升降之机，共为君药。豆豉与栀子相配，可增强苦寒泄热燥湿作用，共为臣药；方中芦根用量奇重，取其味甘性寒，清热止呕除烦。《新修本草》谓其"疗呕吐不食"。《玉楸药解》称其"清降肺胃，消荡郁烦，生津止渴，除呕下食，治噎哕懊恼"。可见芦根有良好的清热和胃、止呕除烦之功。石菖蒲芳香化湿而悦脾，半夏燥湿降逆而和胃，增强君药化湿和胃止呕之力，共为佐使之用。以苦寒降泄之品配伍辛开微温等药辛温散湿、苦寒降热，起到清热化湿、理气和中之效。连朴饮虽由王孟英为治疗霍乱而设，而霍乱当今已不多见，但该方组方独特，已不再仅仅局限于治疗慢性胃炎等消化系统疾病，凡是具有湿热阻滞中焦，且并见湿热症状的疾病均可用本方加减治疗。

【歌括】连朴饮用香豆豉，菖蒲半夏焦山栀，
　　　　芦根厚朴黄连入，湿热霍乱此方施。

蚕矢汤

【出处】《霍乱论》

【组成】晚蚕沙 15g，生薏苡仁、大豆黄卷各 12g，陈木瓜 9g，川黄连（姜汁炒）9g，制半夏、黄芩（酒炒）、通草各 3g，焦山栀 4.5g，陈吴茱萸（泡淡）1g。

【用法】水煎服。

【功用】清热利湿，升清降浊。

【主治】湿热内蕴之霍乱。症见吐泻腹痛，肢冷转筋，口渴烦躁，目陷脉伏，舌苔厚黄而干，脉濡数或伏者。

【方论】本方系治霍乱吐泻转筋的常用方。方中晚蚕沙为君药，引浊下趋，化浊归清，主治湿热内蕴之吐泻转筋。木瓜性酸涩，既疏湿热，又敛耗损，化湿和中，舒筋活络；大豆黄卷、生薏苡仁化湿利湿，升清降浊，降浊疏筋，三药共为臣药。佐以黄连、黄芩、焦山栀清热燥湿。使以半夏、陈吴茱萸、黄连、黄芩，辛开苦降，降火止呕；通草疏通经络引热下行。诸药合用，共奏除湿热、复升降、止吐泻、舒转筋骨之效。本方在《霍乱论》中治疗湿热内蕴，霍乱吐泻。根据"异病同治"之理，用于治疗具有湿热内蕴、吐泻转筋之内科杂病也有效。

【歌括】湿热霍乱用蚕矢，木瓜苡仁芩连栀，
　　　　吴萸通草夏豆卷，吐痢腹痛转筋治。

八正散

【**出处**】《太平惠民和剂局方》

【**组成**】车前子、瞿麦、萹蓄、滑石、山栀子仁、甘草（炙）、木通、大黄（面裹，煨，去面，切，焙）各500g。

【**用法**】散剂，每服6~10g，灯心煎汤送服；汤剂，加灯心，水煎服，用量根据病情酌定。

【**功用**】清热泻火，利水通淋。

【**主治**】湿热淋证。症见尿频尿急，溺时涩痛，淋沥不畅，尿色浑赤，甚则癃闭不通，小腹急满，口燥咽干，舌苔黄腻，脉滑数。

【**方论**】本方为治热淋、血淋之常用方。方中以滑石、木通为君药。滑石善能滑利窍道，清热渗湿，利水通淋，《药品化义》谓之"体滑主利窍，味淡主渗热"；木通上清心火，下利湿热，使湿热之邪从小便而去。萹蓄、瞿麦、车前子为臣，三者均为清热利水通淋之常用品。佐以山栀子仁清泄三焦，通利水道，以增强君、臣药清热利水通淋之功；大黄荡涤邪热，并能使湿热从大便而去。甘草调和诸药，兼能清热、缓急止痛，为佐使之用。煎加灯心以增利水通淋之力。本方集大队寒凉降泄之品，泻火与利湿合法，利尿与通腑并行，诸药合用，既可直入膀胱清利而除邪，又兼通利大肠导浊以分消，务使湿热之邪尽从二便而去，共成清热泻火、利水通淋之剂。

【**参考**】现代常用本方治疗尿道炎、膀胱炎、泌尿系结石、急性肾盂肾炎或肾炎等属于湿热证型者。如身热、脉数、便秘，制大黄应改为生大黄，并加蒲公英、金银花。如出现血尿，加旱莲草、小蓟、白茅根。如小腹胀急，加台乌药、川楝子。如有结石，加金钱草、石韦、海金沙、鸡内金。

【**附方**】

五淋散：赤茯苓18g，当归、甘草(生用)各15g，赤芍、山栀各60g。为细末，每服6g，空心食前服。功用：清热凉血，利水通淋。主治：膀胱有热。症见血淋涩痛，或尿如豆汁，或溲如砂石。

【**验案**】

1.八正散（石淋）证案：高某，男，50岁，1992年9月28日就诊。主诉：两侧肾俞穴处时痛，且小腹痛放射至会阴部，排尿困难，茎中痛，尿流时中断，改变体位后又能排尿，已有3天。B超示：膀胱内有0.3cm×0.4cm、0.3cm×0.6cm大小结石两块。尿液镜检红细胞（++）。舌质暗，薄白苔，脉数。证属肾气不足，气化失司，湿热内蕴，尿液煎熬而致石淋。予八正散加味调之。处方：车前子（布包）12g，萹蓄 30g，瞿麦 15g，滑石 15g，木通 10g，灯心草 3g，茯苓 12g，泽泻 12g，金钱草 20g，鸡内金 10g，当归 12g，生地 15g，赤芍 10g，煨大黄 6g，栀子 10g，酒元胡 10g，川楝子 10g，甘草 10g。5 剂，水煎服。嘱用痰盂接小便，观察尿液情况。10 月 3 日二诊：服药 1 日，尿液清，当日下午，腹部及阴茎中剧痛，小便不通，如厕用力小便遂通，尿出麦粒大小砂石两块。其后遂腰腹、小便无不适。为促进其肾与膀胱气化功能，以防再患石淋，嘱服金匮肾气丸，并予石韦 10g、白茅根 10g，代茶饮，每日 1 剂。

2. 八正散（热淋）证案：曾某，女，35 岁，1973 年 8 月 10 日就诊。6 天前即开始腰痛，逐日加重，怕冷怕热，口渴多饮，小便黄赤频数，尿时涩痛，服西药效不显，今日以急性肾盂肾炎转中医就诊。体温 40℃，舌苔黄薄而腻，脉象滑数。肾区叩击痛明显，尿检：黄色，浑浊，蛋白（＋），白细胞（＋＋＋），尿培养 3 次，均有大肠埃希菌生长。证属膀胱气化失司，下焦蕴热。治宜清热利湿通淋。师八正散意化裁。处方：萹蓄 10g，瞿麦 10g，黄柏 20g，栀子 10g，黄芩 15g，忍冬藤 15g，丹皮 10g，生地 30g，草薢 12g，木通 10g，车前子 20g，滑石 12g，甘草 3g，水煎服。8 月 16 日，用药 1 周，腰痛、尿频、尿痛诸症悉除，病臻痊可。予以萹蓄 10g，瞿麦 10g，石韦 10g，白茅根 10g，甘草 3g，代茶饮，每日 1 剂，以固疗效。

【歌括】八正木通与车前，萹蓄大黄栀滑研，

　　　　草梢瞿麦灯心草，湿热诸淋用最好。

二妙散

【出处】《丹溪心法》

【组成】黄柏（炒）、苍术（米泔水浸，炒）各 15g。

【用法】上 2 味为末，沸汤，入姜汁调服。或为丸剂，亦可作汤剂，水煎服。

【功用】清热燥湿。

【主治】湿热下注证。症见筋骨疼痛，或两足痿软，或足膝红肿疼痛，或湿热带下，或下部湿疮、湿疹，小便短赤，舌苔黄腻者。

【方论】本方为治疗湿热下注所致痿、痹、脚气、带下、湿疮等病证的基础方，其清热燥湿之力较强，宜于湿热俱重之证。方中黄柏苦寒，清热燥湿，其性沉降，长于清下焦肾与膀胱之湿热，为治下焦湿热之要药，为君药。"然湿热之邪，虽盛于下，其始未尝不从脾胃而起，故治病者必求其本，清源者必洁其源。"故用苍术辛散苦燥，长于内燥脾湿，又能外散湿邪，为臣药。二药相伍，清热燥湿，标本并治，湿热同除。入姜汁调服，取其辛散以助药力，增强通络止痛之功。

【参考】本方在临床中常根据病证的变化，适当加味用之，如治湿热痿证，可

加豨莶草、五加皮、鹿衔草等，以祛风湿强筋骨；治湿热脚气，可加薏苡仁、木瓜、槟榔等，以渗湿降浊；治湿热带下，色黄黏稠，可酌加芡实、樗根白皮、赤茯苓，以加强健脾渗湿止带之力；治下部湿疮，可加龙胆草、薏苡仁、赤小豆以清湿热，解疮毒。

【验案】

二妙龙胆汤证案：祝某，女，37 岁，1973 年 8 月 6 日就诊。患者外阴及阴道奇痒，时灼热痒痛难忍，坐卧不宁，伴稀薄黄绿色白带，有臭味。本院妇科检查见阴道有散在的红色斑点，后穹窿有多量液性泡沫状分泌物。阴道分泌物镜检发现滴虫。经西药治疗鲜效，故转中医治疗。尚见心中烦热，小便短赤，舌红苔黄腻，脉滑数之候。证属湿热蕴结，病虫滋生。治宜清热燥湿，解毒杀虫。予以二妙龙胆汤。处方：黄柏 10g，苍术 10g，龙胆草 6g，木通 10g，泽泻 10g，生地 10g，当归 10g，车前子（布包）12g，柴胡 12g，生甘草 6g，水煎服。外治方：①苦参蛇床子熏洗剂：苦参 15g，蛇床子 15g，黄柏 15g，川椒 10g，艾叶 10g，木槿皮 15g，小蓟 15g，盐 10g，水煎熏洗外阴。②雄蛇丸：雄黄 3g，蛇床子 15g。上药研末，蜜丸 3g 重，纱布包好留线半尺纳阴道内，晚用晨取。经治 1 周，诸症悉减，续治 1 周，病臻痊可，嘱续用外治法。

【歌括】二妙散中苍柏煎，若云三妙牛膝添，

再加苡仁名四妙，湿热下注痿痹瘥。

第三节　利水渗湿剂

利水渗湿剂，适用于水湿壅盛所致的癃闭、淋浊、水肿、泄泻等证。常用利水渗湿药如茯苓、泽泻、猪苓等为主组成方剂。

五苓散

【出处】《伤寒论》

【组成】猪苓（去皮）、茯苓、白术各9g，泽泻15g，桂枝（去皮）6g。

【用法】散剂，每服 6~10g；汤剂，水煎服，多饮热水，取微汗，用量按原方比例酌定。

【功用】利水渗湿，温阳化气。

【主治】膀胱气化不利之蓄水证。症见小便不利，头痛微热，烦渴欲饮，甚则水入即吐；或脐下动悸，吐涎沫而头目眩晕；或短气而咳；或水肿、泄泻。舌苔

白，脉浮或浮数。

【方论】本方主治病症虽多，但其病机均为水湿内盛，膀胱气化不利。本方原治太阳表邪未解，内传太阳之腑，以致膀胱气化不利，遂成太阳经腑同病之"蓄水证"。外有太阳表邪未解，故发热头痛，苔白脉浮；邪热内传膀胱，气化失常，则小便不利；因水蓄不行，津液不布，而烦渴饮水；由于水蓄于内，不得输布，故水入即吐，即为"水逆证"。治宜利水渗湿为主，兼以温阳化气之法。方中重用泽泻为君，以其甘淡，直达肾与膀胱，利水渗湿。臣以茯苓、猪苓之淡渗，增强其利水渗湿之力。佐以白术、茯苓健脾以运化水湿。《素问·灵兰秘典论》谓"膀胱者，州都之官，津液藏焉，气化则能出矣。"膀胱的气化有赖于阳气的蒸腾，故方中又佐以桂枝温阳化气以助利水，解表散邪以祛表邪,《伤寒论》示人服后当饮暖水，以助发汗，使表邪从汗而解。

【参考】

（1）若水肿兼有表证者，可与越婢汤合用；水湿壅盛者，可与五皮散合用；泄泻偏于热者，须去桂枝，可加车前子、木通以利水清热。

（2）《金匮要略·痰饮咳嗽病脉证并治》曰："假令瘦人，脐下有悸，吐涎沫而颠眩，此水也，五苓散主之。"治疗脐下悸，头颠眩，可用本方。

（3）本方亦可治泄泻。

（4）治疗水肿：此方有化气行水之功，故能治之。

（5）身重疼痛，小便不利者，可用本方。

（6）忍精不泄，流入窍隧而患白浊者，用本方导浊。

（7）《素问·痹论》曰："胞痹者，少腹膀胱按之内痛，若沃以汤，涩于小便，上为清涕。"鼻流清涕，是水液失调征象，多见于阳气不足之人，用本方温阳化气行水，颇为对证。

（8）《张氏医通》曰："五苓散能分水去湿，胸中有停饮，及小儿吐呃欲作痫，五苓散最妙，以中有桂，辛温能散肝脾之结耳。"

（9）《类聚方广义》曰："此方治眼患，略似苓桂术甘汤，而彼以心下悸、心下逆满、胸胁支满、上冲等证为目的；此以发热消渴、目多眵泪，小便不利为目的，二方俱以利小便为治也。"

（10）本方亦治"饮水过多，心下坚痞，咳逆倚息，汤药不下"之证。

（11）尿毒症，出现水入即吐的，用此方每可获效。梅尼埃病，兼见水入即吐者，始有效。

【验案】

桂枝汤合五苓散证案：衣某，男，62岁，1962年11月4日初诊。患者患咳喘病 30 余年，曾在县医院诊为"肺心病"。每因外感风寒而加剧。3 天前因感寒而发。症见发热泛恶，咳吐多量泡沫痰，自汗项强，心悸短气，胸闷不舒，苦冒眩，唇绀肢凉，纳食不馨，口淡不渴，体温 37.5℃，便溏尿少，舌淡，伴印痕，苔白滑，脉细滑。处方：桂枝 12g，白芍 12g，茯苓 12g，猪苓 10g，炒白术 12g，泽泻 10g，五味子 10g，炙甘草 10g，生姜、大枣各 10g 为引。水煎服，稀粥温服。服方 3 剂，恶风、自汗、喘咳、心悸均减。守方 12 剂，诸症悉除，唯劳作时心动悸，胸闷气短。嘱服金匮肾气丸以善后。

【歌括】五苓散里用桂枝，泽茯猪苓白术使，

原治太阳经腹病，宜治脾虚湿盛时。

猪苓汤

【出处】《伤寒论》

【组成】猪苓（去皮）、茯苓、泽泻、阿胶、滑石（碎）各 10g。

【用法】水煎服，阿胶分 2 次烊化。

【功用】利水，养阴，清热。

【主治】水热互结证。症见小便不利，发热，口渴欲饮，或心烦不寐，或兼有咳嗽、呕恶、下利，舌红苔白或微黄，脉细数。又治血淋，小便涩痛，点滴难出，小腹满痛者。

【方论】咳渴呕烦不得眠，得之下利之后，是阴津下迫，阳邪上逆。少阴肾与太阳膀胱，一脏一腑，相为表里，急引少阴之邪，从腑而解，则下利得止，而热去津回。《血证论》云："肾者水脏，化生元气，阴虚不能化水，则小便不利。"《医方集解》云："热上壅则下不通，下不通则热益上壅；又湿郁则为热，热蒸更为湿。"本证为误下后，津液损伤，热未能解，反与水饮结蓄而成。水热蓄于下焦，气化不利，加之阴虚不能化水，则小便不利、短赤灼痛，或膏淋尿浊；下注大肠则见下利；上逆侵肺则咳嗽、咯血；犯胃则呕吐；阴虚火热扰心，则心烦不得眠。渴欲饮水，其因有二：一为津液亏损，二为水饮阻滞，津不上布。故用猪苓汤益阴清热，利水疏浊，使源清而流亦清。方中以猪苓为君，取其归肾、膀胱经，专以淡渗利水。臣以泽泻、茯苓之甘淡，益猪苓利水渗湿之力，且泽泻性寒兼可泄热，茯苓尚可健脾以助运湿。佐入滑石之甘寒，利水、清热两彰其功；阿胶滋阴润燥，既益已伤之阴，又防诸药渗利重伤阴血。五药合方，利水渗湿为主，清热养阴为辅，体现了利水而不伤阴、滋阴而不碍湿的配伍特点。水湿去，邪热清，阴津复，诸症自除。

【参考】本方可用于热淋、血淋、尿血属于水热互结而兼阴虚者。用治热淋，

可加栀子、车前子，以清热利水通淋；用治血淋、尿血，可加白茅根、大蓟、小蓟以凉血止血。用治尿路感染，用猪苓汤加生薏苡仁效果更好；热重，小便不利者，加大黄。

【验案】

猪苓汤证案：吴某，女，47 岁，1989 年 9 月 23 日就诊。患者面睑浮肿，面圆颈粗，胸背肥厚，腹大皮厚而膖，四肢浮肿，按之皮厚，随按随起，身重体倦，自汗出，时有心烦不得眠。舌淡苔白腻，脉弦细。证属脾肺气虚，气阻湿滞。治宜补益脾肺，渗湿消肿。予以猪苓汤合五皮饮治之。处方：猪苓 15g，茯苓 15g，泽泻 15g，阿胶（烊化）10g，滑石 15g，桑白皮 15g，姜皮 10g，陈皮 10g，茯苓皮 15g，大腹皮 10g。水煎服。服药 5 剂，浮肿大减。续服 5 剂，患者欣然告之诸症若失，肿消体健。查舌淡红白薄苔，脉见有力。予以猪苓汤原方加薏苡仁 15g、赤小豆 15g，续服，以善其后。

【歌括】 猪苓汤用猪茯苓，泽泻滑石阿胶并，

　　　　　　小便不利兼烦渴，利水养阴热亦平。

防己黄芪汤

【出处】《金匮要略》

【组成】 防己 12g，黄芪 15g，甘草（炒）6g，白术 9g。

【用法】 作汤剂，加生姜、大枣，水煎服，用量按原方比例酌定。

【功用】 益气祛风，健脾利水。

【主治】 风湿相搏，客在皮肤，一身尽重，四肢少力，关节烦疼，时自汗出，洒淅恶风，不欲去衣，及治风水客搏，腰脚浮肿，上轻下重，不能屈伸。

【方论】 本方是治风水风湿表虚湿重的常用方剂。风湿在表，当从汗解，表气不足，则又不可单行解表除湿，只宜益气固表与祛风行水并施。方中以防己、黄芪共为君药，防己祛风行水，黄芪益气固表，兼可利水，两者相合，祛风除湿而不伤正，益气固表而不恋邪，使风湿俱去，表虚得固。臣以白术补气健脾祛湿，既助防己祛湿行水之功，又增黄芪益气固表之力。佐入姜、枣调和营卫。甘草和中，兼可调和诸药，是为佐使之用。诸药相伍，祛风与除湿健脾并用，扶正与祛邪兼顾，使风湿俱去，诸症自除。

【参考】 腹痛者，加白芍，以缓急止痛；气喘者，加麻黄，以平喘；气上冲者，加桂枝，散寒以降冲逆；寒盛者，加细辛，以温散寒邪；湿盛腰腿重者，加茯苓、苍术，以健脾燥湿；胸腹胀满而痛者，加陈皮、枳壳，以行气宽胸。用于急、慢性肾炎，风湿性心脏病，慢性肾小球肾炎，功能性水肿，围绝经期综合征水肿，

慢性结肠炎伴水肿，风湿性关节等属表虚湿重者。

【附方】

防己茯苓汤：防己 9g，黄芪 9g，桂枝 9g，茯苓 18g，甘草 6g。主治皮水为病，四肢肿，水气在皮肤中，四肢聂聂动者。

【验案】

1.加减防己黄芪汤证案：牟某，男，11 岁，1960 年 9 月 26 日初诊。1 年前因心律异常，在县医院确诊为风湿性心脏病，未行系统治疗。近期出现心悸气短，动则喘息，不能平卧，形寒肢冷，一身悉肿，肢体沉重，伴睾丸亦肿大，胸满，脘痞，纳呆，小便不利，两颧娇红如妆，唇甲略暗，舌胖嫩，苔白滑，脉代而微细。处方：防己 6g，黄芪 20g，白术 10g，木瓜 6g，大腹皮 6g，茯苓皮 6g，桑白皮 6g，木通 6g，车前子 6g，槟榔片 6g，鸡内金 6g，干姜 3g，草豆蔻 6g，厚朴 6g。3 剂，水煎服。9 月 29 日二诊：服药 1 剂，肿消大半，已能平卧。续服 2 剂，水肿全消。嘱灸中脘、关元、内关、足三里、冲阳，为后续之治。

2.尪痹案：张某，男，37 岁，1979 年 10 月 18 日就诊。3 个月前晨起双手多个指关节活动不灵活，对称性关节肿胀，渐及指关节活动受限，近端指关节肥厚。近期关节疼痛加剧。血沉、抗 O 尚正常，类风湿因子弱阳性，外科诊为类风湿关节炎，请中医诊治。查舌淡薄白苔，脉弦。证属肝肾亏虚，营卫失和，风寒湿邪痹阻络脉而致尪痹。治宜调和营卫，温经散寒，疏风活络，燥湿通痹。予《金匮要略》之三附子汤加防己黄芪汤治之。处方：熟附子（先煎 30 分钟）30g，黄芪 18g，当归 15g，桂枝 10g，制白芍 30g，白术 12g，防风 12g，羌活 12g，独活 12g，防己 12g，川断 12g，生薏苡仁 24g，炙甘草 18g，生姜 3 片、大枣 4 枚为引。水煎服。10 月 29 日二诊：服药 10 剂，诸症豁然，关节肿胀疼痛消失，唯仍有"晨僵"之症，嘱续服中药，予原方加穿山龙 30g、伸筋草 15g、透骨草 15g、络石藤 20g、鸡血藤 20g。11 月 20 日三诊：续服 20 剂，诸症悉除，实验室检查无异常。嘱用鬼针草、杨树枝各 60g，煎汤浴足熏洗之，以作固效之施。

【歌括】防己黄芪金匮方，白术炙草大枣姜，

表虚湿重尿不利，汗出恶风身重康。

五皮散

【出处】《华氏中藏经》

【组成】陈皮 9g，茯苓皮 24g，生姜皮 6g，桑白皮 9g，大腹皮 9g。

【用法】水煎服。

【功用】利湿消肿，利气健脾。

【**主治**】一身悉肿，肢体沉重，心腹胀满不适，上气喘急，小便不利，以及妊娠水肿等，舌苔白腻，脉缓。

【**方论**】本方为治皮水的通用方。水肿一证，多与肺、脾、肾三脏相关。本方既健脾运化，利水渗湿，又肃降肺气，通调水道，故有理气、消肿、健脾之效。由于方中五药皆用其皮，以治皮水之证，取"以皮治皮"之意，故称五皮饮。以茯苓皮的甘淡，实脾土而利水，生姜皮的辛散，宣胃阳而散水；大腹皮的辛温，行气宽胀，利水退肿，三味为行水主药。陈皮利气调中，醒脾化湿，令气行则水行，脾健而防水之堤自固，故本品不仅是生姜、茯苓、大腹皮化湿理气之助，也是振奋脾阳、调理中焦的主药。此证不仅水邪外泛作肿，且又水泛高原而呈上气喘急，故配桑白皮泻肺以清水源，令源清流自洁，气降喘自宁。

【**参考**】本方所治的水肿，以皮色光亮、水在皮肤为其辨证要点。偏热者，加车前子、薏苡仁、防己清利湿热；偏虚者，加防己、黄芪、白术以实脾利水；偏实者，加牵牛、槟榔、防己、椒目、葶苈子以疏利二便；腹中胀满者，加莱菔子、厚朴、麦芽以消滞行气。

【**验案**】

五皮胃苓汤证案：曲某，女，38 岁，1981 年 2 月 28 日就诊。从去年底全身浮肿，按之随手即起。纳食呆滞，胃脘疼痛，气逆上冲，大小便尚正常，怕冷畏寒无汗，舌淡白苔，六脉沉濡。证属脾土失运，气郁失渗，发为浮肿。师五皮饮合胃苓汤意化裁。处方：茯苓 12g，猪苓 12g，党参 15g，苍、白术各 12g，桂枝 6g，陈皮 15g，桑白皮 15g，焦三仙各 10g，广木香 10g，苏梗 6g，大腹皮 15g，茯苓皮 15g，生姜皮 15g，厚朴 10g，炒莱菔子 10g，芦根 15g，鸡内金 6g，香附 10g。5 剂，水煎服。3 月 5 日二诊：药后诸症若失，仍宗原意续服。3 月 20 日三诊：续服中药 10 剂，病臻痊可。师唐代王冰蜀脂粥法：黄芪 10g，甘草 2g，小麦 30g。前 2 味药煎水煮麦作粥服，以益气健中州之法，则可不为风侵，不为湿困，俾气化有序，而无浮肿之发。

【**化裁**】

1.**五皮散**（《太平惠民和剂局方》）：较本方多五加皮、地骨皮，少桑白皮、陈皮。主治基本相同，唯行气之力较弱。

2.**五皮饮**（《麻科活人全书》）：较本方多五加皮，少桑白皮。主治亦大致相同，但五加皮性较温，能通经络而祛风湿，皮水而身痛者用之为宜。

3.**全生白术散**：本方去桑白皮，加白术。治妊娠水肿，症见面浮肢肿，面色萎黄，食少便溏，口淡尿少，脉虚大而滑，属脾虚者，用本方理脾行水，疗效甚佳。

4.**加减五皮饮**：茯苓皮、大腹皮、五加皮、桑枝、防己、苍术、建菖蒲、茵陈。水煎温服。用治妊娠胸满心悸，肢体浮肿，腰酸腿软，苔白腻，脉沉滑者。

【歌括】五皮饮用五般皮，陈茯姜桑大腹皮，

或用五加易桑白，脾虚肤胀此方司。

第四节　温化水湿剂

温化水湿剂适用于湿从寒化和阳不化水之痰饮、水肿、痹证以及寒湿脚气等证，常用温阳药与利湿药如桂枝、附子、茯苓、白术等为主组成方剂。

苓桂术甘汤

【出处】《金匮要略》

【组成】茯苓 12g，桂枝（去皮）9g，白术、甘草（炙）各 6g。

【用法】水煎服。

【功用】温阳化饮，健脾利湿。

【主治】中阳不足之痰饮。症见胸胁支满，目眩心悸，短气而咳，舌苔白滑，脉弦滑或沉紧。

【方论】本方为治疗痰饮病之主方。仲景云："病痰饮者，当以温药和之。"故治当温阳化饮，健脾利水。本方重用甘淡之茯苓为君，功能健脾利水，渗湿化饮。既能消除已聚之痰饮，又善平饮邪之上逆。桂枝为臣，功能温阳化气，平冲降逆；苓、桂相合，为温阳化气，利水平冲之常用组合。白术为佐，功能健脾燥湿，苓、术相须，为健脾祛湿的常用组合，体现了调治生痰之源以治本之意；桂、术同用，也是温阳健脾的常用组合。炙甘草用于本方，其用有三：一可合桂枝以辛甘化阳，以襄助温补中阳之力；二可合白术益气健脾，崇土以利制水；三可调和诸药，功兼佐使之用。四药合用，温阳健脾以助化饮，淡渗利湿以平冲逆，全方温而不燥，利而不峻，标本兼顾，配伍严谨，为治疗痰饮病之和剂。

【参考】

（1）吉益东洞云："苓桂术甘汤，治心下悸，上冲，起则头眩，小便不利者。"此方治眩晕之圣剂也。

（2）尾台榕堂云："苓桂术甘汤，治痰饮家眼睛生长云翳，昏暗疼痛，上冲眩晕，眼睑肿，多有眵泪，加苤苢，用之其效甚佳。应以心胸动悸，胸胁支满，心下逆满等症为主。治雀目症，亦有奇效。"

（3）慢性胃病如有积水，多用此方。本方应用极广泛。消化道病引发眩晕多

与心下逆满同现，多有"心下震水音"。胃下垂、胃潴留多见此证。胃切除后的"倾倒征"也可见此证。表现为消化道症状伴有自主神经失调症状者亦可用本方。

【附方】

1. 甘草干姜茯苓白术汤（肾着汤）：炙甘草、炮干姜、茯苓、白术。主治肾着之病，其人身体重，腰中冷，如坐水中，形如水状，反不渴，小便自利，饮食如故，病属下焦，身劳汗出，衣里冷湿，久久得之，腰以下冷痛，腹重如带五千钱。

2. 定悸饮：茯苓 18g，桂枝 10g，白术 12g，甘草 6g，吴茱萸 6g，牡蛎 15g，桑白皮 10g。此方治间歇性心悸。用于治疗阵发性心动过速，效果更佳。

【验案】

苓桂术甘汤证案：谢某，女，36 岁，1974 年 10 月 27 日就诊。2 周前以急性心包炎入内科治疗。经西药治疗诸症悉减，然心包积液未解，请中医会诊。患者自述仍心慌心悸，呼吸急促，胸胁支满，疲乏无力。查舌下赤络紫暗，舌淡红白薄苔，脉滑。证属脾肾阳虚，气化失司，水气凌心。立益脾肾，温心阳，达宗气之法。师苓桂术甘汤意。处方：茯苓 30g，桂枝 15g，炒白术 10g，炙甘草 10g。水煎服。服药 15 剂，心包积液诸症消失。

【化裁】

（1）各种眩晕（如：心脏病、脑供血不足、颈椎病、梅尼尔病、耳源性等所致）用苓桂术甘汤合泽泻汤合温胆汤合桂甘龙牡汤可加葛根或丹参、人参。效果显著。

（2）本方合四物汤加龙牡为镇眩汤，对耳、眼、胃、椎动脉供血不足等引起的眩晕有效。

（3）本方合四物汤为连珠饮，治贫血致动悸，呼吸困难，颜面浮肿。

（4）本方加川芎、大黄为应钟散，治高血压引起的气之上冲、肩酸痛、眩晕、头痛、心动悸。

（5）低血压及眩晕用苓桂术甘汤合四逆散合生脉饮合芍药甘草汤，效果显著。

（6）苓桂术甘汤方祖出桂枝甘草汤，此其所以治耳聋，不仅治耳聋且能治耳鸣。

【歌括】苓桂术甘化饮剂，温阳化饮又健脾，

饮邪上逆胸胁满，水饮下行悸眩去。

真武汤

【出处】《伤寒论》

【组成】茯苓、芍药、生姜（切）、附子（炮，去皮，破八片）各 9g，白术 6g。

【用法】水煎服。

【功用】温阳利水。

【主治】阳虚水泛证。症见畏寒肢厥，小便不利，心下悸动不宁，头目眩晕，身体筋肉瞤动，站立不稳，四肢沉重疼痛，浮肿，腰以下为甚，或腹痛，泄泻，或咳喘呕逆。舌质淡胖，边有齿痕，舌苔白滑，脉沉细。

【方论】本方为温阳利水之基础方，又称玄武汤。玄武为北方镇水之神，因有扶阳驱寒镇水之功，所以名为真武汤。用于少阴阳虚有寒，水气不化等证，《伤寒论》谓腹痛小便不利，此为有水气，指出了本方正的病机关键所在。阴虚阳亢者多动风，阳衰阴盛者每多动水。阳虚动水，一般用苓桂剂进行治疗。如果病及于肾，阳气虚衰，心悸头眩站立不稳振振欲擗地，则必须用真武汤进行治疗。服用真武汤后，肾阳得温，而水气犹未能尽化，则又可能用苓桂剂温药和之。本方以附子为君药，本品辛甘性热，用之温肾助阳，以化气行水，兼暖脾土，以温运水湿。臣以茯苓利水渗湿，使水邪从小便去；白术健脾燥湿。佐以生姜之温散，既助附子温阳散寒，又合苓、术宣散水湿。白芍亦为佐药，其义有四：一者利小便以行水气，《本经》言其能"利小便"，《名医别录》亦谓之"去水气，利膀胱"；二者柔肝缓急以止腹痛；三者敛阴舒筋以解筋肉瞤动；四者可防止附子燥热伤阴，以利于久服缓治。

【参考】

（1）前列腺肥大：中年以上，前列腺肥大，小便不利，审属阳虚湿滞，用此方可获效。

（2）慢性肾炎：面色㿠白，形寒肢冷，周身浮肿，尿少腹胀，纳减、呕恶，甚则咳逆上气不能平卧，苔白脉细者，此方加桂枝、泽泻、大腹皮。

（3）风湿：关节不红不肿，或只肿不红，关节疼痛，遇寒加剧，属于寒湿型者，本方加桂枝、麻黄、细辛、防己、薏苡仁、川芎、姜黄。

（4）风湿性心脏病：面色晦暗，咳嗽喘急，面浮，重者不得卧，脉结代，或沉细而数。本方加防己、黄芪、葶苈，增强行水之功。如喘息不得卧，自汗出者，可加人参、五味子以益气固脱。

（5）高血压病：眩晕头痛，耳鸣心悸，行动气急，夜尿增多，筋惕肉瞤，本方加牛膝、桑寄生、泽泻。

（6）冠心病：症见心痛、短气、心悸、自汗，形寒肢冷者，本方加瓜蒌壳、薤白、半夏以通阳宣痹。

（7）肺源性心脏病：咳、喘、心悸，吐痰清稀者，本方加陈皮、半夏、桂枝以温阳化气、祛痰行水，有较好疗效。生姜换为干姜，效力更强。若病情严重，症见心悸、气喘、不得平卧，尿少身肿，下肢尤甚，四肢厥冷，面色灰暗，舌质淡胖，苔滑腻，脉沉细者，本方合五苓散同用。

（8）充血性心力衰竭：症见心悸，气喘，畏寒肢冷，腰酸、尿少，面色苍白或青紫，全身浮肿，舌淡苔白、脉沉细或结或代者。本方生姜换为干姜，加桂枝、泽泻，增强温阳利水功效。或加人参，增强强心作用。

（9）心动过缓或阵发性心动过速：具备本方证者，用此方有效。

（10）小儿麻痹症：症见患肢不温，或较健肢稍冷，沉重不用，疼痛，食欲减退或正常，舌质淡，苔白滑，脉沉细者，投以此方，可以获效。肢冷甚者，生姜改为干姜。远期患儿，配伍舒筋活血的牛膝、当归、红花、丹参。

（11）中焦虚寒，呕吐或腹泻，审属阳虚水湿为患，用本方为基础，呕加吴茱萸、半夏；泻加赤石脂，生姜改为干姜。

（12）阳虚感冒：鼻流清涕，或咳，畏寒怯冷，不能用解表剂者，用此方以温阳，俾阳气振奋，水液通调，则清涕自止，感冒自愈。

（13）过汗亡阳，或产后阳虚，自汗不止，用本方加黄芪、当归、人参、五味、牡蛎以温阳益气，固表敛汗。

（14）风丹：遇冷即发，周身起风团块，奇痒难禁，或兼见腹痛，审属阳虚，可用此方。或与桂枝汤合用。

（15）眩晕：审属少阴阳虚，水邪上干清阳机制者，投以本方，可以获效。

【验案】

1.**加味真武汤证案（眩晕）**：于某，男，59岁，1974年10月15日就诊。既往有高血压病史10余年。现症见头旋目眩，肉瞤心悸，形体肥胖，肢体浮肿，腰膝酸软，小便频而短，大便较稀，胸闷短气，纳呆，体倦，神疲、心烦。舌淡红伴印痕，苔白薄，脉沉迟，左关脉弦。血压190/110mmHg。证属肾元不足，阴阳双亏。治宜温肾壮阳，养血益阴。予加味真武汤调治之。处方：制附子10g，白术15g，茯苓12g，白芍12g，石决明18g，生龙牡各30g，天麻10g，女贞子15g，旱莲草15g，杜仲12g，桑寄生12g，枸杞15g，生姜3片，水煎服。药用4剂后，眩晕、肉瞤、心悸、胸闷、浮肿、纳呆诸症悉减，时有心烦，脉沉迟，血压180/109mmHg。仍宗原法，予上方加莲子心10g。水煎服。迭进8剂，诸症豁然，血压仍高，仍宗原意，继服中药。续进12剂，诸症悉除，血压稳定。舌淡红薄白苔，脉沉缓，血压150/90mmHg。给予附子10g、石决明18g、白芍10g、夏枯草10g，水煎服，以善其后。

2.**加味真武汤证案（水肿）**：刘某，女，52岁，1973年11月7日就诊。患慢性风湿性心脏病伴二尖瓣关闭不全20余年，心电图示：左心室肥大。症见全身浮肿，小便不利，形寒肢冷，自汗出，心悸气短，呼吸喘急，咯吐泡沫痰涎，胸胁支满，不能平卧，眩晕，两颧娇红如妆，舌淡胖嫩，苔白滑，脉微细而代。证属阳气虚衰，气化失司，水饮内停，上泛心肺。治宜温阳逐饮，化气行水，佐以宁心定悸。师真武汤合桂苓五味甘草汤加味治之。处方：茯苓 15g，炒白术 10g，制白芍 15g，制附子 10g，桂枝 12g，五味子 12g，泽泻 20g，红参 10g，丹参 10g，炙甘草 10g，生姜 3 片、大枣 4 枚，为引。水煎服。服药 5 剂，肿始消，呼吸尚平稳，已可平卧。予原方加黄精 12g，赤灵芝 10g，水煎服。续服 10 剂，全身水肿消退，呼吸均，可平卧，予以上方制成散剂，每次 10g，日 3 次服。

【化裁】

1. **附子汤**：本方去生姜，重用附、术，并伍以人参，重在温补脾阳而祛寒湿。主治：少阴病，得之一二日，口中和，其背恶寒者，少阴病，身体痛，手足寒，骨节痛，脉沉者。

2. **苓术汤**：附子、干姜、白术、茯苓、泽泻、桂心。水煎服。治冒暑遭雨，暑湿郁发，四肢不仁，半身不遂，骨节离解，缓弱不收，或入浴晕倒，口眼㖞斜，手足弹曳。

3. **附子八物汤**：附子、白术、白芍、茯苓、生姜、桂枝、甘草、人参。水煎服。主治：①风湿历节，四肢疼痛如槌锻不可忍。②肤腠不密，易冒风湿，身体烦疼，不能屈伸，多汗恶风，头目昏重，项背强急，手足时厥，周身麻痹，肢体微肿。③风湿，体痛欲折，肉如锥刀所刺。

【歌括】真武汤壮肾中阳，附子苓术芍生姜，
　　　　　总因水停肢体肿，脾肾虚寒正可商。

实脾散

【出处】《重订严氏济生方》

【组成】厚朴（去皮，姜制，炒）、白术、木瓜（去瓣）、木香（不见火）、草果仁、大腹子、附子（炮，去皮脐）、白茯苓（去皮）、干姜（炮）各 30g，甘草（炙）15g。

【用法】加生姜 5 片、大枣 1 枚，水煎服，用量按原方比例酌减。

【功用】温阳健脾，行气利水。

【主治】脾肾阳虚，水气内停之阴水。症见身半以下肿甚，手足不温，口中不渴，胸腹胀满，大便溏薄，舌苔白腻，脉沉弦而迟者。

【方论】本方又名实脾饮。针对脾阳虚衰、土不制水、泛溢肌肤，证属里、虚、寒之阴水而设。张秉成曰："治水当以实脾为首务也""治阴水先实脾"。本方以温阳健脾为主，土实则水治，故方名"实脾"，体现了治病求本旨意。方中干姜、附子、白术、甘草、大枣、草果温中祛寒，扶阳抑阴，使脾阳健运，水湿得以温化，

水去则肿自退，故该方不以利水药为主。然水湿内阻气机，土虚木贼，故又当行气助利水，扶土抑木。方中茯苓、大腹子、木香、木瓜宽中降逆、行气导水，使气行湿化。诸药合用，温阳健脾、行气利水。但方中温阳行气之药有余，扶正益气之力不足，对阴水寒胜而气滞者相宜；若见少气声微，正气过虚者，《医宗金鉴》主张配用附子理中丸，重用茯苓，温补元气以行水。方中用甘草，虽能泥膈满中，于水肿不合，但一取其实脾，二是与茯苓、大腹皮、木香等同用，则泥膈之性衰，实脾之用存。故汪昂曰："甘草得茯苓则不资满而反泄满"，一开一合，深得配伍之妙。

【参考】若气短乏力，倦惰懒言者，可加黄芪补气以助行水；小便不利，水肿甚者，可加猪苓、泽泻以增利水消肿之功；大便秘结者，可加牵牛子以通利二便。

【验案】

实脾饮证案：泮某，女，31岁，1959年12月26日初诊。患者患肝硬化腹水，西药治疗罔效，转由中医治疗。症见心下痞满，腹胀如鼓，按之如囊裹水，胸闷胁胀，纳呆，四肢不温，下肢浮肿，神疲肢倦，心中懊恼，肤色晦暗略黄，小便短少，大便不畅且不实，舌淡苔白腻，脉沉迟。处方：制附子6g，干姜6g，炒白术10g，厚朴6g，木瓜10g，槟榔10g，茯苓10g，猪苓10g，草果10g，木香6g，栀子10g，鸡内金10g，杭白芍10g，姜皮10g，茯苓皮10g，陈皮10g，大腹皮10g。水煎服。12月30日二诊：服药4剂，鼓胀、水肿明显消退，小便清长。仍大便不畅，调方如下：麻仁10g，郁李仁6g，川军12g，厚朴6g，栀子10g，杭白芍10g，郁金10g，制鳖甲10g，鸡内金10g，茵陈蒿20g，槟榔10g，茯苓10g，猪苓10g，茯苓皮10g，姜皮10g，大腹皮10g，陈皮10g，桃仁6g，茜草10g。水煎服。1960年1月16日三诊：续服10剂，诸症悉除。予以鳖甲煎丸方作散剂续服，乃作"未乱"之治。

【歌括】实脾苓术与木瓜，甘草木香腹皮加，
　　　　草果附姜兼厚朴，虚寒阴水效堪夸。

鲤鱼汤

【出处】《备急千金要方》

【组成】鲤鱼1条（重1000g），白术15g，生姜、芍药、当归各9g，茯苓12g，陈皮9g。

【用法】上6味，以水先将鱼煮熟，澄清，纳诸药，煎取600ml。分5次服。

【功用】健脾利水，和血养胎。

【主治】妊娠腹大，胎间有水气，通身肿满。

【方论】本方证属脾不运湿，湿聚水停为肿。法当健脾利水，复其运化之常。方用鲤鱼行水消肿，《神农本草经》谓"治水肿脚满"；《名医别录》谓"治怀妊身肿及胎气不安"。白术、茯苓、生姜健脾除湿，陈皮芳化利气，令脾运健则水自行，水既行而肿自消。水肿见于妊娠，故配当归、白芍和血养胎，如此组合，有利无弊。如有阳虚症状可加肉桂少许作为温阳化气之助。

【歌括】《千金》传下鲤鱼汤，归芍苓术橘生姜，

　　　　妊娠水肿脾不运，健脾和肝法最良。

萆薢分清饮

【出处】《丹溪心法》

【组成】萆薢、乌药、益智仁、石菖蒲各 9g。

【用法】上药各等份，共研粗末，每取 15g，加盐一捻，水煎，食前服。

【功用】温肾利湿，分清化浊。

【主治】肾气虚弱，湿浊下注，膏淋，白浊。症见小便频数，浑浊不清，白如米泔，稠如膏糊，舌淡，脉细涩。

【方论】本方所治白浊，乃由下焦虚寒，湿浊不化所致。下焦虚寒，气化不利，肾失封藏，膀胱失约，故小便频数，尿浊如米泔，或如脂膏。治宜温暖下元，利湿化浊。方中萆薢利湿而分清化浊，为治白浊之要药，故以为君。石菖蒲辛香苦温，化湿浊以助萆薢之力，兼可祛膀胱虚寒，用以为臣，《本草求真》谓石菖蒲能温肠胃，"肠胃既温，则膀胱之虚寒小便不禁自止"。二药相伍，总以祛湿浊为主，故佐入益智仁、乌药温肾散寒。益智仁能补肾助阳，且性兼收涩，故用之温暖脾肾，缩泉止遗；乌药温肾散寒，除膀胱冷气，治小便频数。入盐煎服，取其咸以入肾，引药直达下焦，用以为使。《丹溪心法》云："一方加茯苓、甘草"，则其利湿分清之力益佳。综观全方，利湿化浊以治其标，温暖下元以顾其本。

【化裁】

萆薢分清饮（《医学心悟》）：即本方去乌药、益智仁，加黄柏、茯苓、白术、丹参、莲子心、车前子组成。功用：清热胜湿。主治：膏淋属于湿热下注，症见小便浑浊、淋涩刺痛、舌苔黄腻。

【歌括】萆薢分清石菖蒲，草梢乌药智仁具。

　　　　或益茯苓盐煎煮，淋浊留连此方除。

第五节　祛风胜湿剂

祛风胜湿剂，适用于外感风湿所致的头痛，身痛，腰膝顽麻痹痛，以及脚气足肿等，常用祛风湿药如羌活、独活、防风、秦艽为主组成方剂。

羌活胜湿汤

【出处】《内外伤辨惑论》

【组成】羌活、独活各 6g，藁本、防风、甘草（炙）各 3g，蔓荆子 2g，川芎1.5g。

【用法】作汤剂，水煎服。

【功用】祛风，胜湿，止痛。

【主治】风湿在表之痹证。症见肩背痛不可回顾，头痛身重，或腰脊疼痛，难以转侧，苔白，脉浮。

【方论】本方为治疗湿伤于表所致头身重痛之剂。方中羌活、独活共为君药，二者皆为辛苦温燥之品，其辛散祛风，味苦燥湿，性温散寒，故皆可祛风除湿、通利关节。其中羌活善祛上部风湿，独活善祛下部风湿，两药相合，能散一身上下之风湿，通利关节而止痹痛。臣以防风、藁本，入太阳经，祛风胜湿，且善止头痛。佐以川芎活血行气，祛风止痛；蔓荆子祛风止痛。使以甘草调和诸药。综观全方，以辛苦温散之品为主组方，共奏祛风胜湿之效，使客于肌表之风湿随汗而解。服后若微发其汗，效果更佳，能使风湿尽去，诸痛则止。

本方与九味羌活汤均可祛风胜湿，止头身痛。但九味羌活汤解表之力较本方为著，且辛散温燥之中佐以寒凉清热之品，故主治外感风寒湿邪兼有里热之证，以恶寒发热为主，兼口苦微渴；本方善祛一身上下之风湿，而解表之力较弱，故主治风湿客表之证，以头身重痛为主，表证不著。

【参考】对于临床中常见的风湿性关节炎、类风湿关节炎、骨质增生、腰椎间盘突出、强直性脊柱炎、腰背筋膜炎、肩周炎、颈椎病、面神经麻痹等属于风寒湿邪在表的病证，都可以用羌活胜湿汤治疗。对神经衰弱之体沉头重或失眠症有效。

《内外伤辨惑论》中注云："如身重，腰沉沉然，经中有寒湿也，加酒洗防己五分，轻者附子五分，重者川乌五分。"

【化裁】

（1）本方去独活、蔓荆、川芎、甘草，加升麻、苍术，名羌活除湿汤。治风湿相搏，一身尽痛。

（2）本方去川芎，加黄芪、当归、苍术、升麻，名升阳除湿汤。治水疝肿大，阴汗不绝。再加麦芽、神曲、猪苓、泽泻，除当归、黄芪，亦名升阳除湿汤，治脾虚泻痢。

【歌括】 羌活胜湿草独芎，蔓荆藁本与防风，

湿邪在表头腰痛，发汗升阳有奇功。

独活寄生汤

【出处】《备急千金要方》

【组成】 独活 9g，桑寄生、杜仲、牛膝、细辛、秦艽、茯苓、肉桂心、防风、川芎、人参、甘草、当归、芍药、干地黄各 6g。

【用法】 水煎服。

【功用】 祛风湿，止痹痛，益肝肾，补气血。

【主治】 痹证日久，肝肾两虚，气血不足证。症见腰膝疼痛、痿软，肢节屈伸不利，或麻木不仁，畏寒喜温，心悸气短，舌淡苔白，脉细弱。

【方论】 本方是治疗颈肩腰腿痛首选之方，疗效卓著。方中重用独活辛苦微温，入足少阴肾经，祛风化湿，蠲痹去痛；桑寄生苦平，入肝肾经，强筋骨，补肝肾，祛风湿，《本经》谓其"主腰痛"，以上二味共为君药。臣以杜仲甘辛温，滋肝补肾，强筋健骨；《本经》谓其"主腰脊痛""坚筋骨"；牛膝苦酸平，补肝肾，强腰膝，且能活血，通利关节，《本经》谓其"主寒湿痿痹，四肢拘挛，膝痛不可屈伸"。佐以人参、茯苓、甘草益气扶正，所谓"祛邪先补正，正旺邪自除"；川芎、当归、芍药、地黄养血和营，所谓"治风先治血，血行风自灭"；又有细辛发散少阴经风寒，使邪溢出；秦艽、防风祛风胜湿，蠲痹止痛。桂心入肝肾血分，以散阴寒；独活为少阴引经药，故又为使药。诸药配伍，标本兼济，扶正祛邪，使肝肾强而痹痛愈，血气足而风湿除，该方用意颇为周到。

【参考】 本方以四肢麻木、疼痛、腰膝酸软为辨证要点。现代临床常用于治疗坐骨神经痛、腰背或四肢的关节痛、慢性劳损、骨关节炎、类风湿关节炎、强直性脊柱炎、腰椎骨质增生、脊髓灰质炎、颞颌关节紊乱综合征、下肢象皮肿、输精管结扎术后的痛性结节等。如见关节肿胀者，加车前子、防己；肢体麻木者，加天麻、白附子；疼痛甚者，加制川乌、延胡索、没药、乳香、地龙、红花、白花蛇；寒邪偏重者，加附子；病程日久者，加丹参；正虚不甚者，减地黄、人参；

湿邪偏重者，加防己等。

【附方】

三痹汤：川续断、杜仲（去皮，切，姜汁炒）、防风、桂心、细辛、人参、白茯苓、当归、白芍药、甘草各30g，秦艽、生地黄、川芎、川独活各15g，黄芪、川牛膝各30g。用法：加姜3片，大枣1枚，水煎服。功用：益气活血，祛风除湿。主治：痹证日久耗伤气血证。症见手足拘挛，或肢节屈伸不利，或麻木不仁，舌淡苔白，脉细或脉涩。

【验案】

独活寄生汤证案：马某，男，47岁，1974年10月24日就诊。患者全身大小关节疼痛7年之久，游走不定，项强肩硬，腰背活动受限，时有肌肉麻痛，经拍片诊为腰椎轻度肥大增生，血压150/110mmHg左右，舌淡苔白薄，脉沉弦而弱。证属风寒湿侵袭，痹阻经络，而致关节屈伸不利，尤以风邪偏胜，故成行痹。治宜祛风散寒，通络逐瘀，佐以和营卫，补气血。师独活寄生汤意化裁。处方：独活12g，桑寄生24g，防风10g，黄芪30g，熟地15g，当归30g，赤芍12g，桃仁12g，红花10g，麻黄10g，桂枝10g，细辛3g，熟附子10g，姜黄10g，秦艽10g，牛膝3g，鹿角片15g，海桐皮30g，茜草12g，桑枝30g，炙甘草12g，生姜3片、大枣4枚为引，5剂，水煎服。11月6日二诊：服药10剂，双腕、双膝、双踝关节仍呈游走性疼痛，处方如下：黄芪30g，桂枝10g，麻黄10g，防风10g，桃仁12g，红花10g，当归15g，赤芍12g，熟地30g，羌独活各10g，秦艽10g，姜黄10g，牛膝12g，海桐皮30g，制川乌10g，灵仙10g，松节12g，没药6g，细辛3g，炮甲5g，炙甘草12g，桑枝30g，大枣4枚为引。4剂，水煎服。11月12日三诊：服上药后，全身疼痛减轻，遇冷天感觉也减，前方加白芷10g、防己10g、白术15g，水煎服。11月26日四诊：服药10剂，诸症豁然，病臻痊可。予以十全大补丸以善其后。

【歌括】 千金独活寄生汤，苓桂芎归芍地黄，

参草艽防辛膝杜，冷风顽痹此方尝。

鸡鸣散

【出处】《朱氏集验方》

【组成】 槟榔7枚，陈皮、木瓜各30g，吴茱萸6g，桔梗15g，生姜（和皮）15g，紫苏茎叶9g。

【用法】 水煎两次相和，凌晨空腹冷服。

【功用】 行气降浊，温化寒湿。

【**主治**】脚气。人感风湿，流注脚足，痛不可忍，用索悬吊，叫声不绝，筋脉肿大。

【**方论**】本方以"著者行之"为组方原则，有"开上、导下、疏中"之用。"鸡鸣"是指服药时间，五更鸡鸣乃阳升之时，取阳升则阴降之意，规定服药时间之意主要是取其空腹服药易于发挥，可使寒湿之邪随阳气升发而散。但现在也不再强调鸡鸣冷服，同样可取得满意疗效，所谓"继承不泥古，发扬不离宗"也。为提高疗效，可加五苓散之类佐之，以期药到病除。方中槟榔行气逐湿；木瓜化湿通络，陈皮理气燥湿；紫苏叶、桔梗宣通气机；吴茱萸、生姜温散寒邪。共奏行气降浊、化湿通络之功。

【**参考**】关于脚气，有三种认识：①西医将足部真菌感染引起的常见皮肤病称为脚气，实际是足癣。②因维生素 B_1 缺乏引起的全身性疾病，西医称为脚气病。③传统中医对脚气病的定义：晋代葛洪之《肘后备急方》首先提及脚气病，又称脚弱。因外感湿邪风毒，或饮食厚味所伤，积湿生热，流注腿脚而致病。其症先见腿脚麻木，酸痛，软弱无力，或挛急，或肿胀，或萎枯，或发热，进而入腹攻心，小腹不仁，呕吐不食，心悸，胸闷，气喘，神志恍惚，语言错乱等。但临床观察发现，只要下肢肿胀沉重不适，均可用鸡鸣散辨证治疗。

【**歌括**】鸡鸣散是绝奇方，苏叶茱萸桔梗姜，
　　　　　瓜橘槟榔煎冷服，脚气浮肿效果良。

第十七章　祛痰剂

凡以祛痰药为主组成，具有消除痰涎作用，用于治疗各种痰病的方剂，统称祛痰剂。属"八法"中的"消法"。痰病的范围很广，临床表现多样，《医方集解》曰："在肺则咳，在胃则呕，在头则眩，在心则悸，在背则冷，在胁则胀，其变不可胜穷也。"常见的病证有咳嗽、喘促、头痛、眩晕、胸痹、呕吐、中风、痰厥、癫狂、惊痫，以及痰核、瘰疬等。

痰病的种类较多，就其性质而言，可分湿痰、热痰、燥痰、寒痰、风痰等。因此，祛痰剂相应地分为燥湿化痰剂、清热化痰剂、润燥化痰剂、温化寒痰剂和化痰息风剂等五类。

第一节　燥湿化痰剂

燥湿化痰剂，适用于湿痰证。湿痰多由脾失健运，湿郁气滞所致。症见咳吐多量稠痰，痰滑易咯，胸脘痞闷，恶心呕吐，眩晕，肢体困重，食少口腻，舌苔白腻或白滑，脉缓或滑等。常用燥湿化痰药如半夏、南星等为主，配伍健脾祛湿及理气之品，如白术、茯苓及陈皮、枳实等组成方剂。

二陈汤

【出处】《太平惠民和剂局方》

【组成】半夏（汤洗 7 次）、橘红各 15g，白茯苓 9g，甘草（炙）4.5g。

【用法】加生姜 7 片，乌梅 1 个，水煎温服。

【功用】燥湿化痰，理气和中。

【主治】湿痰证。症见咳嗽痰多，色白易咯，恶心呕吐，胸膈痞闷，肢体困重，或头眩心悸，舌苔白滑或腻，脉滑。

【方论】本方为燥湿化痰的基础方。主证为湿痰阻肺。程钟龄曰："湿痰滑而易出，多生于脾。""脾为生痰之源"，而"肺为贮痰之器"。脾失健运，湿邪凝聚，气机阻滞，郁成湿痰，湿痰犯肺，则咳嗽痰多；痰阻气机，胃失和降，则胸膈痞闷，恶心呕吐；阴浊凝聚，阻碍清阳，则头眩心悸；脾为湿困，运化失司，则肢体困倦，不欲饮食。治宜燥湿运脾，化痰理气。方中半夏为主药，取其辛湿性燥，健脾燥湿，降逆化痰，和胃止呕。辅以橘红理气燥湿，使气顺而痰消。佐以茯苓健脾渗湿，俾湿去脾旺，痰无由生；生姜降逆化痰，既可制半夏之毒，又能助半夏、橘红行气消痰；复用少许乌梅收敛肺气，与半夏相伍，有散有收，相反相成，使祛痰而不伤正。使以甘草调诸药，兼可润肺和中。药仅四味，配伍严谨，共奏燥湿化痰、理气和中之效。方中半夏、橘红以陈久者良。故以"二陈"名之。

【参考】本方既是治疗湿痰证之主方，也是治疗各种痰证的基础方。随证加减，可广泛用于各种痰证。正如《医方集解》中记载："治痰通用二陈。风痰加南星、白附子、皂角、竹沥；寒痰加半夏、姜汁；火痰加石膏、青黛；湿痰加苍术、白术；燥痰加瓜蒌、杏仁；食痰加山楂、麦芽、神曲；老痰加枳实、海浮石、芒硝；气痰加香附、枳壳；胁痰在皮里膜外加白芥子；四肢痰加竹沥。"可资临证运用时参考。

【验案】

1. **麻黄二陈汤证案（咳嗽）**：胡某，女，39岁，1975年11月26日就诊。患者素有咳嗽之疾多年，近因外感风寒，而发咳嗽。微有气急鼻煽，夜间加剧，不得平卧之症。痰呈泡沫样，并有恶寒鼻塞、口渴喜热饮、纳呆食少、大便稀薄诸症，舌苔白薄而腻，脉浮弱微弦。X线胸透示：慢性支气管炎急性发作。证属脾肺两虚，湿痰凝滞，而为喘咳。治宜健脾益气，止咳化痰，宣肺定喘。师麻黄二陈汤意调之。处方：麻黄10g，桂枝10g，白芍6g，杏仁10g，细辛3g，橘红10g，茯苓15g，沙参12g，白术10g，砂仁6g，炒苏子10g，姜半夏10g，炙甘草6g，大枣3枚、生姜6g为引，水煎服。服药1周后咳喘息，恶寒鼻塞诸症得解，予以守方续服。复治1周，病臻痊可。予以金匮肾气丸安和五脏，以防复发。

2. **加味二陈汤证案（虫瘤）**：孙某，男，52岁，1963年3月12日就诊。患者发现遍体黄豆粒大之圆形囊瘤月余，质硬不坚，推之可移，不痛不痒，以前胸、后背及两上臂内较多，周身板滞不灵。性情急躁，眩晕头痛，旋即晕仆，昏不识人，面色苍白，牙关紧闭，手足抽搐，口吐白沫，移时苏醒，一如常人，二三日一发。形体尚丰，精神萎靡，言语如常。舌质淡红苔白腻，脉象沉缓。皮下结节活体切片检查，确诊为囊虫病。内科诊断为脑囊虫发作癫痫。证属痰壅虫扰，蒙蔽清窍。治宜豁痰开窍，杀虫定痫。方予加味二陈汤调之，佐以磁朱丸服之。处方：半夏9g，陈皮9g，茯苓12g，白芥子12g，榧子仁（研冲）9g，雷丸（研冲）9g，琥珀（研冲）6g，胆南星9g，全蝎6g，僵蚕9g，薏苡仁18g。水煎服。予磁朱丸6g，日2次，药汁冲服。4月6日二诊：迭进20剂，虫瘤消失三分之一。肢体关节伸展自如，眩晕减轻，痫证半月一发，饮食、夜寐如常，舌质淡红苔白，脉象濡缓。宗原方加竹沥（冲服）15g。5月10日三诊：续服30剂，虫瘤消失殆尽，饮食、二便如常，痫证偶发，发则眩晕昏沉约二分钟即过，已无晕仆、抽搐现象，面色渐转红晕，神志自若，舌质淡红苔白，脉象缓，拟用健脾化痰、杀虫定痫之剂。处方：党参15g，云茯苓12g，白术9g，炙甘草9g，半夏9g，陈皮9g，胆南星9g，远志9g，琥珀（研冲）3g，雷丸（研冲）9g，榧子仁（研冲）9g，僵蚕9g。水煎服。予磁朱丸3g，日3次，药汁冲服。10月5日三诊：复进30剂，诸症消失，病臻愈可，痫证3个月未发，体质康复，一如常人恢复工作月余。

【化裁】

1. 苏杏二陈汤：加苏叶、杏仁。治二陈汤具表证者。

2. 麻杏二陈汤：加麻黄、杏仁。治寒邪犯肺，咳喘痰多。本方是三拗汤与二陈汤的合方，对慢性支气管炎有较好效果。寒加桂枝，热加瓜蒌壳、桑皮，痰多加苏子、莱菔子、南星、瓜蒌壳、泽泻。

3. 和胃二陈汤：加干姜、砂仁。治咳吐稀痰，呕吐恶心，胸膈满闷者。

4. 桂附二陈汤：加肉桂、附子。治脾肾虚寒，痰水上泛，痰清稀如水，脉沉，小便不利。

5. 连茹二陈汤：加竹茹、黄连。治胆热呕甚者。也可加黄芩、旋覆花、代赭石之类，增强清热降逆之功。

6. 蒌贝二陈汤：加瓜蒌、贝母。治咳嗽痰少，黏稠不易咳出。

7. 海蛤二陈汤：加海蛤、海浮石。治老痰，胸痞坚满，腹中累累成块。

8. 二术二陈汤：加苍术、白术。只呕吐清水，或脾虚痰湿不运。

9. 韭汁二陈汤：加韭菜汁、莱菔子、香附。治胁痛如锥刺。

10. 皂沥二陈汤：加皂角、白芥子、姜汁、竹竹沥。治风痰流滞经络，肢体麻木不仁或疼痛者。

11. 楂曲二陈汤：加山楂、神曲、麦芽。治二陈汤证具而兼见嗳腐吞酸者。

12. 橘半桂苓枳姜汤：本方去甘草，加桂枝、枳实、生姜。治饮家阴吹，脉弦而迟。

13. 加味二陈汤：加南星、椿根皮、车前子、银杏、黄柏。治痰湿下注，白带稠，胸闷泛恶，痰多，舌苔垢腻，脉濡者。

14. 芎归二陈汤：加川芎、当归。治痰湿阻滞，月经不调，白带多。

【歌括】二陈夏橘茯苓草，生姜乌梅不可少，

　　　　燥湿化痰理中气，湿痰咳嗽用正好。

温 胆 汤

【出处】《三因极一病证方论》

【组成】半夏（汤洗 7 次）、竹茹、枳实（麸炒，去瓤）各 60g，陈皮 90g，甘草（炙）30g，茯苓 45g。

【用法】加生姜 5 片，大枣 1 枚，水煎服，用量按原方比例酌减。

【功用】理气化痰，和胃利胆。

【主治】胆郁痰扰证。症见胆怯易惊，头眩心悸，心烦不眠，夜多异梦；或呕恶呃逆，眩晕，癫痫。苔白腻，脉弦滑。

【方论】本方由二陈汤加枳实、竹茹而成。温胆汤，温就是不寒不热、不急不躁、不愠不火，好比谦谦君子，温润如玉。胆为春生之气，春天为温和生发的季节，在温和的环境里，胆气才能条达。二陈汤，是治痰湿的总方，无论是有形的痰还是无形的痰，都能给它化开，加上竹茹和枳实，降肺胃胆之气，整个方子降气化痰的作用就加强了。正是由于这些特点，本方应用非常广泛。①治痰湿。经常咳吐痰浊，容易困倦，睡觉时鼾声如雷，面部皮肤爱出油，此为痰浊作祟，可用之。②治胆气虚。《黄帝内经》云："胆者，中正之官，决断出焉。"如优柔寡断、胆小怕事，此胆气虚了，可治之。③可壮胆。本方为壮胆第一方，老是心神不定，易受惊吓，或者是因为某件事情受了过度惊吓的，直接用温胆汤就有效。④治怪病。怪病从痰治，"百病皆由痰作祟"，痰阻滞气机，致病后缠绵难愈，很多怪病都与之相关，可治之。⑤治失眠。《外台秘要》云，此方疗"大病后，虚烦不得眠，此胆寒故也"，宜服此温胆汤。⑥可减肥。肥人多痰，瘦人多火。痰湿体质的人大多体型肥胖，尤其是腹部肥满而松软，四肢容易浮肿。⑦不但用于治疗内科杂病，而且自叶天士后，广泛用治时邪。叶氏云："气病有不传血分，而邪留三焦，亦如伤寒中少阳病也，彼则和解表里之半，此则分消上下之势，如温胆汤之走泄。"其"走泄"可为温胆汤之魂，"走"者辛宣流动，舒展气机也，如方中的半夏、陈皮；"泄"乃两义，既"降泄热邪""渗泄湿邪"，前者如竹茹、枳实之寒，后者如茯苓之淡。盖三焦乃决渎之官，水道出焉，又为元气之别使，身中气机上下出入之道路，且少阳相火又流行三焦，故三焦受邪，多有气滞、水停、热郁之病机，是故叶氏用走泄之品以分消其上下之势也。

【附方】

十味温胆汤：半夏（汤洗七次）、枳实（去瓤，切，麸炒）、陈皮（去白）各90g，白茯苓（去皮）45g，酸枣仁（微炒）、大远志（去心，甘草水煮，姜汁炒）各 30g，北五味子、熟地黄（切，酒炒）、条参各 30g，粉甘草15g。用法：上锉散，每服 12g，水盏半，姜五片、枣一枚煎，不以时服。功用：益气养血、化痰宁心。主治：心胆虚怯，痰浊内扰证。症见触事易惊，惊悸不眠，夜多噩梦，短气自汗，耳鸣目眩，四肢浮肿，饮食无味，胸中烦闷，坐卧不安，舌淡苔腻，脉沉缓。

十味温胆汤即由本方减去竹茹，加入益气养血、宁心安神的人参、熟地、五味子、酸枣仁、远志而成，适用于心胆虚怯、痰浊内扰、神志不宁诸证。

【验案】

温胆汤证案：张某，女，43 岁，1973 年 3 月 6 日就诊。患者于今天上午劳作间，突发晕眩耳鸣，站立不稳，感到头旋头重，眼前一切均呈倾斜摇动、将塌之势，耳内如蝉鸣声，胸闷气促，恶心不吐，随即席地而坐，休息多时，不见好转，即去院就诊。经检查心肺正常，理化检查亦无异常，诊其脉细数而滑，苔白薄微腻，追询病史时，自言以往曾有类似的症状发作。证属脾虚湿盛而成痰饮，清阳不振，脑海失荣。治宜健脾益气，祛痰降逆。师温胆汤意化裁。处方：陈皮 10g，茯苓 12g，姜半夏 10g，珍珠母 30g，生铁落 30g，竹茹 10g，胆南星 10g，苏梗 10g，枳壳 6g，甘草 6g，水煎服。6 月 13 日二诊：用药 1 周，眩晕若失，仍胸闷感。故原方加入瓜蒌 12g、黄连 6g，续服。6 月 21 日三诊：续治 1 周，眩晕、耳鸣，诸症豁然，病告痊愈。

【化裁】

1. 柴芩温胆汤：本方加柴胡、黄芩。治疗失眠、阳痿、夜卧不安，以及斑秃，临床上只要见到患者舌苔腻，放手用之，皆无不效。

2. 黄连温胆汤：本方加黄连。治疗痰热扰心而热势较重，以心烦不安或失眠为主。火热重者再加黄芩，以清泄胆腑火热之邪。

【歌括】 温胆夏茹枳陈助，佐以茯草姜枣煮，

理气化痰利胆胃，胆郁痰扰诸症除。

茯苓丸

【出处】《是斋百一选方》引《指迷方》

【组成】 茯苓 30g，枳壳（麸炒去瓤）15g，半夏 30g，风化朴硝 3g。

【用法】 为末，姜汁糊丸，每服 6g，姜汤或温开水送下。

【功用】 燥湿行气，软坚消痰。

【主治】 痰流四肢之臂痛证。症见两臂疼痛，手不得上举，或左右时复转移，或两手疲软，或四肢浮肿，舌苔白腻，脉弦滑等。

【方论】 本方原治臂痛，系因痰停中脘，上攻于臂所致。四肢禀气于脾，若脾

失健运，聚湿生痰，停伏中脘，流注四肢，则麻木酸痛，活动受限，甚则抽掣或浮肿。《是斋百一选方》云："伏痰在内，中脘停滞，脾气不流行，上与气搏，四肢属脾，滞而气不下，故上行攻臂。"此种臂痛，切不可误以风湿论治，当从祛痰立法。方中以半夏燥湿化痰为君，茯苓健脾渗湿为臣，两者合用，既消已生之痰，又杜生痰之源。佐以枳壳理气宽中，此气顺则痰消之意。然中脘之伏痰，非一般化痰药所能及，故又佐以软坚润下之风化朴硝，取其消痰破结之功，与半夏相合，一燥一润，一辛一咸，意在消解顽痰，相制为用；与茯苓相伍，可从二便分消结滞之伏痰。更以姜汁糊丸，姜汤送服，既能开胃化痰，又可兼制半夏毒性。诸药配伍，标本兼顾，消下并用，不治四肢，但以丸剂渐消缓化中脘伏痰，俾脾运复健，自然流于四肢之痰亦潜消默运，实属"治病求本"之方。

【参考】两臂酸痛或肢体麻木较甚者，可加入桂枝、姜黄、鸡血藤等活血通络之品；手臂抽掣者，可酌加全蝎、僵蚕等以息风止痉；脾胃虚寒者加理中丸；用治咳痰稠黏，可酌加海浮石、瓜蒌等以润燥化痰。

【歌括】指迷茯苓丸最精，风化芒硝枳半并，

　　　　臂痛难移脾气阻，停痰伏饮有嘉名。

第二节　清化热痰剂

清热化痰剂，适用于热痰证。症见咳嗽痰黄，黏稠难咯，舌红苔黄腻，脉滑数等。常用清热化痰药如瓜蒌、胆南星等为主组成方剂。

清气化痰丸

【出处】《医方考》

【组成】陈皮（去白）、杏仁（去皮尖）、枳实（麸炒）、黄芩（酒炒）、瓜蒌仁（去油）、茯苓各30g，胆南星、制半夏各45g。

【用法】姜汁为丸。每服6g，温开水送下。

【功用】清热化痰，理气止咳。

【主治】痰热咳嗽。症见咳嗽气喘，咯痰黄稠，胸膈痞闷，甚则气急呕恶，烦躁不宁，舌质红，苔黄腻，脉滑数。

【方论】本方证因痰阻气滞，气郁化火，痰热互结所致。《医方考》记载："此痰火通用之方也。气之不清，痰之故也。能治其痰，则气清矣。"方中胆南星味苦性凉，清热化痰，善治痰热；瓜蒌仁甘寒，清热化痰，且能导痰热从大便而下，

共为君药。半夏燥湿化痰，黄芩清降肺热，二者相配，相辅相成，又相制相成，共为臣药。治痰当须顺气，故以枳实理气宽胸，杏仁肃降肺气以宣上，陈皮理气化痰和中，茯苓益气健脾渗湿以杜绝生痰之源，共为佐药。姜汁化痰开结，为佐使药。诸药配伍，以使肺热得清，痰热得化，气机得畅，然则诸症悉平。

【歌括】清热化痰杏瓜蒌，黄芩枳茯胆星投，

陈夏姜汁为糊丸，肺热痰稠此方优。

小陷胸汤

【出处】《伤寒论》

【组成】黄连6g，半夏（洗）12g，瓜蒌（实大者）20g。

【用法】水煎服。

【功用】清热化痰，宽胸散结。

【主治】痰热互结之结胸证。症见胸脘痞闷，按之则痛，或心胸闷痛，或咳痰黄稠，舌红苔黄腻，脉滑数。

【方论】本方原治伤寒表证误下，邪热内陷，与痰浊结于心下的小结胸病。痰热互结心下或胸膈，气郁不通，故胃脘或心胸痞闷，按之则痛。治宜清热涤痰，宽胸散结。方中全瓜蒌甘寒，清热涤痰，宽胸散结，用时先煮，意在"以缓治上"，而通胸膈之痹。臣以黄连苦寒泄热除痞，半夏辛温化痰散结。二药相伍，一苦一辛，辛开苦降，散结消痞，善治痰热内阻，胸脘痞满，共为臣药。药仅三味，配伍精当，为治痰热互结、胸脘痞痛之良剂。

【参考】本方主治广泛，但总以舌红苔黄腻、脉浮滑为要。胸胁苦满，寒热往来多与小柴胡汤合用；"正在心下，按之则痛"与大柴胡汤证"按之心下满痛"相类似，故二方也有合用机会；肺部感染咳喘痰黄黏稠者又与麻杏石甘汤使用；冠心病心绞痛也可与温胆汤合用；胃炎合并食管炎者多与栀子厚朴汤合方；与瓜蒌薤白汤或四逆散合用治胸水、肋间神经痛。痛甚加枳实；黄疸者合茵陈蒿汤；心烦失眠者加山栀、黄芩、连翘，重用黄连。

【附方】

柴胡陷胸汤：小柴胡汤合小陷胸汤加减而成。柴胡3g，姜半夏9g，小川连3g，苦桔梗3g，黄芩5g，瓜蒌仁15g，小枳实5g，生姜汁（分冲）4滴。主治：少阳证，症见胸膈痞满、按之痛、口苦、苔黄、脉弦数。

【验案】

1. 小陷胸汤证案：潘某，女，27岁，1973年11月3日就诊。患者于产后月余患急性乳腺炎，来院求治。症见发热恶寒头痛，口渴，右侧乳房明显肿大，局部

红肿发硬，触之则痛剧，舌苔黄腻，脉弦数。此乃肝胃蕴热，乳络阻塞而致乳痈。治宜疏肝和胃，通络散结。师小陷胸汤意化裁。处方：黄连 10g，姜半夏 10g，全瓜蒌 20g，牛蒡子 10g，炮山甲 3g，当归尾 10g，益母草 15g，生甘草 6g，水煎服。局部予芒硝 30g，热水冲渍之。治疗 3 日，家人欣然告之其乳肿消退，诸症若失。续治 1 周，病臻痊可。

2. 柴胡陷胸汤证案：薛某，女，52 岁，1973 年 10 月 21 日就诊。患者右胁呈阵发性疼痛，向背后放射，已有 5 天，并伴有发热，胸脘痞闷，纳食不佳，大便秘结，小便赤黄。4 年来屡有发作史，曾被诊断为慢性胆囊炎。查：体温 39℃，舌苔黄腻微厚，脉弦紧而数。证属湿热郁滞，肝胆郁火，湿热蕴结。治宜疏泄肝胆，清热利湿。予以柴胡陷胸汤调之。处方：柴胡 30g，黄芩 10g，黄连 10g，郁金 10g，栀子 10g，枳实 6g，砂仁 10g，川朴 6g，瓜蒌 12g，姜半夏 10g，滑石 15g，茵陈 30g，青黛 10g，青皮 10g，大黄 12g，元胡 6g，川楝子 12g，甘草 3g，水煎服。10 月 27 日二诊：服药 5 剂，胁痛、发热、胸脘痞闷解，大便通，小便清。仍宗原意，去青黛、滑石，加虎杖 30g、大青叶 30g、穿心莲 15g，续服。11 月 8 日三诊：续服中药 10 剂，病臻痊可。予以利胆片续服，以固疗效。

【歌括】小陷胸汤连夏蒌，宽胸散结涤痰优，
　　　　痰热结胸痞闷痛，舌苔黄腻服之休。

滚痰丸

【出处】《丹溪心法附余》引王隐君方

【组成】大黄（酒蒸）、片黄芩（酒洗净）各 240g，礞石（捶碎，同焰硝 30g，投入小砂罐内盖之，铁线缚定，盐泥固济，晒干，火煅红，候冷取出）30g，沉香 15g。

【用法】水泛小丸，每服 8~10g，日 1~2 次，温开水送下。

【功用】泻火逐痰。

【主治】实热老痰证。症见癫狂昏迷，或惊悸怔忡，或不寐怪梦，或咳喘痰稠，或胸脘痞闷，或眩晕耳鸣，大便秘结，苔黄厚腻，脉滑数有力。

【方论】本方治实热老痰，怪证百病。夫痰之清者为饮，饮之浊者为痰，故痰者皆因火灼而成，而老痰一证，为其火之尤盛者也，变幻诸病多端，难以枚举。方中以礞石为君，取其咸能软坚，质重沉坠，功专下气坠痰，兼可平肝镇惊，为治顽痰之要药。臣以苦寒之大黄，荡涤实热，开痰火下行之路。佐以黄芩苦寒泻火，消除痰火之源；沉香降逆下气，亦即治痰必先顺气之法。方中大黄、黄芩用量独重，一清上热之火，一开下行之路，有正本清源之意，《医宗金鉴·删补名医

方论》记载："得礞石、沉香，则能迅扫直攻老痰巢穴，浊腻之垢而不少留，滚痰之所由名也。"

【参考】本方以实热老痰所致便秘、舌红苔黄厚、脉滑数有力为辨证要点。现代常用于治疗癫狂、眩晕、喘息、癫痫、胸痹、臌胀、癔症、瘰疬、夜游症、小儿急惊风等。

【歌括】滚痰丸是逐痰方，礞石黄芩及大黄，

　　　　少佐沉香为引导，顽痰怪证力能匡。

第三节　润燥化痰剂

润燥化痰剂适用于燥痰证。症见痰稠而黏，咯之不爽，咽喉干燥，甚则呛咳，声音嘶嗄等。常用润肺化痰药如贝母、瓜蒌等为主组成方剂。

贝母瓜蒌散

【出处】《医学心悟》

【组成】贝母 5g，瓜蒌 3g，花粉、茯苓、橘红、桔梗 3g。

【用法】水煎服。

【功用】润肺清热，理气化痰。

【主治】燥痰咳嗽。症见咳嗽有痰，黏稠难咯，或咽喉干痛，或咽干口燥，上气喘促，舌红苔白而干。

【方论】本方为润燥化痰之代表方，主治为燥痰。《成方便读》说："燥痰者，由于火灼肺金，津液被灼为痰。"其症以咳嗽痰稠，涩而难出为特征。盖肺为娇脏，喜清肃而不耐寒热，一旦肺受火刑，不但灼津为痰，而且津伤液少，气道干涩，故而痰稠难咯，涩而难出。治当润其燥，清其热，化其痰。方中以贝母为君，润肺清热，化痰止咳。以瓜蒌为臣，润肺清热，理气化痰。佐以天花粉润燥生津，清热化痰；橘红理气化痰，使气顺痰消；茯苓健脾渗湿，以杜生痰之源；桔梗宣利肺气，令肺金宣降有权。如此配伍，润燥与理气合用，则肺得清润而燥痰自化，宣降有常则咳逆自止。

【化裁】《医学心悟·中风》篇另有一贝母瓜蒌散，较本方少花粉、茯苓、桔梗，多胆南星、黄芩、黄连、黑山栀、甘草，治肺火壅遏之"火中"。方中芩、连、栀子苦寒清热泻火，胆南星清热化痰息风，配伍贝母、瓜蒌清热化痰，故可治痰火壅肺的类中风证，其证虽亦卒然昏倒，喉中痰鸣，但无歪斜偏废之候。

【歌括】贝母瓜蒌花粉填，陈皮桔梗茯苓研，

　　　　痰稠难咯咽干燥，润肺化痰理气兼。

第四节　温化寒痰剂

温化寒痰剂，适用于寒痰证。症见咳痰清稀色白，舌苔白滑等。常用温肺化痰药如干姜、细辛为主组成方剂。

苓甘五味姜辛汤

【出处】《金匮要略》

【组成】茯苓 12g，甘草、干姜各 9g，细辛、五味子各 5g。

【用法】水煎温服。

【功用】温肺化饮。

【主治】寒饮咳嗽。症见咳满痰多，清稀色白，不渴或渴喜热饮；背心冷，得温则咳嗽缓解；久咳不愈，反复发作，夜间咳甚；舌质淡苔白，脉滑。

【方论】本方是治疗痰饮咳嗽的常用方剂。仲景用于治疗服用"桂苓五味甘草汤"后出现"冲气即低，而反更咳，胸满者"以咳嗽、胸闷为主要症状的病证。《灵枢·邪气脏腑病形》说："形寒寒饮则伤肺。"故本方证的病因病机为患病日久，导致阳虚阴盛，水饮内停，损伤脾阳，脾阳不足，寒从内生，脾的运化失司，则聚湿而成饮，寒饮犯肺，津液不布，聚而为痰饮，痰饮停肺，宣降失和，故咳嗽痰多、清稀色白；饮阻气机，故胸满不舒；饮邪犯胃，则喜唾涎沫。故尤怡在《金匮要略心典》中说："服前汤（桂苓五味甘草汤）已，冲气即低，而反更咳胸满者，下焦冲逆之气即伏，而肺中伏匿之寒饮续出也，故去桂枝之辛而导气，加干姜、细辛之辛而入肺者，合茯苓、五味、甘草，消饮驱寒，以泄满止咳也"。《金匮要略》云："病痰饮者，当以温药和之。"故对此证的治疗宜温肺化饮。方中干姜辛热，入脾肺经，既温肺散寒以化饮，又温运脾阳以化湿，为君药。细辛温肺化饮；茯苓健脾渗湿，既使湿从小便而去，又能健脾以治生痰之源，共为臣药。五味子收敛肺气，敛阴止咳，又防干姜、细辛辛散耗气，与之相伍，散收并行，收不恋邪，散不伤正，为佐药。甘草调和诸药，为使药。干姜和甘草相配，就是甘草干姜汤，体现了温补结合的配伍思想。诸药合用，脾肺同治，温散并行，开中有合，标本兼顾。反映了张仲景治疗寒饮的配伍基本结构和技巧。故明代李中梓在《医宗必读》中说："脾为生痰之源，肺为贮痰之器，治痰不理脾胃，非其治也。"

【附方】

冷哮丸：麻黄、川乌、细辛、蜀椒、白矾、牙皂、半夏曲、陈胆星、杏仁、甘草各30g，紫菀茸、款冬花各60g。上为细末，姜汁调神曲末，打糊为丸。主治：背受寒邪，哮喘咳嗽，遇冷即发，顽痰结聚，胸膈痞满，气逆不得卧。

【歌括】苓甘五味姜辛汤，温肺化饮常用方，

　　　　半夏杏仁均可加，寒痰水饮咳嗽康。

三子养亲汤

【出处】《韩氏医通》

【组成】紫苏子、白芥子、莱菔子各9g。

【用法】三药微炒，捣碎，布包微煮，频服。

【功用】温肺化痰，降气消食。

【主治】痰壅气逆食滞证。症见咳嗽喘逆，痰多胸痞，食少难消，舌苔白腻，脉滑。

【方论】三子养亲汤原为老人气实痰盛，喘咳气逆之证而设。本证以脾虚为本，痰浊为标，尤其以痰壅食滞、肺气不降为要点，当急治其标，以化痰消食，降气平喘为法。方中选用白芥子温肺利气，快膈消痰。紫苏子降气行痰，使气降而痰不逆。莱菔子消食导滞，使气行则痰行。"三子"系均为行气消痰之品，根据"以消为补"的原则，合而为用，各逞其长，可使痰消气顺，喘嗽自平。

【歌括】三子养亲祛痰方，芥苏莱菔共煎汤，

　　　　大便实硬加熟蜜，冬寒更可加生姜。

第五节　治风化痰剂

治风化痰剂，适用于风痰证。风痰为病，有内外之分。外风生痰，由于外感风邪，肺气不宣，痰浊内生所致，症见恶风发热、咳嗽痰多等。宜用疏风化痰法治之，常用宣散风邪药与化痰药配伍成方，代表方如止嗽散。内风挟痰，多因素有痰浊，肝风内动，挟痰上扰所致。症见眩晕头痛，或发癫痫，甚则昏厥，不省人事等。宜用息风化痰法治之，常用平肝息风药与化痰药配伍组方，代表方如半夏白术天麻汤等。

半夏白术天麻汤

【出处】《医学心悟》

【组成】半夏 4.5g，天麻、茯苓、橘红各 3g，白术 9g，甘草 1.5g。

【用法】加生姜 1 片，大枣 2 枚，水煎服。

【功用】化痰息风，健脾祛湿。

【主治】风痰上扰证。症见眩晕，头痛，胸膈痞闷，恶心呕吐，舌苔白腻，脉弦滑。

【方论】本方所治之证为脾虚生湿，湿聚成痰，引动肝风，风痰上扰所致。古人云："无痰不作眩"，风痰上扰，肝风内动，故眩晕头痛，眩晕甚者，自觉天旋地转；痰阻气机，浊阴上逆，故胸闷呕恶；舌苔白腻，脉弦滑，均为风痰之象。脾湿生痰，为病之本；肝风内动，风痰上扰，为病之标。本方证重点是痰与风，故化痰息风治标为主，健脾祛湿治本为辅。方中以半夏、天麻为君药，其中半夏燥湿化痰，降逆止呕；天麻平肝息风而止头眩，两药合用，为治风痰眩晕头痛要药。白术、茯苓健脾祛湿，以治生痰之源，共为臣药。橘红皮理气化痰，使气顺痰消，为佐药。甘草调和诸药，为使药。煎加姜枣，以和中健脾。诸药合用，能使风息痰消，眩晕自愈。

【参考】若眩晕较甚者，可加僵蚕、胆南星等以加强化痰息风之力；头痛甚者，加蔓荆子、白蒺藜等以祛风止痛；呕吐甚者，可加代赭石、旋覆花以镇逆止呕；兼气虚者，可加党参、生黄芪以益气；湿痰偏盛，舌苔白滑者，可加泽泻、桂枝以渗湿化饮。

【验案】

半夏白术天麻汤证案：毛某，男，56 岁，1973 年 9 月 10 日就诊。患者症见头沉重而痛，且眩，胸闷纳呆，心烦易乱，喉中痰鸣，咳痰白稠，纳谷欠佳。查：舌暗体胖苔白兼黄，脉滑数，左关见弦象。血压 187/90mmHg。辨证：痰火蕴伏，扰动肝阳。治则：清化热痰，平肝潜阳。方药：半夏白术天麻汤加减。陈皮 10g，半夏 10g，云茯苓 12g，白术 12g，竹茹 12g，瓜蒌 15g，枳实 10g，钩藤 10g，菊花 15g，生龙骨、牡蛎各 30g，夏枯草 10g，甘草 6g，生姜 10g，水煎服。9 月 14日复诊：药后诸症悉除，血压平稳。每日予以托盘根煎汤服，嘱其常服，以资佐证。

【歌括】半夏白术天麻汤，苓草橘红大枣姜，
　　　　眩晕头痛痰涎盛，化痰息风是效方。

定痫丸

【出处】《医学心悟》

【组成】明天麻、川贝母、半夏（姜汁炒）、茯苓（蒸）、茯神（去木，蒸）各30g，胆南星（九制者）、石菖蒲（杵碎，取粉）、全蝎（去尾，甘草水洗）、僵蚕（甘草水洗，去嘴，炒）、真琥珀（腐煮，灯草研）各15g，陈皮（洗，去白）、远志（去心，甘草水泡）各21g，丹参（酒蒸）、麦冬（去心）各60g，辰砂（细研，水飞）9g。

【用法】共为细末，用甘草120g，煮膏，加竹沥汁100ml与生姜汁50ml为丸，每次9g；亦可作汤剂，加甘草水煎，去渣，入竹沥、姜汁、琥珀、朱砂冲服，用量按原方比例酌定。

【功用】涤痰息风，开窍安神。

【主治】风痰蕴热之痫病。症见忽然发作，眩仆倒地，目睛上视，口吐白沫，喉中痰鸣，叫喊作声，甚或手足抽搐，舌苔白腻微黄，脉弦滑略数。亦可用于癫狂。

【方论】本方所治之证由风痰蕴热，上蒙脑窍所致。急当涤痰息风，开窍安神为治。方中竹沥、贝母、胆南星苦凉性降，清热化痰，其中竹沥尚能镇惊利窍，贝母功擅开郁散结，胆南星兼具息风解痉；半夏、陈皮、茯苓相合，温燥化痰，理气和中，是取二陈汤之义；全蝎、僵蚕、天麻功专平肝息风而止痉。以上为本方涤痰息风的主要组成部分。又伍石菖蒲、远志、茯神祛痰开窍，宁心安神；丹参、麦冬偏凉清心，麦冬甘润又能养阴润燥，合贝母可防半夏、陈皮、全蝎、僵蚕辛烈伤阴；琥珀、朱砂镇心安神；甘草调和诸药。加入姜汁者，意在温开以助化痰利窍，并防竹沥、胆星、贝母寒凉有碍湿痰之消散。共奏豁痰宣窍、息风定痫之功。

【歌括】定痫二茯贝天麻，丹麦陈蒲远半夏，
　　　　胆星全蝎蚕琥珀，竹沥姜汁草朱砂。

止咳散

【出处】《医学心悟》

【组成】桔梗、荆芥、紫菀、百部、白前各1000g，甘草375g，陈皮500g。

【用法】上药共为末，每服6g，温开水或姜汤送下，亦可做汤剂，用量按原方比例，酌情增减。

【功用】宣利肺气，疏风止咳。

【**主治**】风邪犯肺证。症见咳嗽咽痒，咯痰不爽，或微有恶风发热，舌苔薄白，脉浮缓。

【**方论**】程钟龄曰："本方温润和平，不寒不热，既无攻击过当之虞，大有启门驱贼之势，是以客邪易散，肺气安宁，宜其投之有效欤。"本方尤其适用于风邪犯肺证所致的咳嗽咽痒、咳痰不爽等症。方中用紫菀、百部味苦性温，均入肺经，皆可降气止咳化痰，而且紫菀味辛，百部兼有甘味，辛甘相合，既有发散为阳之功能，又有甘苦肃降为阴的作用，故本方药性微温而不热，润而又不寒，对于新久咳嗽均可取效，共为君药。桔梗、陈皮宣肺理气以化痰；白前肃降肺气，除痰止咳，三味相合，有宣有降，可使肺气宣降正常而咳止，故为臣药。荆芥祛风解表，使邪从肌表而解，则肺气得宣。然本方用荆芥其意，不在解表，而在给邪以出路，邪气去，则肺气得宣，故荆芥有佐助之功。甘草调和诸药为使，与桔梗同用，既能利咽，又可止咳化痰。因此本方可奏止咳化痰、疏风解表之功。为治一般感冒咳嗽之有效方剂。临证运用得宜，可用于诸种咳嗽。

【**参考**】如风寒初起，头痛鼻塞，发热恶寒而咳嗽者，用本方加苏叶、大青叶以疏散清解表邪；如暑气伤肺，口渴心烦溺赤者，其症最重，用本方加黄连、黄芩、生石膏以直折其火，生津止渴；如咳嗽痰多，色白易咯，舌苔白腻，可加制半夏、茯苓以燥湿化痰；若燥邪伤肺、干咳无痰，用本方去荆芥、陈皮加瓜蒌、贝母、知母、桑白皮、枇杷叶以清肺润燥化痰。

【**歌括**】止咳散用桔甘前，紫菀荆陈百部研，
　　　　　为末姜汤调九克，风寒咳嗽病迁延。

第十八章　消导化积剂

　　凡以消导药为主组成，具有消食导滞、化积消癥作用，用于治疗食积痞块、癥瘕积聚的方剂，统称消导化积剂，属于"八法"中的"消法"。

　　消法的应用范围比较广泛，凡由气血痰、湿、食等壅滞而成的积滞痞块，均可用之。《医学心悟》记载："消者，去其壅也，脏腑、经络、肌肉之间，本无此物而忽有之，必为消散，乃得其平。"本章主要讨论消食导滞和消痞化积的方剂。余者可参看理气、理血、祛湿、化等剂。

第一节　消食导滞剂

　　消食导滞剂，适用于食积为病，症见胸脘痞闷、嗳腐吞酸、恶食呕逆、腹痛泄泻等。常用消食药如山楂、神曲、莱菔子等为主组成方剂。

保和丸

　　【出处】《丹溪心法》

　　【组成】山楂 180g，神曲 60g，半夏、茯苓各 90g，陈皮、连翘、莱菔子各 30g。

　　【用法】上药共为末，水泛为丸，每服 6~9g，温开水送下。亦可水煎服，用量按原方十分之一即可。

　　【功用】消食和胃。

　　【主治】食积停滞。症见胸脘痞满，腹胀时痛，嗳腐吞酸，恶食，或呕吐泄泻，脉滑，舌苔厚腻或黄。

　　【方论】暴饮暴食，恣啖酒肉油腻面食之类，食积于中，而为伤食之证。本方消食药配降逆药，消食之中以通降，使积滞从下而去，通降祛湿以止泄泻。方中重用山楂，能消一切饮食积滞，善于消肉食之积；神曲消食健脾，善于化酒食陈腐油腻之积，共为君药。莱菔子下气消食祛痰，善于消谷面蔬菜之积；浊气上逆，以半夏降逆燥湿，醒脾和胃止呕；气机壅滞，以陈皮理气化湿，醒脾和胃，共为臣药。水湿下注，以茯苓益气健脾，渗湿止泻；饮食积滞，生湿化热，以连翘清热散结，共为佐药。诸药配伍，以奏消食和胃、清热祛湿之效。使食积得消，湿去热清，胃气因和，诸症悉除。又因本方作用比较缓和，药性平稳，故以"保和"命方名。

【参考】若要小儿安，常带三分饥和寒。小儿一旦多吃易被食所伤。中焦的脾胃犹如一杆衡器，始终保持着一升一降的平衡（中焦如衡）。胃主纳谷，脾主运化。胃所纳的水谷，精微由脾运化（上升）到肺，再由百脉输送到全身。胃气宜降是将"残渣"由小肠进一步分清泌浊后，糟粕由大肠经魄门排出体外。一旦胃纳过多，不能消化，便是伤食，或呕，或胀，或痛，或吞酸，或嗳气……如果脾气运化失常，为胀、为痛、为纳呆、为乏力等；或滞为寒湿，或湿化为热，变证叠起，累及其他。消食和胃，让脾胃恢复正常的升降平衡，这就是保和丸的宗旨。常用于治疗消化不良、小儿腹泻，小儿疳积，慢性胃炎；也用于治疗小儿咳嗽，胆道感染，神经性呕吐，胃柿石，幽门不完全性梗阻，小儿荨麻疹等病症。对小儿反复感冒，保和丸可配玉屏风散治之。若见腹胀重者，可加枳实、厚朴以消胀行气；化热明显者，可加黄芩、黄连以清热泻火；大便秘结者，可加大黄、槟榔以下气通便；兼脾虚者，可加白术以健脾；伴虫积者，可加槟榔、乌梅以安蛔杀虫；呕吐者，可加砂仁、竹茹以和胃止呕；食欲不振者，可加鸡内金、炒麦芽、炒谷芽以加强消食之力。

【化裁】

大安丸：本方加白术。旨在突出功用兼能健脾和胃，治疗食积夹虚证。

【歌括】保和丸有曲山楂，苓夏陈翘菜菔加，

　　　　消食化滞和胃气，方中亦可用麦芽。

枳实导滞丸

【出处】《内外伤辨惑论》

【组成】大黄30g，枳实（麸炒，去瓤）、神曲（炒）各15g，茯苓（去皮）、黄芩（去腐）、黄连（拣净）、白术各10g，泽泻6g。

【用法】为细末，水泛小丸，每服6~9g，温开水送下，每日2次；亦可作汤剂水煎服，用量按原方比例酌情增减。

【功用】消导化积，清热祛湿。

【主治】积滞内阻，生湿蕴热。症见胸脘痞闷，腹痛泄利，或大便秘结，小便短赤，舌苔黄腻，脉沉有力。

【方论】本方所治之证为湿热食积，内阻肠胃。湿热食积，内阻肠胃，气机阻

滞，故脘腹胀满疼痛；食积不化，湿热内蕴，故泄泻，或下痢；若热盛气壅，又可大便秘结。方中重用大黄荡涤攻积，燥湿泻热，属"通因通用"之法，使积热从大便泻出，为主药。辅以枳实下气消积，散结除痞；神曲消食导滞。佐以黄连、黄芩清热燥湿，厚肠止痢；白术健脾燥湿，使攻积而不伤正；茯苓、泽泻利水渗湿，亦可止泻。诸药合用具有泻下积滞、清利湿热之功。

【验案】

柴胡茵陈枳实导滞汤证案：杨某，男，42 岁，1958 年 10 月 28 日初诊。患者七八天前突然胸胁满闷，腹胀，纳食呆滞，发热口渴，身目俱黄，黄色鲜明，心中烦闷，夜难入寐，口干而苦，恶心欲吐，小便赤黄涩痛，大便秘结，肝肋下可及，柔软，有明显压痛。舌红舌尖有滞点，舌苔黄腻，脉弦数。处方：柴胡 15g，黄芩 10g，黄柏 10g，姜半夏 10g，茵陈蒿 30g，栀子 12g，大黄 10g，枳实 10g，炒白术 10g，郁金 10g，白芍 10g，丹参 30g，木香 6g，茯苓 10g，生姜 3 片、大枣 4 枚为引。水煎服。11 月 1 日二诊：服药 3 剂，黄疸基本消退，余症悉减，予原方加炒神曲 10g，续服。11 月 5 日三诊：续服 3 剂，黄疸全部消退，余症悉除。予以每日茵陈 30g，大枣 4 枚，水煎服，续服 1 个月，以求固效。

【歌括】枳实导滞曲连芩，大黄术泽与茯苓，

食湿两滞生郁热，胸痞便秘效堪灵。

木香槟榔丸

【出处】《儒门事亲》

【组成】木香、槟榔、青皮、陈皮、莪术（烧）、枳壳、黄连各 30g，黄柏、大黄各 90g，香附子（炒）、牵牛各 120g。

【用法】为细末，水泛小丸，每服 3~6g，食后生姜汤或温开水送下，日 2 次。

【功用】行气导滞，攻积泄热。

【主治】积滞内停，湿蕴生热证。症见脘腹痞满胀痛，赤白痢疾，里急后重，或大便秘结，舌苔黄腻，脉沉实者。

【方论】本方为治疗湿热积滞之重证的常用方。集行气、破气、下气于一方，配伍清热燥湿、泻下攻积之品，虽为丸剂，但仍有较强的行气攻积之力。本方主治湿热食积证，其病机核心为食积停滞，壅塞气机，生湿蕴热。治宜行气导滞，攻积泄热。方中用木香、槟榔行气导滞，调中止痛，消脘腹胀满，除里急后重，为君药。大黄、牵牛攻积导滞，泄热通便；青皮、香附疏肝理气，消积止痛，助木香、槟榔行气导滞，共为臣药。莪术祛瘀行气，散结止痛；陈皮理气和胃，健脾燥湿；黄连、黄柏清热燥湿而止痢，均为佐药。诸药合用，以行气导滞为主，

配以清热、攻下、活血之品，共奏行气导滞、攻积泄热之功。

【化裁】一方有枳壳、三棱，攻积力量更强。

【歌括】木香槟榔青陈皮，黄柏黄连莪术齐，

　　　　大黄黑丑兼香附，泻痢后重热滞宜。

枳术丸

【出处】《脾胃论》引张元素方

【组成】白术60g，枳实（麸炒黄色，去瓤）30g。

【用法】上药共为末，糊丸，每服6~9g，荷叶煎汤或温开水送下，每日2次。

【功用】健脾消痞。

【主治】脾胃虚弱。症见饮食停滞，脘腹胀满，不思饮食。

【方论】脾虚当补，食滞宜消。方中重用白术健脾和中，助脾运化；枳实行气化滞，消痞除满；荷叶烧饭为丸，升养脾胃之清气，以助白术健脾益胃之功。荷叶与枳实相配，一升清，一降浊，清升浊降，脾胃调和，使脾健积消。

本方是张元素从《金匮要略》枳术汤变化而来，枳术汤枳实之用量倍于白术，且用汤剂，治"心下坚，大如盘，边如旋盘，水饮所作"之证。其证属于气滞水停，治当行气消痞，故重用枳实，意在以消为主。而枳术丸证，是脾虚重于积滞，治宜健脾化积，故重用白术，意在以补为主。二方虽皆用枳、术，但由于用量与剂型不同，其功效则缓急有异补消有偏，可见古人制方之妙。所以张璐说："二方各有深意不可移易。"

【参考】李东垣以枳术丸为主方，"随证立方"，为临证如何活用枳术丸治疗内伤饮食示了规矩。枳术丸加橘皮为橘皮枳术丸，"治老幼元气虚弱，饮食不消，或脏腑不调，心下痞闷"。并指出："此药久久益胃气，令人不复致伤也。"枳术丸加神曲、大麦蘖为曲蘖枳术丸，"治为人所勉劝强食之，致心腹满闷不快"。枳术丸加木香为木香枳术丸，"破滞气，消饮食，开胃进食"。枳术丸加半夏为半夏枳术丸，"治因冷食内伤"。枳术丸加黄芩、黄连、大黄、神曲、橘皮为三黄枳术丸，"治伤肉食湿面辛辣厚味之物，填塞闷乱不快"。枳术丸加神曲、黄芩、萝卜子、红花、白术减半，为除湿益气丸，"治伤湿面，心腹满闷，肢体沉重"。枳术丸加大黄、神曲、茯苓、黄芩、黄连、泽泻，白术减量，为枳实导滞丸，"治伤湿热之物，不得施化，而作痞满，闷乱不安"。枳术丸加半夏、神曲、橘皮、黄芩、白矾，白术减量，为白术丸，"治伤豆粉湿面油腻之物"。

【验案】

桂附枳术汤证案：陈某，女，57岁，1959年2月20日初诊。主诉：自去年

开始，农村打破各户自炊，由生产队办食堂，而把我家的面板全拿去烧了，因此就生气，不久肚子也肿胀起来了，腹部满闷短气，躺不下，也不能弯腰，也不能吃饭，吃了就胀，朝食则不能暮食。症见腹胀如鼓，四肢腰背皆不肿胀，四肢无力，呼吸困难，神倦怯寒，面色萎黄，小便少，大便不成形，舌黄淡苔白腻，脉沉缓，双关脉微弦。处方：①桂附枳术汤：茯神 12g，枳壳 10g，制附子 10g，炒白术 10g，肉桂 2g。水煎服。②阿魏猪脬脐中方：阿魏 30g，硼砂 30g，好白酒 350ml，猪膀胱 1 个。将前二味药研细末，纳入猪膀胱内，再贮入白酒，扎紧其口。再令患者仰卧，将此猪膀胱缚于患者脐部。再将麦皮盐炒装袋热敷于上。2 月 26 日复诊：经上述二法治疗后，诸症豁然，腹胀满减轻大半，也能弯腰做饭了，舌苔白薄，脉缓。处方：①阿魏猪脬脐疗方续用。②商陆猪肾散：商陆 3g，广木香 3g，甘遂 3g，共为细末备用。猪肾 1 个，剖开，将药末装入，外用黄土和泥包裹，焙干去泥，研末，分成两份，早晚黄酒送下。③桂附枳术汤续服。3 月 2 日三诊：鼓胀得以全解，诸症悉除。予以曲麦枳术丸以善其后。处方：炒枳实 30g，炒白术 30g，黄精 30g，炒神曲 30g，炒麦芽 30g，共为细末，炼蜜为丸，如梧子大。每日 2 次，每次 1 丸。

【歌括】枳术丸是消补方，荷叶烧饭做丸尝。

　　　　　加入麦芽和六曲，消食化积效尤强。

健脾丸

【出处】《证治准绳·类方》

【组成】白术（炒）75g，木香（另研）、黄连（酒炒）、甘草各 22g，白茯苓（去皮）60g，人参 45g，神曲（炒）、陈皮、砂仁、麦芽（炒，取面）、山楂（取肉）、山药、肉豆蔻（面裹煨熟，纸包，捶去油）各 30g。

【用法】糊丸或水泛小丸，每服 6~9g，温开水送下，每日 2 次。

【功用】健脾消食，泻热导滞。

【主治】脾胃虚弱，食积内停。症见脘腹痞胀，饮食减少，大便溏薄，苔腻微黄，脉濡弱。

【方论】本方所治之证为素体脾胃虚弱、运化失常，导致饮食不消，积滞内停。证属虚实夹杂，虚多实少。本方立法当以健脾和胃为主，兼以消食止泻。方中人参、白术、茯苓和甘草并用，即四君子汤，重在健脾益气。再配伍山药以增强四君子汤补脾益气的作用，同时配伍山楂、神曲、麦芽消食和胃，针对食积进行治疗。以上两组药体现了这个方剂以补为主、以消为辅的用意。考虑到饮食积滞可以化生痰湿，积滞痰湿易阻滞气机，因此方中配入木香、砂仁、陈皮理气开胃、醒脾化湿，既可消除痞满，又可使补益药补而不滞。针对大便溏薄的现象，方中运用肉豆蔻涩肠止泻、温补脾肾，配合山药共奏健脾止泻之效。配伍少量黄连苦寒燥湿，一可防止饮食积滞郁生湿热，二能味苦厚肠，增强肠胃功能。纵观全方用药可知健脾丸重在健脾，兼以消食，以补为主，以消为辅，故方名为"健脾丸"，为补重于消的代表方。

【歌括】健脾参术苓草陈，肉蔻香连合砂仁，

　　　　楂肉山药曲麦炒，消补兼施此方寻。

第二节　消痞化积剂

消痞化积剂，适用于癥积痞块证。此病多由寒热痰食与气血相搏，聚而不散，日久成积，症见两胁癖积、脘腹癥结、攻撑作痛、饮食少进、肌肉消瘦等。常以行气活血、化湿消痰、软坚等药物组方。

枳实消痞丸

【出处】《兰室秘藏》

【组成】干生姜、甘草（炙）、麦芽曲、白茯苓、白术各 6g，半夏曲、人参各 9g，厚朴（炙）12g，枳实、黄连各 15g。

【用法】上药共为细末，水泛小丸或糊丸，每服 6~9g，饭后温开水送下，日 2 次；亦可改为汤剂，水煎服。

【功用】消痞除满，健脾和胃。

【主治】脾虚气滞，寒热互结证。症见心下痞满，不欲饮食，倦怠乏力，大便不畅，苔腻而微黄，脉弦。

【方论】本方证因脾胃素虚，升降失职，寒热互结，气壅湿聚所致。常见心下痞满，不欲饮食，倦怠乏力，大便不畅等症。此属虚实相兼，寒热错杂，热重寒轻，实多虚少之证。治宜行气消痞，健脾补虚，平调寒热。方中枳实苦辛微寒，行气消痞为君；厚朴苦辛而温，行气除满为臣。两者合用，以增行气消痞除满之效。黄连苦寒清热燥湿而除痞，半夏曲辛温散结而和胃，少佐干姜辛热温中祛寒，三味相伍，辛开苦降，平调寒热，共助枳、朴行气开痞除满之功；麦芽甘平，消食和胃；人参、白术、茯苓、炙甘草（四君子汤）益气健脾，祛湿和中，共为佐药。炙甘草还兼调药之用，亦为使药。

【歌括】枳实消痞四君先，麦芽夏曲姜朴连，

　　脾虚寒热结心下，痞满食少用无偏。

鳖甲煎丸

【出处】《金匮要略》

【组成】鳖甲（炙）90g，乌扇（烧）22.5g，黄芩22.5g，柴胡45g，鼠妇（熬）22.5g，干姜22.5g，大黄22.5g，芍药37.5g，桂枝22.5g，葶苈（熬）7.5g，石韦（去毛）22.5g，厚朴22.5g，牡丹（去心）37.5g，瞿麦15g，紫葳22.5g，半夏7.5g，人参7.5g，䗪虫（熬）37.5g，阿胶（炙）37.5g，蜂窠（炙）30g，赤硝90g，蜣螂（熬）45g，桃仁15g。

【用法】取煅灶下灰1500g，清酒1000g，浸灰内过滤取汁，煎鳖甲成胶状，其余22味共为细末，将鳖甲胶放入炼蜜中和匀为小丸，每服3g，每日3次。

【功用】行气活血，祛湿化痰，软坚消癥。

【主治】疟疾日久不愈，左胁下结为癥瘕，名曰疟母。亦治癥积结于胁下，按之坚硬，推之不移，或时作疼痛，或时有寒热者。

【方论】本方为治疗"疟母"设方，常被用来治疗各种肿瘤。桂芍主太阳，柴芩主少阳，大黄主阳明；攘外必先安内，防与疟母勾结，徐大椿云："传经之邪，而先夺其未至，则所以断敌之要道。"人参、干姜、阿胶主三阴经正气不足，扶助正气，先安未受邪之地，此"横暴之疾，而保其所未病，则所以守我之岩疆也"之谓也。"小邪耗精，大邪伤命，犹敌国也"，安不忘危，待正气充足后，予射干、半夏消其痰，石韦、瞿麦利其湿，鳖甲、蜂房软其坚，蜣螂、鼠妇破其血，桃仁、丹皮散其瘀，攻其坚而占其穴，使邪无所避，自然邪去正安！

【验案】

　　鳖甲煎丸证案：张某，男，49岁，1967年3月19日就诊。既往有饱食酗酒史，患肝炎3年，肝区不适，食欲不振，消化不良，肝脾可及，肝区隐痛，质硬，腹胀如鼓。面色萎黄，面颊、上胸、背部、两肩，及上肢均可见蜘蛛痣；手掌大小鱼际暗红（肝掌）。舌苔白腻，脉弦。证属肝郁脾虚血瘀而致鼓胀（肝硬化腹水）。治宜调达枢机，行气活血，祛湿化痰，软坚消癥。师鳖甲煎丸意调治之。处方：制鳖甲10g，柴胡12g，黄芩10g，红参10g，姜半夏6g，桂枝10g，炒白芍15g，酒大黄6g，厚朴10g，丹皮15g，土鳖虫15g，地龙10g，露蜂房10g，鼠妇10g，葶苈子15g，炒王不留15g，川牛膝15g，瞿麦10g，石韦10g，凌霄花10g，射干10g，桃仁10g，炮山甲（冲）3g，郁金10g，生姜10g，大枣10g，水煎服。辅以灸食窦、中脘、关元、足三里、太冲、太白、太溪，每日1次。3月26日二诊：服药5剂，诸症悉减，仍宗原意，上方加黄精15g，续服。患者经中药及灸疗续治二月余，肝区痛、腹胀、纳呆、诸症悉除。遂予原方制成蜜丸以巩固疗效。

【歌括】鳖甲煎丸疟母方，䗪虫鼠妇及蜣螂，

蜂窠石韦人参射，桂朴紫葳丹芍姜，

瞿麦柴芩胶半夏，桃仁葶苈和硝黄，

疟缠日久胁下硬，癥消积化保安康。

第十九章 驱虫剂

凡以驱虫药物为主组合成方，用于治疗人体寄生虫病的方剂，统称驱虫剂。

乌梅丸

【出处】《伤寒论》

【组成】乌梅300枚，细辛84g，干姜140g，黄连224g，当归56g，附子84g，蜀椒56g，桂枝84g，人参84g，黄柏84g。

【用法】乌梅用50%醋浸一宿，去核打烂，和余药打匀，烘干或晒干，研末，加蜜制丸，每服9g，每日1~3次，空腹温开水送下。亦可水煎服，用量按原方比例酌减。

【功用】温脏安蛔

【主治】蛔厥。症见脘腹阵痛，烦闷呕吐，时发时止，得食则吐，甚至吐蛔，手足厥冷，或久痢不止，反胃呕吐，脉沉细或弦紧。

【方论】本方不局限于治疗蛔厥，亦是治厥阴病的主方，是针对厥阴风火，肝胃不和，寒热错杂，正虚邪实而设。全方寒热并用，有清上温下之功、调和寒热之能。方中乌梅味酸，酸可泻肝之热，收肝之逆气。黄连、黄柏，清泄邪热，与乌梅相用，以增泻热。人参、当归，益气补血，与乌梅相用，以滋肝体。又肝为刚脏而恶抑郁，故佐附子、细辛、干姜、桂枝、蜀椒，以通肝阳，并使邪热有泄路。方中酸借辛开，益正而不恋邪，苦借甘调，泄热而滋肝体。诸药相合，善疗厥阴肝热证。又本方寒热药物并用，故可治疗病属上热下寒证者。味酸药与补益药相配，酸甘益气化阴；苦寒药与辛热药相配，谐和阴阳，除寒却热；寒热药与补益药相配，顾正泻邪。

【验案】

加味乌梅丸证案：吴某，女，19岁，1959年2月19日初诊。患者昨日发脘腹痛，且得食即吐，来院就诊，症见面色晦暗，弯腰捧腹，辗转不安，呻吟不已，四肢逆冷，汗出淋漓，心烦，不能食，舌淡，舌边、尖有滞点，白苔，脉弦细。处方：制乌梅15g，细辛3g，干姜6g，黄连10g，黄柏6g，桂枝6g，当归10g，人参6g，制附子10g，川椒6g，槟榔10g，元胡10g，川楝子6g。3剂，水煎服。

服药 1 剂，脘腹痛辄止，3 剂服毕，便出蛔虫团一个，纳食可，亦无腹痛。予以原方制成丸剂续治，每日大便均有死蛔虫。1 周后大便未再见死蛔虫。

【歌括】乌梅丸用细辛桂，人参附子椒姜继，

黄连黄柏及当归，温脏安蛔寒厥剂。

胆道蛔虫汤

【出处】《中西医结合治疗急腹症》

【组成】木香 15g，槟榔 30g，大黄 9g，使君子、苦楝皮各 15g，厚朴 9g，延胡索 15g。

【用法】水煎服。

【功用】驱蛔止痛。

【主治】胆道蛔虫症。

【方论】本方主要用于治疗胆道蛔虫症所致的腹痛。方中槟榔、苦楝皮、使君子驱杀蛔虫，厚朴、木香、延胡索行气止痛，大黄攻下排虫；诸药合用，共奏驱蛔止痛之功。

【歌括】胆道蛔虫汤木香，延胡厚朴与槟榔，

苦楝大黄使君子，驱蛔定痛急煎尝。

第二十章　痈疡剂

凡用以治疗痈疽疮疡的一类方剂统称痈疡剂。这类方剂主要有解毒消肿、托里排脓、生肌敛疮的作用，常用于治疗体表痈、疽、疔、疮、丹毒、流注、瘰、瘤、瘰疬等，以及内在脏腑的痈疽等病症。

仙方活命饮

【出处】《校注妇人良方》

【组成】白芷3g，贝母、防风、赤芍药、当归尾、甘草节、皂角刺（炒）、穿山甲（炙）、天花粉、乳香、没药各6g，金银花、陈皮各9g。

【用法】水煎服，或水酒各半煎服。

【功用】清热解毒，消肿散结，活血止痛。

【主治】阳证痈疡肿毒初起。症见红肿焮痛，或身热凛寒，苔薄白或黄，脉数有力。

【方论】本方为"疮疡之圣药，外科之首方"，通治一切阳证疮疡肿毒，具有脓未成者即散，脓已成者即溃之效，故有"疡门开手攻毒第一方"之美称。本方以清热解毒、活血化瘀、通经溃坚诸法为主，佐以透表、行气、化痰散结，其药物配伍较全面地体现了外科阳证疮疡内治消法的配伍特点。方中金银花性味甘寒，最善清热解毒疗疮，前人称之为疮疡圣药，故重用以为君。然单用清热解毒，则气滞血瘀难消，肿结不散，又以当归尾、赤芍、乳香、没药、陈皮行气活血通络，消肿止痛，共为臣药。疮疡初起，其邪多羁留于肌肤腠理之间，更用辛散的白芷、防风相配，通滞而散其结，使热毒从外透解；气机阻滞每可导致液聚成痰，故配用贝母、花粉清热化痰散结，可使未成即消；山甲、皂角刺通行经络，透脓溃坚，可使脓成即溃，均为佐药。甘草清热解毒，并调和诸药；煎药加酒者，借其通瘀而行周身，助药力直达病所。共为使药。诸药合用，共奏清热解毒、消肿溃坚、活血止痛之功。

【参考】红肿痛甚，热毒重者，可加蒲公英、连翘、紫花地丁、野菊花等以加强清热解毒之力；便秘者，加大黄以泻热通便；血热盛者加丹皮以凉血；气虚者加黄芪以补气；不善饮酒者可用酒水各半或用清水煎服。此外，还可以根据疮疡肿毒所在部位的不同，适当加入引经药，以使药力直达病所。本方除煎煮取汁内服外，其药渣可捣烂外敷。

【歌括】仙方活命金银花，防芷归陈草芍加，

贝母瓜蒌加乳没，山甲角刺酒煎佳。

五味消毒饮

【出处】《医宗金鉴》

【组成】金银花 15g，野菊花 6g，蒲公英 6g，紫花地丁 6g，紫背天葵子 6g。

【用法】水煎，加酒一二匙和服。药渣捣烂可敷患部。

【功用】清热解毒，消散疔疮。

【主治】疔疮初起。症见发热恶寒，疮形如粟，坚硬根深，状如铁钉，以及痈疡疖肿，红肿热痛，舌红苔黄，脉数。

【方论】本方所治之证多由热毒壅滞于肌肤所致，治疗以清热解毒、消散疔疮为主。方中金银花、野菊花，清热解毒散结，金银花入肺胃，可解中上焦之热毒，野菊花入肝经，专清肝胆之火，二药相配，善清气分热结；蒲公英、紫花地丁均具清热解毒之功，为治痈疮疔毒之要药；蒲公英兼能利水通淋，泻下焦之湿热，与紫花地丁相配，善清血分之热结；紫背天葵子能入三焦，善除三焦之火。共奏气血同清，三焦同治，兼能开三焦热结，利湿消肿之功。

【验案】

1.五味消毒饮证案（鬓疽）：徐某，男，34岁，1973年3月16日就诊。患者7天前左鬓角部发生一小疙瘩，红肿灼热痒痛，曾注射青霉素未效。就诊时发热38.4℃，头晕、恶心，大便尚通畅，体检：左颞部肿起，约 2cm×2cm 大小之疖，红肿热痛，延及半侧脸面浮肿，舌苔白滑而腻，脉滑数。证属湿热熏蒸，火毒结聚，发为鬓疽（左颞部疖肿）。治宜清热解毒，利湿凉血。师五味消毒饮意加味。处方：金银花 60g，紫花地丁 15g，蒲公英 30g，连翘 12g，紫背天葵子 10g，黄芩 10g，野菊花 10g，赤芍 12g，元参 30g，白芷 6g，车前子 10g，甘草 6g，水煎服。3月22日二诊：用药5日，体温正常，肿疡得消。予以金银花 30g，他药守量续服 5 剂，以固疗效。

2.五味消毒饮证案（丹毒）：王某，男，18岁，1974年6月12日就诊。患者右侧足背红肿热痛，发热1天。开始时右侧脚面靠外处疼痛，未介意，于昨天突然发冷发热，体温38.5℃以上，头痛，局部红肿明显扩大，如火灼，痛难忍受，纳呆，食减，大便尚通，尿色赤黄。查足背靠外踝处，有 8cm×6cm 皮肤鲜红，边缘清晰，中央有少量水疱，血常规检查：白细胞计数 $17×10^9$/L，中性粒细胞

0.84，淋巴细胞 0.16。舌苔白薄微腻，脉弦数。证属湿毒蕴结，下注足背。治宜凉血解毒，利湿清热。予五味消毒饮调之。处方：金银花 30g，蒲公英 30g，紫花地丁 30g，紫背天葵子 10g，赤芍 12g，生地 15g，大青叶 30g，黄柏 10g，牛膝 10g，生石膏 30g，当归 12g，乳香、没药各 10g，甘草 6g，水煎服。外用如意金黄散醋调湿敷，日 1 次。6 月 26 日二诊：治疗 3 日，体温降为正常，红肿减轻，续治 2 日，诸症豁然，丹毒消解。予原方加丹皮、骨皮以清营凉血。6 月 25 日三诊：续服 5 剂，诸症悉除，病臻痊可。

【歌括】五味消毒治诸疔，野菊银花蒲公英，

　　　　紫花地丁天葵子，痈疮肿痛亦堪灵。

四妙勇安汤

【出处】《验方新编》

【组成】金银花 90g，玄参 90g，当归 60g，甘草 30g。

【用法】水煎服，一连 10 剂。药味不可少，减则不效，并忌抓擦为要。

【功用】清热解毒，活血止痛。

【主治】脱骨疽。症见生手足各指，或生指头，或生指节指缝，初生或白色痛极，或如粟米起一黄疱，其皮或如煮熟红枣，黑色不退，久则溃烂，节节脱落，延至手足背腐烂黑陷，痛不可忍。现用于血栓闭塞性脉管炎、动脉栓塞性坏疽症、栓塞性大静脉炎属于热毒型或湿热型者。还可用于冠状动脉粥样硬化性心脏病、动脉硬化性闭塞症、糖尿病并发症、痛风性关节炎、带状疱疹等疾病的治疗。

【方论】本方用于脱疽溃烂，热毒正盛而阴血耗伤者。方中金银花甘寒入心，善于清热解毒，故重用为主药；当归活血散瘀，流通血脉，以濡养四末；玄参泻火解毒，养阴散结；甘草清解百毒，配金银花加强清热解毒之力，合当归、玄参养阴生津，调和诸药。四药合用，清热解毒，活血祛瘀，是治疗脱疽的良方。"四妙"者，言本方药仅四味，功效绝妙，且量大力专，服药之后，勇猛迅速，使邪去病除，身体健康，平安无虞，故称"四妙勇安汤"。

【参考】原文："此症发生于手指或足趾之端，先痒而后痛，甲现黑色，久则溃败，节节脱落。宜用极大生甘草，研成细末，麻油调敷极厚，逐日更换，十日而愈。内服药用：金银花三两，玄参三两，当归二两，甘草一两，水煎服。连服十剂当愈。"

湿热重者，加川柏、苍术、知母、泽泻；血瘀明显者，加桃仁、红花、虎杖；气血两虚者，加党参、炙黄芪、生地黄、白术、鸡血藤。

【附方】

1. 五神汤：茯苓 30g，车前子 30g，金银花 90g，牛膝 15g，紫花地丁 30g。水煎服。功用：清热解毒，分利湿热。主治：多骨痈、腿痈、委中毒、下肢丹毒等。

2. 神效托里散（又名四妙散）：忍冬草（去梗）、黄芪（去芦）各 150g，当归36g，甘草（炙）240g。功用：补益气血，生肌，解毒。主治：肠痈、奶痈、无名肿痈，憎寒壮热。凡属虚人，皆可适用。

【验案】

四妙勇安汤证案：隋某，男，58 岁，1974 年 12 月 25 日就诊。患者 9 月 12 日晨起，感下肢疼痛，筋脉挛缩。16 日清晨卒然左腿肿痛甚，发热，皮肤烧灼感，某医院诊为左下肢血栓性静脉炎。血检：白细胞 $15.7 \times 10^9/L$，嗜中性粒细胞 0.92，嗜酸性 0.08。入院 20 天，经抗生素等治疗，左下肢肿痛均减。近日复作，延请公诊治。症见精神尚好，步履困难，患肢皮色潮红，中度浮肿，按之凹陷，灼热，口干、便秘。舌质深红，舌苔黄腻，脉象滑数。证属湿热蕴滞，络脉血瘀。治宜清热利湿，佐以活血通络。师四妙勇安汤意化裁。处方：金银花 60g，元参 60g，当归 30g，赤芍 15g，川牛膝 12g，生薏苡仁 30g，苍术 15g，木瓜 12g，黄柏 12g，泽兰 24g，防己 12g，土茯苓 30g，甘草 15g。水煎服。1 月 29 日复诊：迭进 20 余剂，肿势尽消，二便如常，膝关节以下或感木痛，步履稍久患肢拘挛，自觉灼热。脉虚数，舌质红，苔薄黄略腻。原方加鸡血藤 30g，经服 5 剂，诸症若失，病已痊愈，迄今未发。

【歌括】活血止痛勇安汤，治疗脱疽效亦彰，

重用银花解热毒，玄参归草共煎尝。

犀黄丸

【出处】《外科全生集》

【组成】牛黄 15g，乳香、没药（各研极细末）各 500g，麝香 75g，黄米饭30g。

【用法】上药，用黄米饭捣烂为丸。忌火烘，晒干。每用陈酒送下 9g。患生上部，临卧时服，患生下部，空腹时服。

【功用】清热解毒，化痰散结，活血消肿，祛瘀止痛。

【主治】乳岩、横痃、瘰疬、痰核、流注、肺痈、小肠痈。现用于淋巴结炎、乳腺囊性增生、乳腺癌、多发性脓肿、骨髓炎等见舌红、脉滑数者。

【方论】本方主治诸症，多由火郁、痰瘀、热毒壅滞而成。牛黄（别名：丑宝、西黄、犀黄）清心化痰，通窍散结，为清热解毒的良药，对热毒引起的疮痈肿痛

功效奇佳；辅药是麝香，通经络，散结滞，辟恶毒；再佐以乳香、没药活血止痛，共奏清热解毒、活血散结之功，让热毒引起的肿痛消散。

【参考】本方有"中药抗癌第一药"的美誉，治疗癌症肿瘤常用之药。治疗带状疱疹，疗效显著，也可用于治疗带状疱疹后遗症。方法：每次 3g，每日 2 次，饭后服，同时配合外用。即将西黄丸研末，加适量的醋调成糊状，用棉签蘸取敷于患处，每日 2 次。

【歌括】犀黄丸内用麝香，乳香没药与牛黄，
　　　　乳岩横痃或瘰疬，正气未虚均可尝。

牛蒡解肌汤

【出处】《疡科心得集》

【组成】牛蒡子 10g，薄荷 10g，荆芥 12g，连翘 12g，山栀子 10g，牡丹皮 10g，石斛 10g，玄参 15g，夏枯草 10g。

【用法】水煎服。

【功用】解肌清热，化痰消肿。

【主治】头面风热，或颊项痰毒，风热牙痛等。

【方论】本方主要用于治疗头面颈项疮疡。方中牛蒡子、荆芥、薄荷疏散风热，化痰止咳；连翘、山栀子、玄参清热泻火解毒；牡丹皮、夏枯草清热凉血；石斛滋阴清热。诸药合用，共奏疏风清热、化痰消肿之功。

【参考】如表证较著者，加防风、白芷；热毒较甚者，加金银花、菊花；局部红肿者，加赤芍、丹参；口干明显者，加天花粉；小便黄赤者，加黄芩、山栀；属于痰热者，加白僵蚕、贝母；发于两颊、耳鬓者，加柴胡、蒲公英；发于项后者，加羌活；根脚坚硬、发于口唇四周者，加紫花地丁、野菊花。

【歌括】牛蒡解肌丹栀翘，荆薄斛玄夏枯草，
　　　　疏风清热又散肿，牙痛颈毒俱可消。

海藻玉壶汤

【出处】《医宗金鉴》

【组成】海藻 30g，昆布 15g，贝母 15g，半夏 10g，青皮 6g，陈皮 10g，当归 15g，川芎 10g，连翘 10g，海带 1.5g，甘草 6g。

【用法】水煎服。

【功用】痰软坚，理气散结，滋阴泻火。

【主治】痰结血瘀证。症见颈前喉结两旁结块肿大，按之较硬或有结节，肿块

经久未消，胸闷，纳差，舌质暗或紫舌苔白或白腻，脉弦或涩。

【方论】玉壶即玉制之壶，在此喻其高洁。本方以海藻为主药，配合诸药可使瘿瘤得消，功效之高，犹如玉制之壶可贵，故名"海藻玉壶汤"。方中海藻、海带、昆布化痰软坚，消瘿散结，为君药；配以半夏、贝母化痰散结；陈皮、青皮疏肝理气；川芎、当归辛散活血；独活通经活络；连翘清热解毒，消肿散结；甘草调和诸药。诸药配伍，共奏化痰行气、消瘿散结之功。

【参考】本方常用于治疗单纯性甲状腺肿、甲状腺腺瘤、甲状腺功能亢进症、甲状腺炎、梅核气、乳腺增生病等。如肿块坚硬者，加三棱、莪术、黄药子、露蜂房、山甲片；胸闷不舒者，加香附、郁金；脉数，心悸，易汗者，加茯神、酸枣仁、熟地；烦热，舌红苔黄，脉数者，加夏枯草、玄参、丹皮；纳差，便溏者，加茯苓、白术、怀山药。

【验案】

瘿病：衣某，女，35 岁，1960 年 2 月 7 日初诊。患者颈前正中甲状腺弥漫性肿大（若核桃大），按之略硬，胸闷脘痞，纳呆，颈项部不适，喜太息，心烦易怒，兼胸胁窜痛，情绪波动时则剧。苔白腻，脉弦。处方：海藻 15g，海蛤粉 15g，海螵蛸 15g，海带 15g，昆布 15g，煅牡蛎 10g，夏枯草 15g，槟榔 10g，莪术 10g，皂角刺 6g，浙贝 6g，南星 10g，清半夏 10g，陈皮 10g，青皮 10g，广木香 6g，川芎 10g，水煎服。2 月 17 日二诊：经服药 10 剂，诸症悉减，喉中爽，颈前肉瘿软，唯烦躁时胸胁不适，予以原方加制香附 15g，续服。3 月 2 日三诊：续服药 12 剂，肉瘿等诸症若失。调方续治以固疗效。处方：海藻 15g，海带 15g，昆布 15g，夏枯草 15g，制香附 15g，陈皮 10g，清半夏 10g，当归 10g，水煎服。

【歌括】海藻玉壶带昆布，半夏青陈草贝母，

川芎独活当归翘，化痰散结瘿瘤除。

透脓散

【出处】《外科正宗》

【组成】黄芪 12g，穿山甲（炒，末）3g，川芎 9g，当归 6g，皂角刺 5g。

【用法】上药 5 味，清水先浸后煎（或酌加酒煎），过滤取汁，药渣再加水煎，合并煎液，分 2 次温服。

【功用】托毒透脓。

【主治】痈疽诸毒，内脓已成不穿破者。

【方论】本方主治痈疡中期，脓毒已成而不溃。痈疡化脓，脓毒外泄，则病情向愈。但因正气亏虚，无力托邪，以致脓成难溃，毒亦难泄。临床症见内已成脓，

外不易溃，漫肿无头，酸胀热痛。治宜托毒溃脓。方中黄芪益气升阳，托毒外泄；当归、川芎养血活血；穿山甲、皂角刺软坚透脓。全方共奏补虚托毒，溃疮透脓之功。痈肿不消，成脓不易，消之不可，手术切开又不适宜情况下使用最为适宜。

【参考】热毒炽盛、红肿热痛者，加蒲公英、紫花地丁等清热毒；脓甚胀痛者，加桔梗、薏苡仁、冬瓜仁排脓消肿。

【附方】

1. 透脓散（《医学心悟》）：即本方加白芷、牛蒡子、金银花。功用：扶正祛邪，托毒溃脓。主治：痈毒内已成脓，不穿破者，服此即溃。

2. 托里透脓汤：人参、白术、穿山甲、白芷各3g，升麻、甘草各2g，当归6g，生黄芪9g，皂角刺5g，青皮2g。水3盅，煎1盅。病在上部，先饮煮酒1盅，后热服此药；病在下部，先服药，后饮酒；疮在中部药内兑酒半盅热服。功用：扶正祛邪，托里透脓。主治：一切痈疽气血亏损。将溃之时，紫陷无脓，根脚散大者。

【歌括】透脓散治毒成脓，芪归山甲皂刺芎，

　　　　程氏又加银蒡芷，更能速奏溃破功。

内补黄芪汤

【出处】《外科发挥》

【组成】黄芪、当归、熟地黄、川芎、白芍、人参、茯苓、甘草、麦门冬、肉桂、远志、生姜、大枣各5g。

【用法】水煎服。

【功用】补益气血，养阴生肌。

【主治】痈疽溃后，气血皆虚，溃处作痛，倦怠懒言，间或发热，经久不退，脉细弱，舌淡苔薄。

【方论】本方所治诸证，皆由气血两亏所致。故本方之旨意在于气血双补、阴阳并调，用四君子汤去白术以补气健脾，四物汤养血补肝；黄芪、肉桂益气助阳，可收阳生阴长之效；麦门冬养心除烦，护阴以配阳；远志宁心安神，用在内补黄芪汤的另一作用是："长肌肉……治一切痈疽"。诸药配合，共使气血充盛，促其腐去肌生，疮口收敛。如疼痛，加乳香、没药以定痛；硬者，加穿山甲、皂角刺以消硬。

【歌括】内补黄芪四物汤，参苓麦草肉桂藏，

　　　　再加远志并姜枣，补益托疮效力彰。

苇茎汤

【出处】《备急千金要方》

【组成】苇茎 30g，冬瓜子 24g，薏苡仁 30g，桃仁 9g。

【用法】上四味药，㕮咀。以水 1 升，先煮苇茎，煮取 500ml，去滓，悉纳诸药，煮取 300ml，分二次服 6 当吐如脓。

【功用】清肺化痰，逐瘀排脓。

【主治】肺痈，热毒壅滞，痰瘀互结证。症见身有微热，咳嗽痰多，甚则咳吐腥臭脓血，胸中隐隐作痛，舌红苔黄腻，脉滑数。

【方论】本方所治之证多由热毒壅肺，痰瘀互结，血败肉腐成痈而致。治疗以清肺化痰，逐瘀排脓为主。痰热壅肺，气失清肃则咳嗽痰多；《黄帝内经》云："热盛则肉腐，肉腐则成脓。"邪热犯肺，伤及血脉，致热壅血瘀，若久不消散则血败肉腐，乃成肺痈；痈脓溃破，借口咽而出，故咳吐腥臭黄痰脓血；痰热瘀血，互阻胸中，因而胸中隐痛；舌红苔黄腻，脉滑数皆痰热内盛之象。方中苇茎甘寒轻浮，善清肺热，故为君药。冬瓜子清热化痰，利湿排脓，能清上彻下，肃降肺气，与苇茎配合则清肺宣壅，涤痰排脓。冬瓜子,《本草述钩元》记载："主腹内结聚，破溃脓血，凡肠胃内壅，最为要药。"如果是肺部脓肿，则选甜瓜子为好；薏苡仁甘淡微寒，上清肺热而排脓，下利肠胃而渗湿，二者共为臣药。桃仁活血逐瘀，可助消痈，是为佐药。方仅四药，结构严谨，药性平和，共具清热化痰、逐瘀排脓之效。

方中冬瓜子，原书认为是瓜瓣，前人有认为"瓜瓣即甜瓜子（《张氏医通》)。后人常以冬瓜子代瓜瓣，因其功用近似。

本方原出自《古今录验方》，见《外台秘要》卷十。《备急千金要方》卷十七载本方，但无方名。宋代林亿等校定《金匮要略方论》时，将此方收入"肺痿肺痈咳嗽上气"，作为附方，名"《千金》苇茎汤"。

【参考】若肺痈脓未成者，宜加金银花、鱼腥草以增强清热解毒之功；脓已成者，可加桔梗、生甘草、贝母以增强化痰排脓之效。

【验案】

苇茎消毒饮证案：赵某，女，37 岁，1975 年 7 月 6 日就诊。自前天发热39.3℃，咳喘不得卧，咳嗽痰黏，不易咯出，咳则胸满痛，继而咽干咯黄脓样腥臭之痰。X 线胸片示：肺右上叶后段肺脓肿。血检：白细胞总数 17×10^9/L，中性粒细胞 0.84，舌红苔薄黄，脉滑数。证属外感风热之邪，热毒郁肺，血败肉腐而成肺痈。治宜清热化痰，活血排脓之法。予以苇茎消毒饮调之。处方：芦根 30g，薏苡仁 15g，桃仁 12g，冬瓜仁 30g，葶苈子 15g，鱼腥草 30g，穿心莲 15g，金银花 30g，野菊花 15g，蒲公英 30g，紫花地丁 30g，紫背天葵子 10g，桔梗 12g，生甘草 10g，大枣 12 枚，生姜 3 片。水煎服。7 月 12 日二诊：身热已退，咳痰腥臭味已减，胸满痛已缓。效不更方，原方加杏仁续服。7 月 18 日三诊：咳嗽未作，胸闷痛咳痰亦除，X 线胸片示：肺脓肿已吸收，白细胞总数：$7.2 \times 10^9/L$，中性粒细胞 0.6。舌苔薄黄，脉弦细。予桔梗甘草汤清热化痰、润肺生津之小剂，以固疗效。

【歌括】专治肺痈苇茎汤，薏苡冬瓜桃仁尝，

　　　　清肺化痰逐瘀脓，瘀热肺脏成痈疮。

大黄牡丹汤

【出处】《金匮要略》

【组成】大黄 12g，牡丹皮 6g，桃仁 9g，冬瓜仁 30g，芒硝 9g。

【用法】上五味，用水 600ml，煮取 200ml，去滓；纳芒硝，再煎沸，顿服之，有脓当下，如无脓当下血。

【功用】泻热破结，散结消肿。

【主治】肠痈初起，湿热瘀滞证。症见右下腹肿痞，疼痛拒按，按之痛如淋，小便自调，时时发热，自汗恶寒，或右足屈而不伸，苔黄腻，脉滑数。

【方论】本方所治之肠痈，多由肠中湿热郁蒸，气血凝聚所致。《成方便读》云："病既在内，与外痈之治，又自不同。然肠中既结聚不散，为肿为毒，非用下法，不能解散。"故治宜泻热祛湿，破瘀消痈。方中大黄苦寒攻下，泻热逐瘀，荡涤肠中湿热瘀结之毒；牡丹皮苦辛微寒，能清热凉血，活血散瘀，两药合用，泻热破瘀，共为君药。芒硝咸寒，泻热导滞，软坚散结，助大黄荡涤实热，使之速下；桃仁活血破瘀，合丹皮散瘀消肿，共为臣药。瓜瓣（临床常用冬瓜仁）甘寒滑利，清肠利湿，引湿热从小便而去，并能排脓消痈，为治内痈要药，是为佐药。综观全方，合泻下、清利、破瘀于一方，使湿热得清，瘀滞得散，肠腑得通，则痈消而痛止，为治湿热瘀滞肠痈的有效方剂。

【参考】《金匮要略》云："脉洪大者，脓已成，不可下也。"但在本方的用法中又说："有脓当下，如无脓当下血。"后世医家对此认识不一，现在一般认为肠痈初起，证属湿热血瘀之实证者，脓已成或脓成未溃，均可用之。若热毒较重者，加蒲公英、金银花、紫花地丁、败酱草以加强清热解毒之力；血瘀较重者，加赤芍、乳香、没药以活血祛瘀。

【附方】

清肠饮：银花 90g，当归 60g，地榆 30g，麦冬 30g，元参 30g，生甘草 10g，

薏苡仁 15g，黄芩 6g。水煎服。功用：活血解毒，滋阴泻火。主治：大肠痈。

【验案】

1. **大黄牡丹皮汤证案**：刘某，男，41 岁，1973 年 6 月 19 日就诊。患者右下腹痛 1 周，发热 3 日。自诉 1 周前夜间突然发生脐周围疼痛，阵发性加剧，并伴有恶心呕吐 10 余次，吐出物为绿色苦水，量多。兼有腹泻，喜冷拒按，自汗口渴，纳呆，尿色黄赤。体温 37.5℃，脉搏每分钟 84 次，血压 120/84mmHg。神志清楚，痛苦面容。腹肌紧张明显，有压痛及反跳痛，右下腹可扪及 6cm×9cm 大小之包块，硬度中等，明显触痛，推之不动。血检：白细胞 14.1×10⁹/L，中性粒细胞 0.84，淋巴细胞 0.16，舌苔白黄微腻，质淡红，脉滑数。外科诊为阑尾周围脓肿，转中医科治疗。证属湿热蕴结肠道，气滞血瘀。治宜清热解毒，利湿通腑。予大黄牡丹皮汤调之。处方：大黄 12g，丹皮 12g，桃仁 10g，生石膏 30g，陈皮 10g，芒硝（冲）10g，冬瓜仁 30g，金银花 60g，蒲公英 30g，败酱草 30g，生薏苡仁 30g，元胡 10g，川楝子 10g，甘草 6g，水煎服。6 月 25 日二诊：服药 5 剂，诸症豁然，予以上方加红藤 30g、忍冬藤 30g，续服。6 月 30 日三诊：续服 5 剂，肠痈痊可。

2. **大黄牡丹皮汤证案**：刘某，女，23 岁，1974 年 9 月 19 日就诊。患者于 12 天前，因胎死腹中，在当地医院行古典式剖宫产术。术后刀口感染，子宫全房裂开，又予张力缝合。流恶臭分泌物，大便秘结，腹部膨胀，叩鼓，弥漫性触痛。体温持续在 38~39℃。即日，以刀口感染、化脓性腹膜炎并败血症入本院妇科治疗。入院后行刀口脓液培养加药敏，选用卡那霉素、氯霉素等抗生素治疗及清洗刀口脓性分泌物并引流。入院 2 周，体温仍持续在 38~39℃，刀口仍流较多脓性分泌物，清公会诊。症见发热头痛，少腹剧痛拒按，炎块无法触及，刀口溃脓秽臭异常，腰部触痛，呻吟不已，纳食呆滞，大便秘结，小便发黄，舌质红有瘀点苔黄腻，脉滑数。辨证：瘀毒壅结，客于胞中。治法：清热解毒，破瘀散结。方药：大黄牡丹皮汤合五味消毒饮化裁。大黄 10g，桃仁 6g，丹皮 10g，赤芍 18g，忍冬藤 30g，白花蛇舌草 30g，萆薢 12g，蒲公英 30g，紫花地丁 15g，薏苡仁 15g，黄柏 10g，柴胡 18g，甘草 6g，水煎服。进送 6 剂，脓液减少，腹痛亦缓，体温稳定，仍宗原意，上方去柴胡，加皂角刺 10g。1976 年 10 月 24 日二诊：诸症豁然，仍大便困难，纳食呆滞。此乃瘀毒耗津伤阴，正虚邪实之证，故当以润下滋阴之法，予麻子仁丸易汤，合景岳济川煎意化裁。处方：当归 15g，白芍 12g，肉苁蓉 30g，大黄 10g，麻仁 8g，茯苓 12g，陈皮 10g，木香 10g，瓜蒌仁 2g，元明粉 12g，甘草 10g，水煎服。1976 年 11 月 4 日三诊：刀口愈合，腹痛悉除，大小便正常，痊愈出院。

【歌括】《金匮》大黄牡丹汤，桃仁瓜子芒硝尝，

　　　　　肠痈初起腹按痛，泻热攻瘀自安康。

薏苡附子败酱散

【出处】《金匮要略》

【组成】薏苡仁 30g，附子 6g，败酱 15g。

【用法】上药三味，杵为粗末。用水 400ml，煎至 200ml，顿服。

【功用】排脓消肿。

【主治】肠痈内已成脓，身无热，肌肤甲错，腹皮急，如肿状，按之软，脉数。

【方论】本方仅用三味药：薏苡仁、附子、败酱草。附子温补真阳，辛散走窜。此方附子虽轻，但温阳行气破滞之力雄。《医学启源》阐述附子："去脏腑沉寒；补助阳气不足，温热脾胃。"《神农本草经》云："风寒咳逆邪气，温中，金疮，破癥坚积聚，血瘕，寒湿。"《金匮要略心典》云："假其辛热，以行郁滞之尔。"薏苡仁甘淡微寒，健脾利湿排脓。《神农本草经百种录》言："味甘，微寒……专除阳明之湿热，下气，直达下焦。久服轻身益气。"附子、薏苡仁配伍共奏健脾利湿行滞之功；败酱草清热解毒，活血排脓。《本草纲目》云："败酱，善排脓破血，故仲景治痈，及古方妇人科皆用之。"薏苡仁、败酱草配伍，增益逐瘀排脓之效，同时附子的辛温制约了败酱草的苦寒。全方寒温并用，标本兼顾，行滞散结、除湿排脓之力强。

【参考】本方对病机属湿热蕴结、气血瘀滞而兼有阳气不足的一类病证，均可加减应用。

（1）以皮肤粗糙起屑伴有干裂、瘙痒或流脓水为特征的皮肤病。如湿疹（鹅掌风）、皮肤角化症、头癣、手足癣、银屑病、神经性皮炎、接触性皮炎、脂溢性皮炎、毛囊炎、传染性软疣、寻常疣、扁平疣、硬皮病、皮肤干燥症等。

（2）痈、阑尾周围脓肿、局限性化脓性腹膜炎、多发性肝脓肿、卵巢囊肿、肛管直肠周围脓肿等包块性疾病不溃不消而呈慢性化者。

（3）其他如慢性化脓性中耳炎、鼻窦炎、慢性阑尾炎、溃疡性结肠炎、霉菌性肠炎、糖尿病性脱疽、慢性盆腔炎、慢性宫颈炎、慢性前列腺炎、精囊炎等。

【歌括】薏苡附子败酱散，解毒散肿力不缓，

　　　　　肠痈成脓宜急投，脓泻肿消腹自软。

方剂索引